AF834039

Sennekamp

Spirituelle Empfängnisverhütung

Margarete Sennekamp

Spirituelle Empfängnisverhütung

Der Freiraum einer bewussten Entscheidung

WINDPFERD

Wichtiger Hinweis: Im Unterschied zu herkömmlichen materiellen Verhütungsmitteln sind die Methoden der spirituellen Verhütung nicht ziel-, sondern prozessorientiert. Die Umsetzbarkeit der dargestellten Methoden ist eine Erfahrungstatsache, deren Erfolg zur Kraft des Geistes, der klaren Absicht und der inneren Sicherheit sowie nicht zuletzt der Eigenverantwortung der Anwendenden in Beziehung steht.

Die im Buch veröffentlichten Ratschläge ersetzen weder ärztlichen Rat noch medizinische Behandlung. Sie wurden von der Autorin mit größter Sorgfalt erarbeitet und geprüft. Eine Garantie kann jedoch nicht übernommen werden. Ebenso ist eine Haftung der Verfasserin bzw. des Verlages und seiner Beauftragten für Personen-, Sach- oder Vermögensschäden ausgeschlossen.

1. Auflage 2011
© 2011 Windpferd Verlagsgesellschaft mbH, Oberstdorf
Alle Rechte vorbehalten
Umschlaggestaltung: KplusH Agentur für Kommunikation und Design, CH-Amden
Bildquelle Cover: Thinkstock
Layout und Grafik: Marx Grafik und ArtWork
Lektorat: Sylvia Luetjohann
Gesetzt aus der Adobe Garamond
Druck: Himmer AG, Augsburg
MIX
Papier aus verantwortungsvollen Quellen
FSC® C095359
Printed in Germany
ISBN 978-3-89385-683-1
www.windpferd.de

Inhalt

Teil I
Vorbereitung

1
Begrüßung auf dem neuen Weg

Liebe Leserin, lieber Leser!

Ich begrüße Euch auf dem Weg des bewussten Umgangs mit Verhütung. Danke für Eure Neugier und Offenheit.

Dieses Buch habe ich für liebende Paare geschrieben. Euch, Mann und Frau in einer Partnerschaft, gilt meine Aufmerksamkeit. Sexuelle Liebe ist ein wertvolles Geschenk und gleichzeitig eine Verantwortung. Wenn Ihr jetzt an dem Punkt steht, dass Ihr mit Euren bisherigen Verhütungsmethoden nicht mehr zufrieden seid, und zudem Neugier spürt, etwas ganz Neues auszuprobieren, dann kann die Lektüre dieses Buches für Euch der Beginn eines spannenden neuen Experimentes werden. Dazu lade ich Euch ein.

Spirituelle Verhütung ist grundsätzlich ein Anliegen von Frau und Mann gleichermaßen. Nur wenn Ihr Euch beide für dieses Thema öffnet und beginnt, einen gemeinsamen Weg zu gehen, werden Eure Paar-Energien verstärkt, harmonisiert und in eine Richtung gelenkt. Eure Sexualität wird bereichert um eine wunderbare spirituelle Dimension. Sie wird feiner, wacher, lebendiger und sensibler. Dann werdet Ihr allmählich die feinstoffliche Auswirkung Eurer sexuellen Liebe erfahren. Ihr werdet genau wahrnehmen, dass sie ein wunderschöner schöpferischer Vorgang ist, der nicht nur auf der körperlichen, seelischen und energetischen Ebene stattfindet, sondern ebenfalls in weite Bereiche der geistigen Welt hineinwirkt. Eure sexuelle Liebe zieht die Wesen aus der anderen Welt an und lädt sie ein, in Eure Sphäre hier auf der Erde zu kommen.

Wenn Ihr Euch als liebendes Paar zunehmend darüber bewusst werdet, was Ihr mit Eurer Sexualität auf einer feinstofflichen Ebene bewirkt, werdet Ihr Sexualität möglicherweise anders nutzen wollen. Eure sexuelle Vereinigung bekommt dann bewusst einen anderen Zweck. Sie dient Euch nicht länger dazu, ausschließlich körperliche Lust und Eins-Sein zu empfinden und auszudrücken, um dann vielleicht irgendwann einmal überrascht festzustellen, dass Eure Lust eine Schwangerschaft bewirkt hat.

Wenn Ihr es wirklich wollt, könnt Ihr lernen, Eurer Sexualität ausschließlich die Bedeutung zu geben, die Freude an Eurer Vereinigung zu empfinden und zu genießen. Das bedeutet, dass Eure Sexualität für Euch selbst bestimmt ist und nicht mehr anderen Wesen in der geistigen Welt dazu dient, auf die Erde zu kommen.

Ein lange vergessenes geistiges Gesetz besagt, dass jede wahre Verhütung im Geistigen stattfindet. Sie ist der Ausdruck Eurer Absicht, als Eltern jetzt nicht zur Verfügung zu stehen.

Wahre Verhütung hat etwas damit zu tun, dass Ihr lernt, bewusst mit Euren sexuellen Energien umzugehen.

Dieses Buch wird Antworten geben auf Eure Fragen. Im Theorieteil wird es den Hunger nach Wissen, nach geistiger Nahrung stillen. Bei Interesse könnt Ihr wichtige oder unbekannte Fachausdrücke im Glossar nachschauen. Im Praxisteil wird es eine Fülle von Anleitungen und Übungen vermitteln, wie Ihr konkret im Alltag den Weg der spirituellen Verhütung gehen könnt.

Viele der in diesem Buch vorgestellten Methoden können ebenfalls von Paaren mit Kinderwunsch angewendet werden. Der Vorgang, spirituell zu verhüten oder eine Seele einzuladen, ist grundsätzlich für den, der die Hintergründe um den Vorgang der Inkarnation kennt, der gleiche. Paare mit Kinderwunsch können die Übungen im Praxisteil sprachlich leicht verändern und dann praktizieren. Sie können eine Seele im Jenseits einladen, als Kind zu ihnen zu kommen.

Die Darstellung der heute gängigen Verhütungsmethoden beruht auf meinem aktuellen Wissensstand, sie erhebt keinen Anspruch auf Vollständigkeit. Die Einschätzungen ihrer Wirkungen auf den Körper und das feinstoffliche Energiefeld der Frau sind persönlich abgefasst und basieren auf meinen Erfahrungen in mehr als zwanzigjähriger psychosomatischer Begleitung von Frauen. Die spirituelle Sichtweise auf die weiblichen Organe und deren Abläufe bezieht sich auf die materielle Ebene des Körpers und in vielen Fällen gleichzeitig auf die energetische Ebene des Ätherkörpers. Diese Passagen sind mit einem offenen Geist zu lesen.

Die persönliche Anrede „Du“ habe ich bewusst groß geschrieben. Damit möchte ich meine Wertschätzung für Dein inneres Wesen ausdrücken. Die Begriffe „geistig“ und „spirituell“ besitzen in diesem Buch die gleiche Bedeutung. Sie meinen den Teil Deines Bewusstseins, der annehmend, liebevoll, verantwortlich und einheitlich ist.

Liebe Leserin!

Mit dem Untertitel des Buches, „Der Freiraum einer bewussten Entscheidung“, spreche ich Dich persönlich an. Ich möchte Dich einladen, beim Lesen mit mir gemeinsam einen tiefen inneren Raum zu betreten. Hier können persönliche Erinnerungen hochkommen, Ahnungen, Bilder und Gefühle über Deine Unabhängigkeit als Frau, die Du möglicherweise früher einmal weggelegt und gegen Angst vor äußeren Einflüssen ausgetauscht hast. Mit großer Freude lade ich Dich jetzt ein, erneut in den feinen und stillen Raum Deines Körpers hineinzugehen und Deine wunderbaren weiblichen Organe in Liebe und Achtung zu bewohnen. Dadurch, dass du lernst, in der Weite Deines Körperraumes ruhig und gelassen zu verweilen und den Kontakt zu Dir selbst nicht mehr aufzugeben, werden wieder persönliche Erfahrungen von Freiheit und Unabhängigkeit in Dir erblühen. Aus der gefühlten Beziehung zu Dir selbst strömen ständig Schönheit, Kraft und Zuversicht, eine Absicht zu bilden, die Deinem Wunsch entspricht. Gib Deine alte Angst auf und betritt freudig den freien Raum einer bewussten Entscheidung.

Dies kann der innere Prozess einer alchemistischen Umwandlung der Energien in Deinem Körper werden. Du wirst Teil einer höchstpersönlichen und gleichzeitig kollektiven Erfahrung von Transformation des weiblichen Bewusstseins. Nutze Dein Interesse an Verhütung für den Weg des Erwachens.

Nach meinen Erfahrungen wird es wahrscheinlich so sein, dass innerhalb der Partnerschaft Du als Frau Dich zuerst für das Thema Verhütung interessierst. Du bist näher dran, weil Du mit Deinem Körper und Deinem Geist unmittelbar die Verantwortung für eine Schwangerschaft trägst. Wahrscheinlich ist es immer noch so, dass wir Frauen aufgrund unserer energetischen Offenheit uns schneller für neue spirituelle Themen öffnen.

Nun möchte ich Dich, liebe Leserin, um eines bitten, und es ist mir wichtig:

Geh diesen Weg nicht allein! Wenn immer möglich, beziehe Deinen Partner mit ein. Nimm ihn mit auf Deinen spirituellen Weg.

Lass ihn nicht zurück. Erzähle ihm von Deinen Erfahrungen, was sie Dir bedeuten und wie Du denkst und fühlst. Sei offen für seine Neugier, seine Ansichten und Gefühle, auch für seine Bedenken, Ängste und Widerstände. Setze Dich mit Deinem Partner ehrlich auseinander und habe Geduld. Achte dabei auf Deine Reaktionen und sei mit ihnen in Kontakt. Auf diese Weise kannst Du geduldig bleiben, denn je mehr Geduld Du aufbringst, umso schneller wirst Du Ergebnisse wahrnehmen.

Und vor allem, urteile nicht über sein Verhalten! Lerne stattdessen, konsequent in dem zu sein, was Du selbst denkst und tust.

Die meisten Kapitel sind direkt an die Frau gerichtet und in erster Linie für sie geschrieben. Das liegt in der Natur der Sache: Sie empfängt mit ihrem Körper das Wesen und ihre innere Konsequenz entscheidet letztendlich darüber, ob Eure spirituelle Verhütung eines Tages wirksam wird oder nicht. Viele Übungen in diesem Buch orientieren sich natürlicherweise am Körper der Frau, weil bei ihr die Seele andockt. Einige Kapitel sind für Mann und Frau gleichermaßen geschrieben. Das betrifft in erster Linie die Lichtübungen für Paare.

Lieber Leser!

Ich bitte Dich um Deinen Mut und Deine Ehrlichkeit. Lerne offen und verständnisvoll zu sein für die feinen Körperwelten Deiner Partnerin. Versuche sie kennenzulernen, so gut es geht, damit Du Deinen Part als Mann verstehen lernst und übernehmen kannst.

Die Verantwortung des Mannes bei der spirituellen Verhütung besteht darin, das feinstoffliche Energiefeld der Frau zu unterstützen und zu stabilisieren, so dass sie ganz loslassen kann und Vertrauen in ihre eigene geistige Kraft bekommt.

Je stabiler sie ist, umso freier und natürlicher wird sie Dich in ihr Energiefeld aufnehmen, und Ihr werdet ein eigenes wunderschönes Liebesfeld erschaffen.

Obwohl spirituelle Verhütung anfänglich mehr das Anliegen der Frau sein kann, sollte es doch zunehmend das Interesse von Euch beiden werden, weil es Eure Partnerschaft vertiefen und durchlichten wird.

Gleich zu Beginn bitte ich Euch, bleibt auf dem Boden und macht Euch nüchtern eines klar:

Im Unterschied zu den materiellen Verhütungsmitteln ist die spirituelle Verhütung nicht zielorientiert, sondern in erster Linie prozessorientiert. Das heißt, bei diesem Weg geht es vor allem um Euer persönliches spirituelles Wachstum. Je größer Eure innere Sicherheit wird, das Vertrauen in die Macht Eures Geistes, umso eher werdet Ihr mit der neuen Methode erfolgreich sein.

Wer in möglichst kurzer Zeit äußere Sicherheit erreichen will und keine Geduld mitbringt, für den ist spirituelle Verhütung nicht geeignet. Ich bitte darum, mit dieser Methode nicht leichtfertig umzugehen.

In diesem Buch stelle ich Euch eine große Palette von theoretischem und praktischem Wissen zur Verfügung. Es soll verantwortlich angewandt werden: Meine Verantwortung besteht darin, Euch das Wissen genau und behutsam, in gut nachvollziehbaren Schritten zu vermitteln. Ihr tragt die Verantwortung der Anwendung.

Ich lade Euch herzlich ein, das Wissen auszuprobieren und Erfahrungen damit zu machen. Ich weiß, dass es funktioniert. Wenn Ihr Euch wirklich auf diesen inneren Weg einlasst, wird er Euch selbst, Euer Leben und Eure Partnerschaft zu mehr Bewusstheit und zu einem achtsameren und liebevolleren Umgang mit Eurer Sexualität hin verändern.

Ich beabsichtige mit dieser Methode nicht, in Konkurrenz zur Sicherheit der Antibaby-Pille zu treten. Beides sind völlig unterschiedliche Wege, die nicht zu vergleichen sind. Beide Wege, die herkömmliche, materielle und die spirituelle Verhütung, können gut miteinander kombiniert werden. Am Beginn des Weges empfehle ich Euch, weiterhin ganz „normal" zu verhüten und die geistigen Methoden parallel dazu mit einzubeziehen. Erst wenn Ihr, möglicherweise nach einem längeren Weg des Wachsens, innerlich vollständig sicher seid, wird allein die spirituelle Verhütung ausreichen.

Auf diesem Weg sind Eure persönlichen Erfahrungen, kleine und große Lernschritte wichtig. Es geht darum, geistige Verhütung als eine Chance zu persönlichem Wachstum und zu einer verantwortlichen spirituellen Partnerschaft zu nutzen. Je ehrlicher und müheloser Ihr Euch auf den nächsten Schritt einlasst, umso schneller werdet Ihr am Ziel sein.

2

Altes Wissen: Ein Heiltempel in Griechenland

Viele Jahre arbeitete ich psychotherapeutisch mit Frauen, die am Beginn einer Schwangerschaft standen und nicht wussten, ob sie die anklopfende Seele ganz zu sich einladen oder wieder wegschicken wollten. In diesen Sitzungen gelang es uns, Klarheit in der Beziehung zwischen Mutter, Vater und der anklopfenden Seele zu erhalten. Klarheit hieß, entweder die Seele bewusst und liebevoll einzuladen, ganz zu kommen und dauerhaft zu bleiben, oder sie in aller Entschiedenheit zu bitten, wieder zu gehen. Am Anfang war ich erstaunt, aber es funktionierte. Im Laufe der Jahre durfte ich immer wieder miterleben, dass eine Seele ging und die Schwangerschaft aufhörte, obwohl kein Abbruch vorgenommen wurde. Allein die konsequente Ausrichtung des Geistes der Frau war ausschlaggebend.

Meine Arbeit sprach sich herum, so dass auch Beratungsstellen mir gelegentlich Frauen schickten. Später wurde ich dazu eingeladen, Fortbildungsmaßnahmen zu diesem Thema durchzuführen. Allmählich wurde mir die große Bedeutung der geistigen Klarheit von Frauen bewusst.

Die Methoden, die ich in meiner Einzelarbeit mit Frauen oder Paaren anwandte, hatte ich in keiner Ausbildung gelernt und in keinem Buch gelesen. Trotzdem wusste ich intuitiv, wenn ich vor einer konkreten therapeutischen Situation stand, was ich sagen sollte und wie wir vorzugehen hatten. Da gab es eine Sicherheit in mir, die einfach da war und auf die ich mich stets verlassen konnte.

Eines Tages sah ich bei einer Freundin auf dem Küchentisch ein Buch über mediale Weisheiten liegen. Ich blätterte es flüchtig durch. Als ich mir Kapitel über die Kommunikation mit Seelen anschaute, war ich erstaunt, genau das zu lesen, was ich in meiner eigenen Arbeit tat. Es machte mich froh und bestätigte die Richtigkeit meines Vorgehens.

Es war das erste Mal, dass ich in meiner Arbeit deutlich den Impuls spürte, auf diesem Gebiet nicht länger nur theoretisch zu forschen und mich in Seminaren weiterzubilden, sondern bewusst meiner Neugier erlaubte, die Tür zu meinem inneren Wissen aufzutun. Damals vollzog ich einen für mich entscheidenden Schritt – weg von der Erkundung äußerer Phänomene hin zu der Erforschung des eigenen Innern. Bei der Einzelarbeit mit Frauen und Paaren zum Thema geistige Schwangerschaftsklärung, Schwangerschaftsbegleitung und Geburtsvorbereitung achtete ich von da an sorgfältig darauf, welche intuitiven Erkenntnisse aus meinem Innern zu mir kamen. Ich schrieb sie auf, um sie in Seminaren, Vorträgen und Veröffentlichungen gezielt weitergeben zu können.

Wenn die geistige Ausrichtung der Frau es vermag, eine Seele wieder wegzuschicken, dann müsste es doch auch möglich sein, so dachte ich mir, eine Seele erst gar nicht ankommen zu lassen. Ich experimentierte fortan weiter damit. Die Methode der Lichtspirale, die ich zur Kommunikation mit der anklopfenden Seele durchführen lasse, müsste doch ebenfalls dafür anwendbar sein, um den Wesen in der geistigen Welt eine eindeutige Botschaft mitzuteilen. Wenn die Frau verhüten möchte, dass sie der Seele sagt: „Ich bin momentan nicht bereit, eine Seele bei mir aufzunehmen." Wenn die Frau einen Kinderwunsch hat, dass sie die Seele einlädt, zu kommen und bei ihr zu wohnen. Die Methode ist in beiden Fällen gleichermaßen anwendbar: beim Wunsch nach Verhütung und beim Kinderwunsch. In diesem Buch geht es um die Verhütung.

Ich probierte die neue Verhütungsmethode in meiner Partnerschaft aus. Einige meiner Freundinnen praktizierten sie ebenfalls, so dass wir bald erste Erfahrungen austauschen konnten. Das neue Wissen teilte ich den Frauen im Rahmen meiner Arbeit mit. So entstand im Laufe der Jahre aufgrund von vielen praktischen Erfahrungen und intuitiven Erkenntnissen die neue Methode der spirituellen Empfängnisverhütung.

Die eigentliche Quelle, aus der alle Inspiration fließt, ist rein geistiger Art. Wenn ich mit einer schwangeren Frau oder einem Paar arbeite, um zu klären, ob die Frau die anklopfende Seele einlassen oder wieder wegschicken möchte, erscheint vor meinem inneren Auge das Bild einer alten weisen Frau, die mir genau mitteilt, wie ich mich verhalten soll. Sie sagt mir Sätze und zeigt mir Bilder, so dass ich gut folgen kann. Ich habe absolutes Vertrauen zu ihr, denn ihre Mitteilungen fühlen sich stimmig, sanft und nachvollziehbar an. Zwischen uns scheint eine Art geheime Seelenpartnerschaft zu bestehen, die ich als wohltuend und unterstützend empfinde. Diesen Kontakt habe ich nie bewusst gesucht. Er stellt sich von selbst ein, wenn ich ihn brauche. Ich bin mir sicher, dass er mich unterstützen wird. Der Kontakt führt mich durch alle, auch noch so kompliziert erscheinenden Situationen in der Therapie.

Vor ein paar Jahren wachte ich eines Morgens mit einem Traum auf, der mit jener alten Frau zu tun hatte. Der Traum war so intensiv, dass ich mich noch gut an ihn erinnern kann:

Eine sanft hügelige Landschaft in Griechenland erstreckt sich vor meinen Augen. Der Blick gleitet in ein kleines Tal, das üppig grün bewachsen ist. „Die Fruchtbarkeit ist deutlich stärker als im heutigen Griechenland", weiß ich im Traumbewusstsein. Überall sehe ich mächtige Bäume, einzeln oder in Gruppen stehend, exotische Sträucher, wunderbar saftiges Gras und bunte, stark duftende Blumen. Das Tal ist durch eine höhere Bergkette von der Außenwelt geschützt. Es strahlt Abgeschiedenheit und tiefen Frieden aus. Inmitten des Tales erhebt sich eine mächtige Felsformation, die eine Einheit innerhalb der größeren Einheit bildet.

Mein Blick richtet sich auf das Innere dieser bizarren Felslandschaft. Spontan weiß ich, dass hier eine kleine Gemeinschaft von Frauen lebt, die sich ganz dem Dienst an die Göttin gewidmet haben. In meinem Traumbewusstsein dämmert es mir, dass ich eine dieser Frauen gewesen bin.

Aus der Vogelperspektive schaut sich mein Bewusstsein den Ort genauer an: Ein größerer heller Gebäudekomplex ist um einen runden weißen Marmortempel herum gruppiert. Alle Gebäude sind auf einen gemeinsamen Mittelpunkt ausgerichtet. Ich erkenne mehrere konzentrische Kreise von Gebäuden in abgestufter Größenordnung, die kleineren außen, die größeren innen angeordnet. Die inneren Gebäude sind aus Stein, die äußeren aus Lehm und in Holzbauweise errichtet. Jetzt erkenne ich, dass durch das Tal ein lebhaft plätschernder Fluss führt, in dem viele größere und kleinere grauweiße Granitsteine liegen. Der Fluss liegt etwa hundert Meter von der Tempelanlage entfernt. Mein Blick nähert sich nun dem Leben hier. Ich sehe, dass nur ein Weg zur Tempelanlage führt. Am Ende dieses Weges steht ein bescheidenes kleines Häuschen, das als Pforte dient. Eine weiß gekleidete Priesterin im mittleren Alter steht darin und befragt gerade eine ankommende Frau nach ihrem Anliegen. Eine Atmosphäre von Würde und Ernst schwingt in dieser Begegnung mit, die bereits der erste Teil der Behandlung ist. Die ankommende Frau erhält Informationen und muss dann ein Versprechen ablegen. Die erfahrene Pförtnerin weiß gleich, ob sie das Versprechen freiwillig und verantwortlich eingeht oder nicht. Entsprechend diesem ersten Eindruck wird die Frau aufgenommen oder weiterverwiesen.

Das Erste Heilungsversprechen lautet:

- während der gesamten Behandlung bis zum positiven Abschluss hier zu bleiben,
- keinen Besuch zu empfangen, weder von der Familie noch von Freunden,
- aktiv an ihrer Heilung mitzuarbeiten,
- die Regeln des Ortes einzuhalten,
- bereit zu sein, ihre Heiligkeit hier und später zu Hause aktiv wiederherzustellen.

Eine Frau, die hierzu nicht bereit ist, wird nicht aufgenommen. Sie wird mit ihrem Anliegen jedoch nicht allein gelassen, sondern an andere heilkundige Frauen in der näheren oder weiteren Umgebung verwiesen. Der Heiltempel verfügt über ein Netz von helfenden Frauen, die im Sinne des Tempels arbeiten, jedoch ohne seine Regeln und Verbindlichkeiten leben.

Manchmal kommt eine schwangere Frau zum Tempel, die hier entbinden will. Sie wird jedoch nur dann aufgenommen, wenn sie vorher schon einmal da war. Andere Schwangere aus der Umgebung werden von den bereits ausgebildeten Frauen, die außerhalb leben, begleitet. Eine Geburt, die im Tempelbereich stattfindet, ist stets ein großes, heiliges Fest zu Ehren von Mutter und Kind und zu Ehren der Großen Göttlichen Mutter.
Ich sehe, dass die soeben angekommene Frau von der Priesterin ein weißes Gewand erhält und damit zur Heilung aufgenommen ist. Sie wird empfangen von einer anderen jüngeren Priesterin, die ihr den Ort, die Gebäude und das Leben hier erklärt sowie ihr den zukünftigen Wohnbereich zuweist.
In einem Gebäude unmittelbar neben dem zentralen Tempel sehe ich eine ältere, zart wirkende Frau, die intensiv eine ihr gegenüberstehende Frau anschaut. Beide schweigen. Die jüngere Frau hat ihren Kopf leicht geneigt. Ich weiß nun, dass ich die ältere Frau bin. Mein Bewusstsein gleitet sanft in ihr Energiefeld hinein. Nun bin ich im Traum ich selbst, nicht länger mehr Beobachterin:
Ich heiße Megaia. Ich bin die Hohepriesterin dieses Heilortes. Gerade untersuche ich eine Frau, die sich seit Langem ein Kind wünscht und bisher keines empfangen konnte. Ich sehe, dass es nicht an ihr liegt, sondern an ihrem Mann. Wir werden sie hier stärken, bis sie Kraft genug hat für die Wahrheit ihres Körpers. Wir werden sie ermutigen, ihren Mann zu einem Arzt zu schicken, um sich behandeln zu lassen. *Wir können für sie nichts Weiteres tu, als sie im Geist zu stärken.*
Am nächsten Tag kommt die neue Frau zum ersten Mal zu mir. Ich nehme sie in unsere Heilige Gemeinschaft auf: in die Gemeinschaft der zu Behandelnden und gleichzeitig der Behandlerinnen. Danach setzen wir uns gegenüber und schweigen. Ich sehe ihr Energiefeld mit ihrem Potential und ihren Blockaden. In meinem Geist entsteht eine exakte Aufnahme ihrer aktuellen Situation auf den geistigen Ebenen. Ein Therapieverlauf mit den dazu nötigen Behandlungen wird mir gezeigt. Als Zweites sehe ich in ihren Seelenplan, um zu wissen, mit welchen Fehlern aus früheren Leben sie behaftet ist und was sie jetzt erlösen will.
Ich teile ihr nun mit, dass ich um ihr Anliegen wisse und dass sie hier gut aufgehoben sei. Auch sage ich ihr, dass ich mich freue, dass sie da ist und was sie selbst zu ihrer Heilung tun soll: täglich im heiligen Fluss baden, fortwährend beten und sich mit dem Göttlichen verbinden. Alles, was währenddessen innerlich geschieht, soll sie sich für die Therapeutin merken. Sie soll sich an diesem Ort mit der Natur verbinden. Dann weise ich ihr für ihre weiteren Behandlungen eine Therapeutin zu. Wir verabschieden uns.
Am Abend nehme ich zu der betreffenden Therapeutin Kontakt auf, teile ihr meine Diagnose mit und begleite sie darin, sich intuitiv mit dem heiligen Wissen zu verbinden. Ich segne den Heilungsweg und knüpfe einen Heilungsfaden zwischen der neuen Frau und dem entsprechenden kollektiven Leidensmuster der Frauen: Je konsequenter sie hier arbeitet, umso stärker profitieren alle Frauen davon, die unter

demselben Leid stehen. Auf diese Weise verstärkt sie das kollektive Heilungsfeld um die Erde, das in letzter Zeit durch die Unbewusstheit vieler Frauen ersten Schaden genommen hat.

Die Szene wechselt abrupt. Ich stehe mit einigen meiner jüngeren Priesterinnen im Vorraum des Muttertempels, der unser Zentrum bildet. Ich werde sie nun darin unterrichten, wie sie Frauen anweisen können, zu verhüten. Dies ist die Botschaft, die ich ihnen gebe, und dies ist auch die Botschaft, die ich meinem anderen Bewusstsein weiterleite, das sich als Margarete inkarniert hat:

„Wir leben in einer Zeit, in der die Frauen beginnen, sich vom Geist der Göttin zu trennen. Sind sie im Geist, so verbindet sich ihr Gedankenimpuls mit dem Universellen, und es wird keinen Unterschied geben zwischen dem, was sie denken, und dem, was sie wahrnehmen. Seit Kurzem haben sie angefangen, sich als getrennt zu erleben, deshalb bekommen sie Kinder, die sie nicht wirklich wollen. Dies ist für alle kein Glück. Sie kommen zu uns, um wieder mit der Einheit verbunden zu sein. Weist sie in folgende Schritte ein:

- ein Leben zu führen, das der Göttin, dem Göttlichen im All, gewidmet ist,
- die eigene Gebärmutter als einen heiligen Tempel der Verehrung von Mutter-Erde zu achten,
- das Netz der Verbundenheit mit Frauen zu pflegen.

Wenn sie keine Kinder mehr wollen, dann sollen sie dies dem Universum mitteilen. Sie sollen sich freimachen von den Wünschen ihrer Männer. Kinder kommen zur Mutter, weil sie die Mutter brauchen, um auf die Erde zu kommen. Kinder werden nicht für das Gemeinwesen geboren, sondern für sich selbst, für das Wachstum ihrer Seele hier auf der Erde. Eine Mutter hat einen Wert an sich. Der Wert leitet sich nicht von der Anzahl ihrer Kinder ab. Ehren die Frauen sich selbst nicht als Mutter, so missbrauchen sie ihre Kinder, um sich zu ehren. Die Folge davon wird für alle Leid sein.

Verhütung ist etwas Natürliches. Sie ergibt sich aus der Einheit der Frau in sich und mit sich selbst. Ist eine Frau aus der Einheit herausgefallen, so bestraft sie sich selbst mit Kindern, die sie nicht wirklich will, oder mit der permanenten Angst vor einer Schwangerschaft.

Hat sie Angst, so ist ihr Wollen nicht gerichtet. Ihr Wollen ist auseinandergefallen, weil sie anderen Menschen und Ideen dienen will und nicht sich selbst. Das führt zu Leid. Helft ihr dabei, herauszufinden, wem alles sie dienen will. Sie soll die Götzen aus ihrem Leben wegschicken und wieder sich selbst und die Göttin an die erste Stelle setzen.

Körperlich geht so vor: Hat eine Frau die geistige Vorklärung getan, so wascht ihre Farben rein, richtet ihren Gedankenleib neu aus und stellt die Verbindung mit ihrem goldenen Leib wieder her. Richtet ihren geistigen Schöpfungskreis neu aus. Alle Vorgänge erklärt der Frau und übt jeden Schritt mit ihr ein, bis sie selbst darin sicher wird.

Errichtet die heiligen geometrischen Formen in ihrem Körper, so dass der weibliche Fluss wieder zum Strömen gebracht wird. Stellt die Verbundenheit mit Erde und Himmel, die Lichtsäule, neu her, so dass ihr Körper geheilt wird und ihr wieder als Einheit dient."

Nachdem ich dies meinen Priesterinnen mitgeteilt hatte, unterwies ich sie praktisch in den Übungen, bis eine jede ihren Geist damit erfüllt hatte. Wir verbanden uns anschließend im Haupttempel zu einer Feier und baten die Göttin, die Verwirrung bei den Frauen draußen zu erlösen. Wir waren bereit, unsere Verantwortung zu übernehmen.

Mein Bewusstsein glitt von der Hohepriesterin zurück zur Beobachterin. Ich sah die alte Frau ihren Dienst im Tempel vollziehen. Sie ging dann hinunter an den Fluss. Dort sah ich sie lange und heftig weinen. Ich wusste gleich, warum sie weinte. Es war der Schmerz einer sehenden Frau: Sie sah die Entwicklung des Bewusstseins bei den Frauen in der Welt voraus. Sie sah die Entfremdung von sich selbst, das Leid so vieler Mütter und Kinder. Sie sah die Ausbeutung der Frauen und der Gebärmutter zu einem Zweck und die Entweihung dieses Heiligtums.

Hier hörte der Traum auf. Ich war berührt und wusste, dass ich ein Stück meiner Seelengeschichte erlebt hatte und dass sie eine Botschaft für mich enthielt. Wochen und Monate später traten weitere Bilder, Szenen und Informationen über jenes Leben in mein Bewusstsein, bis schließlich ein ganzer Film daraus entstand.

Jene Tempelanlage aus dem alten Griechenland ist seither eine wunderbare Vision, die mich täglich in meiner Arbeit unterstützt. Ich fühle mich von jener Priesterin inspiriert und bin dankbar für ihre Hilfe und Weisheit.

3
Die Bedeutung spiritueller Empfängnisverhütung für unsere Zeit

Spirituelle Empfängnisverhütung ist uraltes menschliches Wissen, das es zu allen Zeiten und in allen Kulturen gegeben hat. Es wurzelt im Glauben des jeweiligen Volkes und der jeweiligen Epoche. Bei schamanisch geprägten Naturvölkern ist es teilweise noch heute lebendig. Zahlreiche Berichte über deren spirituelle oder geistige Verhütung erzählen von Methoden, die dem westlichen Beobachter zumeist fremd und suspekt erschienen.

Die Eskimos praktizierten schon immer geistige Verhütung, um das Überleben des Stammes zu sichern. Die knappen Nahrungsressourcen ließen nur eine begrenzte Anzahl von Menschen zu. Würde dort ein Baby in den kalten Wintermonaten geboren, bedeutete es den sicheren Tod. Die Eskimofrauen ließen mental nur eine Befruchtung zu, wenn die Geburt neun Monate später in die warme Jahreszeit fiel. Für sie war diese Form der Verhütung natürlich und normal. Sie kannten keine anderen Methoden.

Ähnlich verhielt sich eine Indianerfrau aus Nordamerika. Sie war sehr erstaunt, als sie von westlichen Formen der Verhütung erfuhr, und sagte: „Ich verstehe nicht, warum sich die westlichen Frauen das antun. Sie sind dumm. Eine Empfängnis kann ja nur stattfinden, wenn sie es erlauben. Die Frauen können es mit ihren Gedanken steuern."

Die Tatsache, dass den heutigen westlichen Menschen dieses alte und natürliche Wissen gänzlich neu erscheint, heißt nicht, dass es in unserer Kultur nicht auch vorhanden gewesen wäre. Weise und heilkundige Frauen in weiten Teilen Europas lehrten bis zum Beginn der frühen Neuzeit ebenfalls das Wissen um geistige Verhütung. Dieses Wissen ist ein Grund dafür gewesen, warum Kirche und Staat diese Frauen einst verfolgten und töteten.

Die aktuelle Unkenntnis über diese Zusammenhänge hat mit der Entwicklung des Ego-Verstandes zu tun, der sich insbesondere im Laufe der letzten Jahrhunderte immer mehr von einer ganzheitlichen Wahrnehmung abspaltete. Der westliche Geist deformierte zum Intellekt und war nicht länger *Geist* in seinem ursprünglichen weiten Sinne. Der logische Verstand dominierte zunehmend das Denken und unterwarf es naturwissenschaftlichen und ökonomischen Interessen. Das westliche Denken heute ist nicht frei, so wie es sich selbst sieht, sondern gänzlich abhängig von den begrenzten Eindrücken der Sinne unseres Körpers und der Dominanz unseres Ego.

Nur wenige westliche Menschen leben heute eingebunden in die Rhythmen der Natur. Unsere Zivilisation hat weitgehend den Kontakt zum Geist im Menschen und in der Schöpfung verloren. Ihr Blickwinkel auf menschliches und weltliches Leben ist materiell und nicht spirituell. Der westliche Mensch sieht sich außerhalb der Einheit und glaubt, dass die Trennung zum Mensch-Sein dazugehört. Krankheit, Leid und Tod erscheinen als Teil des Schicksals und werden nicht wirklich in ihrer tiefen Bedeutung erkannt. Entsprechend geistlos ist das Leben, ist die Erfahrung körperlicher Vorgänge geworden. Ähnlich wie die Natur wird der Körper als ein Objekt außerhalb des menschlichen Geistes angesehen, dem mit materiellen Mitteln begegnet wird.

Dies ist auch der Blickwinkel der westlichen Medizin, die der Empfängnisverhütung im Laufe der letzten Jahrhunderte immer mehr ihren naturwissenschaftlichen Stempel aufdrückte. Beide gehen heute vom gleichen Denkmodell aus: Der Körper arbeitet wie ein technisches Gerät. Wie dieses weist er manchmal Fehler auf und wird deshalb durch Eingriffe von außen entsprechend den gewünschten Zielen entweder repariert, verändert oder manipuliert. Da der Körper von sich aus leider nicht die Fähigkeit besitzt, eine Schwangerschaft zu verhindern, muss er dazu gezwungen werden. Die notwendigen Maßnahmen dazu werden Empfängnisverhütung genannt.

Das Konzept und die Praxis der heute gängigen Empfängnisverhütung sind ganz vom naturwissenschaftlich und materialistisch orientierten Denken des Ego-Verstandes geprägt. Sie ist ein Produkt unserer westlichen Zivilisation. Der weibliche Körper wird zu einer Angriffsfläche wirtschaftlicher Interessen gemacht. Als Marktobjekt ist er den Marktgesetzen unterworfen, wie zunehmend alles physische Leben hier.

Wie das Wort „Verhütung" bereits andeutet, soll etwas „ver-hütet", das heißt, nicht zugelassen, verhindert oder kontrolliert werden. Es soll neues Leben verhindert werden. Dieses wird vom Menschen entweder gewünscht oder abgelehnt. Was Leben ist und woher es kommt, wird nicht tiefgehend ergründet. Alle juristischen und theologischen Definitionen über das Leben sind nur hilflose Versuche, mit dem Verstand etwas zu begreifen, was weit jenseits des Verstandes angelegt ist.

Um zu wissen, was Leben wirklich ist und wo es herkommt, müssten wir uns wieder dem Geist und der Spiritualität zuwenden. Wir müssen dahin zurückgehen, wo das Leben herkommt, vom Geist. Dabei ist zu bedenken, dass Wissen über das Leben immer nur begrenzt und im Nachhinein theoretisch vermittelt werden kann. Es ist erst dann wahr und kann vom Verstand angenommen werden, wenn es vorher erfahren wurde. Seine befreiende Wirkung kann geistiges Wissen erst dann entfalten, wenn es persönlich erlebt und praktisch im Alltag angewandt wird.

Wenn ein Paar heute eine Schwangerschaft verhüten will, stehen ihm grundsätzlich verschiedene Formen von Verhütungsmethoden zur Verfügung:

- die hormonelle Verhütung durch die *Pille,* die *Minipille* und den *Vaginalring*
- die hormonale Langzeitverhütung durch die *Dreimonatsspritze,* das *Implantat* und die *Hormonspirale*
- die mechanische Verhütung durch die *Spirale* und vor allem die Kupferspirale
- mechanische Formen wie das *Kondom* für den Mann, das *Diaphragma* und die *Portiokappe* für die Frau und ähnliche auf Gummibasis basierende Mittel
- chemische Präparate wie *Scheidenzäpfchen,* Scheidengel, Salben, Tabletten, Sprays und Ähnliches
- die *Sterilisation* von Mann oder Frau
- nach einem ungeschützten Geschlechtsverkehr die „Pille danach" und die „Spirale danach".
- Mit den Methoden der Fruchtbarkeitswahrnehmung können die fruchtbaren und unfruchtbaren Tage im weiblichen Zyklus berechnet werden. Dazu gehören die *Temperatur- und Zervixschleim-Methode,* die Berechnung der Rhythmen von Mondphasen und seit einiger Zeit auch Computerprogramme zur Bestimmung der fruchtbaren Tage.

All diesen Methoden gemeinsam ist der Ansatz, dass der natürliche hormonelle Vorgang im Körper der Frau umgangen oder verändert wird, so dass keine Befruchtung stattfinden kann. Zielpunkt der Verhütungsmethoden ist die Manipulation des weiblichen Körpers. Ich bezeichne sie als die materiellen, äußeren oder körperlichen Methoden, da sie stofflicher Natur sind und von außen auf den Körper der Frau einwirken sollen.

Was sind im Einzelnen die heute gängigen Verhütungsmethoden und welche Auswirkungen haben sie genau auf den weiblichen Körper? Ich gebe nun einen Überblick und eine persönliche Einschätzung dieser materiellen Methoden. Eine ausführliche Beschreibung der einzelnen Methoden ist ebenfalls im Glossar nachzuschlagen.

Wirkung und Einfluss materieller Verhütungsmethoden auf den Körper der Frau

Die Pille

Die „Antibabypille" wurde 1961 in Deutschland auf den Markt gebracht. Sie ist eine Form der hormonellen Empfängnisverhütung, bei der synthetische Hormone den weiblichen Hormonhaushalt blockieren. Es gibt heute über 50 verschiedene Präparate. Die meisten Sorten sind Kombinationspräparate, die aus einer Kombination von synthetischen Östrogenen und Gestagenen bestehen.

Trotz der inzwischen bekannten Nebenwirkungen ist die Pille erstaunlicherweise nach wie vor das am häufigsten verwendete Verhütungsmittel. Etwa 30 Prozent aller Frauen im gebärfähigen Alter nehmen in Deutschland aktuell die Pille. Mit einem Pearl-Index von 0,2 bietet sie eine hohe Zuverlässigkeit gegen eine ungewollte Schwangerschaft.

Die Pille ist von allen Verhütungsmethoden die tiefgreifendste Form der Manipulation des weiblichen Körpers. Ihr Hauptangriffspunkt ist, wie der Name Ovulationshemmer bereits verrät, die Ovulation oder der Eisprung. Das Bereitstellen einer befruchtungsfähigen weiblichen Eizelle soll mit allen Mitteln bekämpft werden. Der Hormonhaushalt und damit das natürliche innere Leben des weiblichen Körpers werden durch die massive Manipulation tiefgreifend blockiert. Die künstlichen Hormone geben falsche Informationen weiter an die hormonellen Steuerungszentralen im Kopf der Frau, die dadurch manipuliert und ausgeschaltet werden. Chemische Östrogene simulieren reifende Eierstockfollikel und chemische Gestagene täuschen eine Schwangerschaft vor.

Die Manipulationen des weiblichen Körpers

- **Der Hypothalamus und die Hypophyse werden daran gehindert, das Follikelstimulierende Hormon FSH freizusetzen.**
- **Die natürliche Reifung der Follikel in den Eierstöcken wird dadurch unterdrückt.**

- Natürliche Östrogene in den Eierstöcken werden nicht mehr ausreichend gebildet.
- Es findet infolgedessen kein Eisprung mehr statt.
- Die Freisetzung des den Eisprung auslösenden Luteinisierenden Hormons LH in der Hypophyse wird ebenfalls unterdrückt.
- Durch den fehlenden Eisprung bildet sich in den Eierstöcken kein Gelbkörper mehr.
- Dadurch wird kein natürliches Progesteron gebildet.
- Die Gebärmutterschleimhaut kann sich nicht normal aufbauen und kein befruchtetes Ei aufnehmen.
- Der Schleimpfropf am Gebärmutterhals wird nicht zyklisch dünnflüssig und durchlässig, sondern bleibt zähflüssig und dadurch für Spermien undurchlässig.
- Die Beweglichkeit und der Sekretstrom innerhalb der Eileiter werden eingeschränkt, so dass der Transport der Eizelle und des Samens gehemmt wird.

Damit ist die Pille eine Form von massiver chemischer Gewalt gegen den weiblichen Körper. Sie setzt alle natürlichen weiblich-hormonellen Zyklen außer Kraft und schneidet die Frau dadurch von ihren feinen körpereigenen weiblichen Energien ab. Vor allem ihre wahre sexuelle Kreativität und tiefe Lebensfreude in den Eierstöcken mit dem eigenen weiblichen Energiekreislauf wird unterdrückt und bekämpft. Das intensive körperliche Frau-Sein, das in der Lust auf eine umfassende Empfänglichkeit besteht, wird gewaltsam manipuliert.

Die Auswirkungen der Pille auf die feinstofflichen Körper der Frau
sind ebenfalls gravierend. Die feinstofflichen Körper einer Frau sind durch ihre lockere Struktur darauf ausgerichtet, ein Instrument für die Aufnahme feiner spiritueller Energien zu sein. Damit sind die spirituellen Energien sowohl aus dem eigenen Lichtkörper als auch aus den kosmischen Ebenen gemeint. Diese Funktion der Aufnahme, das Prinzip des Weiblichen, wird drastisch unterbunden. Im Ätherkörper der Frau findet im Bereich der Eierstöcke eine Art von subtiler Vergärung oder Vergasung statt. Die aggressiven feinen Ausdünstungen der Chemikalien vergiften die ätherischen Doppel der Eierstöcke und bewirken eine Tendenz dazu, dass diese sich von ihren körperlichen Pendants abspalten. Vor allem hier brodelt und kocht die chemische Giftküche und sucht sich einen Ausweg in Form eines Angriffs gegen die körperlichen Eierstöcke. Ein Körper kämpft gegen den anderen, um das Gift wieder loszuwerden. Die energetische Aufgabe der Eierstöcke, der Frau eine intensive sexuelle Lebens-

freude und Kreativität zu schenken, wird drastisch unterbunden. Durch die Einnahme der Pille schneidet sich die Frau in Wirklichkeit selbst von ihrer eigenen tiefen und wahren Lebensfreude ab.

Ähnliches passiert bei den anderen betroffenen weiblichen Organen, wie den Hormonzentralen im Kopf und der Gebärmutter. Der Hypothalamus und die Hypophyse als zentrale Organe der körpereigenen Macht und Steuerung werden von den falschen Informationen der Pille regelrecht ausgetrickst. Dadurch bewirkt die Frau vor allem, dass *sie sich selbst von der Macht ihres Geistes über den Körper abtrennt.* Die Gebärmutter wird daran gehindert, Raum für neues Leben bereitzustellen und der wahre Tempel einer Frau zu sein. Es entstehen starke energetische Spannungen und Konflikte zwischen körperlicher und ätherischer Gebärmutter, die sich später in Form von Schmerzen, Entzündungen oder Tumoren äußern können.

Ebenfalls in Mitleidenschaft gezogen sind vor allem das Herz, der Blutkreislauf, die Leber und die Nieren. Das chemische Gift bewirkt eine Desintegration der jeweiligen feinstofflichen ätherischen Doppelorgane. Unordnung, Desorientierung, Vergiftung und Abspaltung der Energien sind die Folge. Wen wundert es, dass genau in diesen Punkten später die körperlichen sogenannten „Nebenwirkungen" auftreten.

Das Wort „Nebenwirkung" ist in diesem Bereich eine besonders drastische Form von galanter Sprachverwirrung. Exakter wäre es, von „Vergiftung" oder von „chemischer Gewalt" zu sprechen. Die sogenannten Nebenwirkungen der Pille und damit die Risiken für die körperliche Gesundheit der Frau sind beträchtlich. Sie begünstigt die Entstehung einer Reihe von Erkrankungen: Thrombosen, Herzinfarkt, Schlaganfall, Bluthochdruck, Brustkrebs und Gebärmutterhalskrebs, Lebertumoren, Entzündungen der Scheide und der Blase, Neigung zu Ödemen sowie allgemeine Symptome wie Übelkeit, Erbrechen, Kopf- oder Brustschmerzen.

Die Minipille

Sie enthält nur künstliches Gestagen und bewirkt dadurch, dass der Schleimpfropf am Gebärmutterhals fest bleibt und damit für Spermien undurchlässig ist. Die Minipille gilt als nicht so zuverlässig wie die Kombinationspräparate, hat aber weniger Nebenwirkungen, da sie den weiblichen Hormonhaushalt nicht ganz so drastisch manipuliert.

Der Vaginalring

Dabei handelt es sich um eine moderne Form der hormonellen Verhütung. Ein Kunststoffring wird in die Vagina der Frau eingeführt und gibt dort beständig Hormone ab. Nach 21 Tagen wird der Ring entfernt und es folgt eine siebentägige Pause. Die ebenfalls kombinierten synthetischen Hormone gelangen über den Blutweg in den Körper der Frau und blockieren dort ihr gesamtes weibliches Hormonsystem. Die konkreten manipulativen Vorgänge sind dieselben wie bei der Pille. Der einzige Unterschied zwischen beiden Methoden besteht darin, dass beim Vaginalring die Freisetzung der Hormone parenteral, das heißt, unter Umgehung von Leber und Darm geschieht. Es wird vermutet, dass der Vaginalring ähnliche Nebenwirkungen hat wie die kombinierten Pillenpräparate.

Aus meiner Sicht sind die Auswirkungen des Vaginalringes auf den Körper, die Seele und das feinstoffliche Energiefeld der Frau vergleichbar mit denjenigen der Pille. Die scheinbar sanftere Form der Anwendung täuscht. In Wirklichkeit findet hier die gleiche Gewalt gegen den weiblichen Körper statt.

Die Dreimonatsspritze

Die Dreimonatsspritze ist eine Form der hormonalen Langzeitverhütung. Ein hoch dosiertes Gestagenpräparat wird intramuskulär in den Körper der Frau gespritzt. Dadurch werden kontinuierlich Gestagene freigesetzt, die das Hormonsystem der Frau blockieren. Die Auswirkungen sind ähnlich wie bei der Pille: Die zentralen Steuerungsdrüsen im Kopf der Frau, Hypothalamus und Hypophyse, werden an der Ausschüttung ihrer Hormone gehindert. Dadurch bekommen die Eierstöcke keine Impulse mehr. Die Reifung des Follikels, der Eisprung und darauf folgend der Aufbau der Gebärmutterschleimhaut werden massiv unterdrückt. Der Schleimpfropf am Gebärmutterhals behält seine feste Gitterstruktur, weil er nicht mehr in Kontakt ist mit den zyklischen Veränderungen des hormonellen Regelkreises. Er bleibt deshalb für Spermien undurchdringlich.

Die Nebenwirkungen dieser drastischen Manipulation des weiblichen Körpers sind lang anhaltende Schmierblutungen, eine Zurückbildung der Gebärmutterschleimhaut und das Ausbleiben der Monatsblutung. Aufgrund des starken Mangels an Östrogenen kann es zur Entwicklung von Osteoporose im Skelettsystem der Frau kommen. Die Regenerationszeit der weiblichen Organe ist bei der Dreimonatsspitze um ein Vielfaches höher als bei den oralen Verhütungsmitteln.

Das Implantat

Das Implantat gehört ebenfalls zu der hormonalen Langzeitverhütung. Es besteht aus einem Kunststoff-Stäbchen, das Gestagen enthält. Das Implantat wird den Frauen von geschulten Gynäkologen direkt unter die Haut an der Innenseite ihres Oberarms eingebracht. Dort werden fortwährend Gestagene freigesetzt, die den gesamten hormonellen Regelkreis der Frau außer Kraft setzen. Die konkreten Auswirkungen bei den weiblichen Organen sind dieselben wie bei der Dreimonatsspritze. Die Dauer dieser drastischen Manipulation beträgt drei Jahre. Die bis jetzt erforschten Nebenwirkungen sind ebenfalls denjenigen der Dreimonatsspritze vergleichbar.

Die Hormonspirale

Die Hormonspirale gehört ebenso wie die Dreimonatsspritze und das Implantat zu den Methoden der hormonalen Langzeitverhütung. Sie besteht aus einem kleinen Plastikkörper mit einem Kunststoffröhrchen am Schaft, das fortwährend kleine Mengen von Gestagen in die Gebärmutterhöhle abgibt. Die Wirkung geschieht vorwiegend örtlich, indem der Aufbau der Gebärmutterschleimhaut blockiert wird, die feste Struktur des Schleimpfropfes am Gebärmutterhalskanal erhalten bleibt und damit die Passage für Spermien verhindert wird. Die Follikelreifung und der Eisprung werden nicht unterdrückt. Die Nebenwirkungen der Hormonspirale sind daher auch geringer als bei den anderen beiden Methoden der hormonalen Langzeitverhütung.

Insgesamt betrachtet ist die Langzeitverhütung mit Hormonen eine im Vergleich zur Pille noch massivere Form von chemischer Gewalt gegen den weiblichen Körper. Die Verantwortung für den autoaggressiven Eingriff in den eigenen Körper wird noch weitgehender abgegeben und damit tiefer verdrängt. Die Frau überträgt die Verantwortung sozusagen einer „chemischen Institution", die sie gewaltsam in den Körper einbringen lässt. Diesen Vorgang nennt sie dann „Sicherheit".

Die körperlichen und feinstofflichen Auswirkungen der hormonalen Langzeitverhütung sind ähnlich gravierend wie bei der Pille. Das innere hormonelle Leben der Frau wird völlig blockiert: Die Steuerungszentralen im Kopf und damit die Autonomie über das innere Körpergeschehen werden ausgeschaltet, sowohl die feinen kreativ-sexuellen Kräfte in den Eierstöcken als auch die mütterlichen Kräfte im Uterus werden mit chemischen Giften angegriffen und tiefgreifend desintegriert. Im ätherischen Bereich der einzelnen Organe kommt es zu Spannungen, Vergärungen und Kämpfen, um das Gift wieder loszuwerden. Bei der hormonalen

Langzeitverhütung wiegt zusätzlich noch das psychologische Moment der Verleugnung von Verantwortung für das eigene Handeln. Frauen, die diese Methoden verwenden, sehen sich als Opfer ihres Körpers, der vom eigenen Willen völlig abgetrennt scheint.

Die Spirale

Die Spirale zählt zu den mechanischen Verhütungsmitteln. Wie die Pille ist auch sie heute weit verbreitet. Sie soll die Einnistung des befruchteten Eies in die Schleimhaut der Gebärmutter verhindern. Ein kleiner Kunststoffkörper von unterschiedlicher Größe und Form wird von einem Frauenarzt in die Gebärmutterhöhle eingesetzt und bleibt dort einige Jahre liegen. Heute wird überwiegend die sogenannte Kupferspirale verwendet. Ihr länglicher Schaft ist mit einem feinen Kupferdraht umwickelt und zusätzlich sind unten ein oder zwei Kunststofffäden zum Entfernen befestigt.

Die verhütende Wirkung der Spirale ist medizinisch nicht genau bekannt. Als ein eng anliegender Fremdkörper behindert die Kupferspirale auf jeden Fall den normalen Aufbau der Gebärmutterschleimhaut. Die dauernde mechanische Reizung und die ständige Abgabe von Kupferionen aus dem Kupferdraht bewirken meist eine leichte chronische Entzündung der Uterusschleimhaut.

Die Spirale hat vielfache und gravierende Nebenwirkungen: stärkere und längere Monatsblutungen, heftige Unterleibsschmerzen, Zwischenblutungen, Entzündungen der Eileiter und Eierstöcke mit dem Risiko einer späteren Unfruchtbarkeit, eine erhöhte Rate von Eileiter- und Bachhöhlenschwangerschaften, in seltenen Fällen ein Durchbruch der Uteruswand.

Aus der Sicht der geistigen Verhütung ist die Spirale keine Verhütung, sondern körperliche Gewalt gegen die Gebärmutter und gegen den Körper der Frau. Sie ist somit eine Form von unbewusster Autoaggression. Das feine lebendige Milieu innerhalb der Gebärmutter wird durch das Kupfer angegriffen, vergiftet und dadurch allmählich ruiniert.

Psychosomatisch gesehen steht die Gebärmutter für die Kraft einer Frau, auf der geistigen und körperlichen Ebene neuem Leben Raum zu geben. Dieses Prinzip wird durch die Spirale gewaltsam unterdrückt und bekämpft. Spirituell gesehen ist die Gebärmutter der körperliche Ausdruck des schöpferischen Prinzips der wahren Spirale: Viele Lebensvorgänge in der Natur entwickeln sich spiralförmig. Die Muskelfasern in der Gebärmutter sind ebenfalls spiralförmig angeordnet. Dies ermöglicht das enorme Wachstum in der Schwangerschaft. Auf der feinstofflichen

Ebene besitzt jede Frau eine ätherische Lichtspirale, die sie mit der Welt verbindet, in der sich die Seelen aufhalten. Es ist geradezu grotesk, dass ausgerechnet das menschliche Organ, welches die Lebenskraft und das Schöpfungssymbol der Spirale verkörpert, mit einem lebensfeindlichen Instrument, das ebenfalls Spirale genannt wird, auch noch bekämpft wird.

Das Kondom

Das Kondom zählt zu den mechanischen oder Barrieremethoden, da es den Kontakt zwischen Ei- und Samenzellen verhindert. Es ist eine der ältesten Methoden der Empfängnisverhütung. Die heute üblichen Kondome bestehen aus Naturkautschuk, sind dünn, sehr elastisch und reißfest. Vor dem sexuellen Kontakt wird das Kondom über den erigierten Penis gestreift und nimmt bei der Ejakulation die Samenflüssigkeit auf.

Das Kondom ist die einzig sichere Verhütungsmethode, die Männer anwenden können, ohne einen Eingriff in ihrem Körper vornehmen zu müssen. Es bewahrt zudem den Körper der Frau vor Manipulationen. Vorausgesetzt, dass es richtig und regelmäßig angewandt wird, ist das Kondom wirkliche Verhütung und keine Gewalt gegen den Körper. Offensichtlich schützt ein gesundes Selbstwertgefühl die Männer davor, Manipulationen gegen ihren Köper vornehmen zu lassen. Bei Frauen scheint dies noch nicht der Fall zu sein.

Das Diaphragma, die Portiokappe

Das Diaphragma gehört wie das Kondom ebenfalls zu den mechanischen oder Barieremethoden, da es das Zusammenkommen von Eizelle und Spermium verhindert. Es besteht aus einer weichen Latex-Gummimembran, die wie eine kleine Kuppel über eine ringförmige elastische Feder gespannt ist. Vor dem sexuellen Kontakt wird das Diaphragma von der Frau in ihre Scheide eingeführt, so dass es den Muttermund und den Gebärmutterhals vollständig bedeckt. Es sollte stets mit einem Verhütungsgel oder einer Verhütungscreme angewandt werden. Bei korrekter Anwendung gilt es als eine sichere Verhütungsmethode. Beratungsstellen wie „pro familia“, Frauengesundheitszentren und fortschrittliche Frauenärztinnen und Frauenärzte beraten über das Diaphragma und passen es individuell an.

Nach meiner Einschätzung ist das Diaphragma eine wirksame, gänzlich unschädliche und gewaltfreie Verhütungsmethode. Ich kann sie deshalb sehr empfehlen. Allerdings braucht es einige Zeit des Einübens und der Gewöhnung. Das Diaphragma ist darüber hinaus gut geeignet, liebende Paare auf dem Weg der spirituellen Empfängnisverhütung zu unterstützen. Es ist vor allem eine Methode, die keine Manipulation am weiblichen Körper vornimmt und deshalb die Gesundheit und geistige Kraft von Frauen nicht bekämpft. Das Diaphragma vermittelt einen hohen Grad an selbstbestimmter körperbezogener Sicherheit.

Aus meiner beruflichen Sicht hat das Diaphragma einen weiteren entscheidenden Vorteil: Jedes Mal, wenn eine Frau vor dem sexuellen Kontakt das Diaphragma liebevoll und bewusst in ihre Scheide einführt, baut sie kontinuierlich ihre geistige Absicht auf, nicht schwanger werden zu *wollen.* Klar und eindeutig setzt sie in der Form der Gummibarriere ihr „Nein" zu einer Empfängnis. Zunehmend lernt die Frau, ihrer eigenen Absicht zu vertrauen. Damit schafft sie den Übergang zur geistigen Verhütung.

Die *Portiokappe* wirkt ähnlich wie das Diaphragma. Sie besteht aus Latex oder Silikon, hat die Form eines kleinen Hütchens und wird vor dem sexuellen Kontakt von der Frau direkt auf die Portio oder den Gebärmutterhals geschoben. Zusätzlich wird ein Verhütungsgel oder eine Verhütungscreme verwendet. Es gibt unterschiedliche Formen der Portiokappen, da sie ständig weiterentwickelt werden.

Die Portiokappe besitzt die gleichen Vorteile wie das Diaphragma. Es handelt sich um eine wirksame, selbstbestimmte und nicht manipulative Verhütungsmethode, die zudem bei bewusster Anwendung die geistige Kraft einer Frau aufbaut.

Chemische Verhütungsmittel

Mit chemischen Verhütungsmitteln sind Präparate gemeint, die vor dem Sexualkontakt in die Vagina der Frau eingeführt werden. Sie verschließen mit ihrer Substanz den Muttermund vor Samenzellen und wirken gleichzeitig spermizid, das heißt Spermien abtötend. Es gibt sie in unterschiedlichen Formen wie Zäpfchen, Gels, Salben, Schaum, Tabletten, Sprays und Schwämmchen.

Wenn sie nur allein angewandt werden, gelten sie als nicht zuverlässig. Deshalb sollten sie immer zusammen mit mechanischen Methoden wie Kondom, Diaphragma oder Portiokappe benutzt werden. Chemische Verhütungsmittel sind im Unterschied zu den hormonellen Methoden rezeptfrei in Apotheken und Drogerien erhältlich. Die Nebenwirkungen sind im Allgemeinen gering. Es kann zu einer Reizung der Schleimhäute, zu allergischen Reaktionen oder zu Scheideninfektionen kommen. Eine eher verträgliche Form sind natürliche Gels auf der Basis von Milch- oder Zitronensäure.

Der Name „chemische Verhütungsmittel“ täuscht insofern, als dass die eigentlich manipulativen und massenhaft eingenommenen Verhütungsmittel wie die Pille, die Hormonspirale und der Vaginalring allesamt chemische Verhütungsmittel sind und diese Bezeichnung eigentlich für sie gerechtfertigt wäre. Die eher harmloseren, da bei der Frau nur örtlich chemisch wirkenden Vaginalzäpfchen und dergleichen nennen sich wahrheitsgemäß „chemisch“. Der männliche Blick im Verhütungsmarkt und damit die Sprache scheint lediglich im Hinblick auf die Bedrohung des Spermiums und dahinterliegend der sexuellen Identität des Mannes ehrlich zu sein. Die chemische Gewalt auf den gesamten Körper der Frau wird stillschweigend von der Sprache nicht nur übersehen, sondern bagatellisiert. Damit wird die Sprache genutzt, um Unehrlichkeit und Täuschung zu verdecken.

Die Sterilisation

Bei der Sterilisation handelt es sich um die bewusste Herbeiführung der körperlichen Unfruchtbarkeit mittels einer chirurgischen Maßnahme. Sie ist ein tiefer und meist endgültiger medizinischer Eingriff im Leben eines Menschen, der Sexualität und Fruchtbarkeit dauerhaft voneinander trennt. Es kann zu schwerwiegenden psychischen Auswirkungen auf die sexuelle Identität kommen. Obwohl die Sterilisation beim Mann im Gegensatz zum Vorgehen bei der Frau ein relativ kleiner Eingriff ist, sind von den zwei Millionen sterilisierten Menschen in Deutschland drei viertel Frauen. Offensichtlich besitzen Männer eine geringere Neigung, medizinische Gewalt gegen ihre Sexualorgane zuzulassen!

Bei der *Sterilisation der Frau* werden die Eileiter auf elektrischem oder mechanischem Wege durchgetrennt. Die elektrische Methode, „Koagulation“ genannt, sieht konkret so aus, dass unter Vollnarkose die beiden Eileiter kurz vor ihrer Einmündung in den Uterus mit einer Zange gefasst, durch einen elektrischen Strom verkocht und zusätzlich, um ganz sicher zu sein, noch durchgeschnitten werden. Um eine Regeneration in diesem Bereich zu vermeiden, werden die Begleitgefäße ebenfalls mitverkocht. Dadurch verringert sich auch die Blutzufuhr in den Eierstöcken. Die Bildung von Östrogen und Progesteron geht dort um ca. 10 Prozent zurück. Dies kann zum Risiko eines früheren Klimakteriums führen. Bei der mechanischen Methode werden die Eileiter durch kleine Clips, Klammern aus Metall oder Kunststoff, verschlossen.

Die Risiken und Nebenwirkungen bei der Sterilisation der Frau sind nicht unerheblich. Sie liegen vor allem in dem operativen Eingriff mit der notwenigen Vollnarkose. Dabei können der Darm oder die Gefäße verletzt werden. Durch den elektrischen Strom kann es zu Verbrennungen bei Nachbarorganen kommen. Das Risiko für eine Eileiterschwangerschaft ist nach einer Sterilisation der Frau erhöht. In seltenen Fällen kann es sogar vorkommen, dass die Eileiter trotz sachgemäß durchgeführter Sterilisation wieder zusammenwachsen und eine Schwangerschaft eintritt. Die Selbstheilungskräfte in diesem Bereich des Körpers sind außerordentlich groß.

Bei der *Sterilisation des Mannes* geschieht der Eingriff ambulant und unter örtlicher Betäubung. Dabei werden die beiden Samenleiter durch einen kleinen Schnitt hervorgeholt, durchgetrennt und abgebunden, so dass die Spermien nicht mehr in den Samenerguss oder ins Ejakulat kommen können. Das Bewusstsein der körperlichen Unfruchtbarkeit kann beim Mann zu Problemen mit seiner sexuellen Identität führen.

Aus meiner Sicht ist die Sterilisation keine Verhütungsmethode, sondern eine offensichtliche Form der medizinischen Gewalt gegen den menschlichen Körper. Sie ist eine Verstümmelung der Sexualorgane, durch die willentlich eigenes Körpergewebe verletzt, verbrannt und endgültig zerstört wird. Meines Erachtens ist sie daher ein Zeichen tiefer menschlicher Unbewusstheit und heftiger Autoaggression. Sie ist Ausdruck dafür, dass der Mensch sich geistig ohnmächtig fühlt, dass er glaubt, er sei den Abläufen seines Körpers unterworfen und könne sie nur durch Gewalt gegen sich selbst überwinden. Die Sterilisation lässt erkennen, dass der Mensch sich völlig mit seinem Körper identifiziert und dass er seine geistige Kraft verleugnet. Vor allem verdrängt er, dass er als geistiges Wesen Verantwortung für seinen Körper hat. Die Tatsache, dass diese Form von Gewalt den Ärzten übertragen wird, nimmt die eigene Verantwortung für den Eingriff in keiner Weise weg.

Die „Pille danach“, die „Spirale danach“

Bei der „Pille danach“ handelt es sich um eine hormonelle Methode der Nachverhütung oder Notfallverhütung. Sie wird nach einem ungeschütztem Geschlechtsverkehr eingenommen, wenn befürchtet wird, dass eine Schwangerschaft entstehen könnte. Bei dieser Methode müssen maximal 72 Stunden nach dem sexuellen Kontakt zwei Hormontabletten eingenommen werden. Je früher die Einnahme erfolgt, umso zuverlässiger ist ihre Wirkung. Die Einnistung einer eventuell befruchteten Eizelle in die Schleimhaut der Gebärmutter wird dadurch verhindert.

Da die „Pille danach“ sehr massiv in den weiblichen Hormonzyklus eingreift, sollte sie nur in Notfällen verwendet werden. Die Nebenwirkungen können Übelkeit, Erbrechen, Schwindel und Kopfschmerzen sein.

Wenn die Frist für die „Pille danach“ bereits überschritten wurde, kann bis zu fünf Tagen nach ungeschütztem Geschlechtsverkehr noch eine „Spirale danach“ in die Gebärmutter eingesetzt werden. Sie verhindert die Einnistung einer eventuell befruchteten Eizelle.

Methoden der Fruchtbarkeitswahrnehmung

Mit den Methoden der Fruchtbarkeitswahrnehmung können die fruchtbaren und unfruchtbaren Tage im weiblichen Zyklus berechnet werden. Hierzu gehören die Temperatur- und Zervixschleim-Methode, die Berechnung der Rhythmen von Mondphasen und seit einiger Zeit auch Computerprogramme zur Bestimmung der fruchtbaren Zeit.

Die Methoden der Fruchtbarkeitswahrnehmung beziehen den spontanen Eisprung während der Sexualität nicht mit ein und gelten deshalb aus der Sicht der geistigen Empfängnisverhütung als nicht zuverlässig.

Bei der *Temperaturmethode* wird regelmäßig zur gleichen Zeit die morgendliche Basaltemperatur vor einer körperlichen Betätigung gemessen. Hierdurch können die unfruchtbaren Tage und der mögliche Zeitraum des Eisprungs und damit die fruchtbaren Tage ermittelt werden. Die über einen ganzen Monatszyklus eingetragene Temperaturkurve zeigt nach dem Eisprung eine Erhöhung der Temperatur um ein halbes Grad Celsius an. Moderne Techniken der Temperaturmessung mittels *Computer* erleichtern die Ermittlung und Anzeige der fruchtbaren Tage. Als praktische Hilfsmittel stehen heute ferner Quecksilber-Schnellthermometer und Digital-Thermometer zur Verfügung.

Bei der *Zervixschleim-Methode* wird regelmäßig der Schleimpfropf am Gebärmutterhals beobachtet. Während des Eisprungs wird vermehrt dünnflüssiger Zervixschleim gebildet, der sich zwischen zwei Fingern zu einem großen, bis zu 10 cm langen Faden spinnen lässt. Die Beobachtung des zervikalen Schleims, die auch Ovulationsmethode genannt wird, gilt als die genaueste und praktischste Methode zur Bestimmung der fruchtbaren Tage. Inzwischen gibt es Mini-Mikroskope zur Beurteilung des Zervixschleims.

Bei der *symptothermalen Methode* werden die Symptome des Schleimpfropfes *(sympto)* und die Messung der Basaltemperatur *(thermal)* miteinander kombiniert. Die Wahrnehmung von zyklusbedingten Körperveränderungen wird dadurch verbessert und ein bewusster und verantwortungsvoller Umgang mit der Sexualität gefördert. Als weitere technische Hilfsmittel zur Wahrnehmung der fruchtbaren Zeit stehen Teststäbchen zur Feststellung von bestimmten Hormonwerten zur Verfügung. Diese können als zusätzliche Daten für die Berechnung in den Computer eingegeben werden.

Die kosmobiologische Verhütungsmethode nach Dr. Eugen Jonas findet in letzter Zeit zunehmend das Interesse von spirituell interessierten Paaren. Sie ist eine astrologische Methode zur Bestimmung der fruchtbaren Zeit. Es liegen keine Erfahrungswerte über ihre Sicherheit vor.

Diese Vielzahl an inzwischen auch modernsten Methoden hilft dem Paar, die fruchtbaren Tage bei der Frau zu bestimmen. Nun kann das Paar sich entscheiden, mit welchen Methoden es verhüten will, oder ob es in diesen Tagen auf eine genitale Sexualität verzichtet.

Nach meiner Einschätzung sind die Methoden der Fruchtbarkeitswahrnehmung nur dann sinnvoll, wenn sie gleichzeitig die Absicht der Frau, nicht empfangen zu wollen, stärken. In dieser Weise können sie zusätzlich wie ein energetischer Schirm wirken.

Wenn die Methoden nur auf der rein körperlichen Ebene angewandt werden und das Paar in der fruchtbaren Zeit nicht sicher genug verhütet, kann es dennoch zu einer Schwangerschaft kommen. Der Grund hierfür liegt darin begründet, dass ein Kinderwunsch häufig tief im Unterbewusstsein der Frau verborgen ruht. Durch die Sexualität kann die psychische Kraft des Kinderwunsches dann aktiviert werden und spontan einen Eisprung auslösen. Nach meinen beruflichen Erfahrungen ist es sogar so, dass die spontanen Eisprünge deutlich zunehmen. Der weibliche Zyklus bildet nicht mehr die Sicherheit, wie häufig gedacht wird. Es gibt Schwangerschaften, die bereits am 4. Tag der Menstruation bis zum 27. Tag eines sonst regelmäßigen Zyklus eingetreten sind. Aus diesem Grund halte ich die Methoden der Fruchtbarkeitswahrnehmung nur für bedingt sicher. Ihr großer Nachteil besteht darin, dass sie den spontanen Eisprung während der Sexualität nicht mit berücksichtigen. (Siehe Tabelle S. 36–37.)

Der geistige Einfluss materieller Verhütungsmethoden

Mehr als die Hälfte aller Frauen, die ein Verhütungsmittel benutzen, nehmen aktuell die Pille. Viele Studien und Veröffentlichungen sind geschrieben worden über ihre Nebenwirkungen auf die Gesundheit des weiblichen Körpers. Hierüber gibt es genügend Informationen, die mittlerweile auch leicht zugänglich sind. Und dennoch – wie geht eine Frau damit um? Wie setzt sie ihre Prioritäten? Wie trifft sie ihre Entscheidungen? Die Beziehung zum eigenen Körper und der Umgang damit ist sehr individuell. Entsprechend ihrem Bewusstseinsstand öffnet oder verschließt sich eine Frau für diese Informationen, denn *das Wissen darüber fordert ebenfalls ein konsequentes Handeln.* Der Vorhang des Verdrängens fällt allzu leicht herunter.

Obwohl subjektiv gesehen jede Frau „ihre guten Gründe" für diese oder jene materielle Verhütungsmethode haben mag, entgeht sie dennoch nicht bestimmten geistigen Regeln und Gesetzmäßigkeiten. Jeder Mensch trägt die Folgen für das, was er selbst verursacht hat. Wie überall im Leben gilt auch hier das geistige Gesetz von Ursache und Wirkung: Hat eine Frau die Ursache in Form der Manipulation ihres Körpers durch die Pille gesetzt, so wird sie ebenfalls die Wirkung auf ihren Organismus erfahren.

Sicherlich haben Millionen von Frauen durch die Pille zu einer neuen Erfahrung von sexueller Freiheit gefunden. Doch um welchen Preis! Dieser Preis wird erst später bezahlt und ist den Frauen zum Zeitpunkt der Einnahme noch nicht bewusst.

Die hormonelle Vortäuschung einer Schwangerschaft durch die Pille basiert auf einer Unwahrheit. Diese Unwahrheit verbirgt einen tief dahinterliegenden unbewussten Konflikt im Leben einer Frau. Der Körper als die sichtbare Bühne des inneren Konfliktes wird missbraucht, indem er ausgetrickst und manipuliert wird.

Das Entscheidende sind jedoch nicht die körperlichen Vorgänge, sondern die geistigen:

In diesem Vorgang manipuliert die Frau sich selbst. Sie empfindet Sicherheit auf Kosten ihres Körpers. Die Sicherheit beruht auf einer Manipulation, auf der Verletzung der natürlichen weiblichen Lebensabläufe. Ihre Sicherheit ist keine wirkliche, keine eigenständige, die aus sich selbst heraus entsteht. Wirkliche Sicherheit kann nie auf der Verletzung des eigenen Körpers basieren.

In Wahrheit befindet sich die Frau in einer Abhängigkeit. Sie ist abhängig vom täglichen Schlucken künstlicher Hormone, abhängig von einer Täuschung. Sie spielt sich selbst und dem Körper eine falsche Tatsache vor: eine Schwangerschaft durch synthetische Hormone. Sie ist abhängig geworden von einem künstlichen Produkt und den dahinterliegenden Wirtschaftsinteressen der Pharmaindustrie sowie der medizinischen Macht der Frauenärzte.

Der Grund für diese Abhängigkeit ist ihre eigene begrenzte Sicht von sich selbst:

1. sieht sie sich als ohnmächtig an und glaubt nicht daran, dass es in ihrer eigenen Macht liegt, wirksam zu verhüten. Sie verkennt die Macht ihres Geistes und

Übersicht über die heute gängigen Verhütungsmethoden und ihren Einfluss auf den Körper und das Energiesystem der Frau

Verhütungsmethode	**Wirkung**	**Nebenwirkung**	**Einfluss auf den weiblichen Körper**	**Einfluss auf das weibliche Energiesystem**
Pille	Kombination synthetischer Östrogene und Gestagene; Verhinderung des Eisprungs	erhöhtes Risiko von: Thrombose, Herzinfarkt, Schlaganfall, Bluthochdruck, Brustkrebs, Gebärmutterhalskrebs, Lebertumore; allgemein: Übelkeit, Erbrechen	Unterdrückung des weiblichen hormonellen Rhytmus; Ausschaltung der Steuerungsdrüsen im Kopf; Aufbau der Gebärmutterschleimhaut wird gestört; Schleimpfropf am Gebärmutterhals bleibt zähflüssig	Vergiftung und Desintegration der ätherischen Eierstöcke; sexuelle Kreativität und Lebensfreude wird unterdrückt; die Aufnahme feinstofflicher Energien wird gestört; Einfluss des Geistes auf den Körper wird behindert
Minipille	synthetisches Gestagen; Schleimpfropf am Gebärmutterhals bleibt undurchlässig	weniger Nebenwirkungen als die Pille; Zyklusstörungen	blockiert die zyklischen Veränderungen am Schleimpfropf des Gebärmutterhalses	Desintegration des ätherischen Gebärmutterhalses
Vaginalring	Kunststoffring mit kombinierten synthetischen Hormonen; Verhinderung des Eisprungs	vernmutlich ähnliche Nebenwirungen wie die Pille	wie bei der Pille	wie bei der Pille
Dreimonatsspritze	Injektion von Gestagen; Verhinderung des Eisprungs	lange Schmierblutungen; Zurückbildung der Uterusschleimhaut; Risiko von Osteoporose; längere Regenerationszeit der weiblichen Organe	wie bei der Pille	wie bei der Pille
Implantat	Kunststoff-Stäbchen mit Gestagen am Oberarm eingebracht; Verhinderung des Eisprungs	ähnliche Nebenwirkungen wie die Dreimonatsspritze	wie bei der Pille	wie bei der Pille

Hormonspirale	Plastikkörper mit Kunststoffröhrchen; im Uterus Gestagen-Abgabe; Unterdrückung des Schleimhautwachstums im Uterus	anfänglich unregelmäßige Blutungen, dann schwache Blutungen; gelegentlich Eierstockzysten	vorwiegend örtliche Wirkung	Desintegration der ätherischen Gebärmutter; Konflikte mit dem Fremdkörper
Spirale	Kunststoffkörper im Uterus; Störung des Aufbaus der Gebärmutterschleimhaut	starke und lange Blutungen; heftige Unterleibsschmerzen; Entzündungen von Eileiter und Eierstöcken	inneres Milieu der Gebärmutter wird bekämpft; durch mechanische Reizung und Abgabe von Kupferionen chronische Entzündung der Uterusschleimhaut	Gewalt gegen die physische und ätherische Gebärmutter; Blockaden und Konflikte durch den Fremdkörper
Kondom	verhindert Kontakt zwischen Ei- und Samenzellen; Verantwortung des Mannes für Verhütung	leichte psychische Beeinträchtigung des Mannes	Schutz vor Manipulation des weiblichen Körpers	bei liebevoller Anwendung Schutz und Stärkung der Frau
Diaphragma/ Portiokappe	verhindert Kontakt zwischen Ei- und Samenzellen; gewaltfreie Verhütungsmethode	keine	keine	bei bewusster Anwendung Stärkung der Verhütungsabsicht; Harmonisierung des Energiesystems
Chemische Verhütungsmittel	Zäpfchen, Gel usw. wirken Spermien abtötend	gering; Reizung der Schleimhäute; Scheideninfektionen	örtlich, kurze und leichte Irritation	geringe örtliche Belastung
Sterilisation	Unfruchtbarkeit durch chirurgischen Eingriff	Frau: Gefahr innerer Verletzungen; erhöhtes Risiko einer Eileiterschwangerschaft. Mann: Beeinträchtigung der sexuellen Identität	Verstümmelung der Eileiter; Beeinträchtigung der Nachbarorgane	Verletzung der ätherischen Eileiter; Energiestau in den ätherischen Eierstöcken; Schwächung aller Energiezentren im Unterleib
Temperaturmethode	regelmäßige Messung der Körpertemperatur	keine	kein	bei bewusstem Umgang Stärkung der Verhütungsabsicht
Zervixschleim-Methode	Schleimpfropf am Muttermund wird beobachtet	keine	kein	bei bewusstem Umgang Stärkung der Verhütungsabsicht

2. sieht sie sich nur als Körper und will diesen Körper mit materiellen Methoden überwinden. Hierin besteht die Unehrlichkeit und der Selbstbetrug.

Die Freiheit und Sicherheit der Pille ist nur eine Scheinfreiheit und eine Scheinsicherheit. Die eigentliche Freiheit und Sicherheit kann nur von der Frau selbst kommen, ganz von innen heraus, von ihrem eigenen Geist.

Mit diesem Buch möchte ich einen Beitrag dazu leisten, wie Frauen sich in ihrer Sexualität wirklich sicher und frei fühlen können, indem sie sich der Macht ihres Geistes zuwenden. Das Thema Verhütung ist eine wunderbare Möglichkeit für Frauen zu lernen, wirklich Verantwortung für sich zu übernehmen und die Freiheit, Größe und Schönheit ihres Geistes kennenzulernen.

Die Abhängigkeit der Frauen von einem Verhütungsmarkt ist nur das äußere Symptom. Die eigentliche innere Ursache für diese Abhängigkeit liegt weit tiefer. Die Welt der Erscheinungen ist ein Spiegelbild des menschlichen Geistes. *Wenn wir wirklich tiefgreifend etwas verändern wollen, müssen wir an die Ursache gehen. Die Ursache ist der Geist, ist das Denken über uns selbst.*

Die westlichen Frauen fühlen sich oberflächlich sicher und merken nicht, dass sie in Wirklichkeit abhängig sind. Selbst wenn sie diese Abhängigkeit spüren, ziehen viele noch immer keine Konsequenzen daraus. Sie wechseln vielleicht die Form der Abhängigkeit: Die Pille wird von der Spirale abgelöst; von der Spirale geht es weiter zur Temperaturmessung und später zum Diaphragma. Meistens sind die Frauen damit jedoch unzufrieden. Kaum eine Frau ist auf Dauer wirklich sicher und wirklich zufrieden mit einer Verhütungsmethode.

Wie viel Energie fließt jeden Monat in die Angst vor einer möglichen Schwangerschaft! Und wenn es dann doch schiefgegangen ist, erleben viele Frauen das Leid einer Abtreibung. Jährlich werden in der Bundesrepublik Deutschland eine halbe Million Abbrüche vorgenommen. Unendlich viel Leid wird hier von den Frauen und auch von den nicht erwünschten Seelen erlebt. Leid, das vermeidbar wäre durch Bewusstsein

Warum fühlen sich westliche Frauen so ohnmächtig? Warum spüren sie keinen wirklichen Kontakt zu sich? Was hindert sie daran, Kontakt zu der Macht ihres Geistes aufzunehmen? Bewusst oder unbewusst fühlen sie sich als Opfer des eigenen Körpers, des Schicksals oder der Medizin. Sie denken über sich als Opfer und übernehmen nicht wirklich Verantwortung für sich, für ihren Körper und ihr Leben.

Verantwortung übernehmen heißt auf der persönlichen Ebene: Ich lebe im Kontakt zu mir selbst, zu meinen Gefühlen, zu meinem Denken und bin ehrlich mit mir selbst. Ich erkenne meine Grenzen und lerne sie zu achten. Was ich in mir spüre und denke, drücke ich aus. Ich führe friedvolle und harmonische Beziehungen und gestalte die Welt entsprechend meiner inneren Wahrheit.

Auf der spirituellen Ebene heißt Verantwortung übernehmen: Ich wende mich meinem inneren Potential zu und nutze mein Leben und die darin enthaltenen Erfahrungen, um menschlich zu wachsen und inneren Frieden zu erlangen. Ich befreie mich aus äußeren und inneren Abhängigkeiten und suche die Führung aus meinem Innern. Mein Höheres Selbst erkenne ich als meine wahre Identität, als den göttlichen Kern in mir selbst. Zur Bewältigung meines Alltags stelle ich Fragen an mein Höheres Selbst, an meine Innere Führung, und bitte um Antwort. Aus meiner inneren Bereitwilligkeit, Antworten zu erhalten, erwächst Vertrauen und Sicherheit in den Weg, der mir von innen gezeigt wird. Dieser Weg ist ganz individuell und ist so ehrlich wie die Fragen, die ich stelle. In den Antworten wird mir umfassende Hilfe zuteil. Oft wird mir darin ein konkretes Verhalten nahegelegt, nach dem ich meinen Alltag gestalten kann.

Was können westliche Frauen grundsätzlich tun, um nicht länger Objekt des Verhütungsmarktes zu bleiben, sondern Subjekt eines verantwortlichen Umgangs mit der Sexualität zu werden? Sie können

- nach innen gehen, den Weg der inneren Arbeit mit sich selbst beschreiten. Das heißt konkret, Formen zu finden, wie sie ihre Kraft nach innen, zu sich selbst lenken können. Diese Formen können unterschiedlich sein: Meditation, Yoga, Tai-Chi, Spaziergänge im Wald, regelmäßige Gebete, Singen oder Tanzen
- den eigenen Geist schulen, damit das negative Denken über sich selbst, das Opferdenken korrigiert wird und der Selbsthass allmählich umgewandelt werden kann. Das ist wichtig, um dadurch das eigene geistige Potential freizusetzen
- das eigene Leben als Lernfeld betrachten, in dem alle Herausforderungen Lektionen sind, die das Leben mir stellt, damit ich menschlich wachsen kann
- sich ehrlich die Frage stellen, wie zufrieden bin ich mit meiner/unserer Verhütung? Was will ich konkret verändern, so dass mein/unser Umgang mit materiellen Methoden der Verhütung zunehmend in die Sicherheit, Verantwortung und Freiheit der geistigen Verhütung übergeht?

Eine spirituelle Sicht von Verhütung und Schwangerschaftsabbruch

Warum ist die spirituelle Verhütung für unsere Zeit so bedeutsam? Sie ist wichtig, um viel Leid zu vermeiden. Jedes Jahr gehen in der Bundesrepublik Deutschland mehrere hunderttausend Frauen in die Kliniken und Praxen von Gynäkologen, um einen Abbruch ihrer Schwangerschaft durchführen zu lassen. Wer die Atmosphäre in den Wartezimmern kennt, der weiß, wie viel Leid dieser schwere Schritt verursacht. Im Leben vieler Frauen wirkt sich dieser Eingriff auch nach Jahren oder Jahrzehnten noch in Form von zahlreichen, teilweise heftigen psychischen und körperlichen Symptomen aus. Die Abbrüche werden vorgenommen, weil entweder gar nicht oder falsch verhütet wurde oder sogar trotz Verhütung eine Schwangerschaft zustande kam.

In allen Fällen ist es hier zu einem massiven Konflikt im Leben der Frau gekommen, weil etwas geschieht, das sie auf der bewussten Ebene eigentlich gar nicht will. Der Konflikt besteht zwischen ihrem Willen und dem neuen Leben. Etwas scheint sich verselbstständigt zu haben, über das sie keine Kontrolle mehr hat. Dieser Konflikt kann selbst nicht mehr gelöst werden, weil der körperliche Prozess eine eigene Dynamik entwickelt, die dem bewussten Wollen immer mehr entgegengesetzt ist. Bis der Konflikt irgendwann durch die Entscheidung gelöst wird, einem Arzt den Abbruch der Schwangerschaft zu übertragen.

Die Umsetzung dieser Entscheidung durch einen Arzt löst den Konflikt auf der körperlichen Ebene, nicht aber auf der seelischen. Denn ein Abbruch ist in jedem Fall ein tiefer Konflikt im Leben einer Frau, auch wenn manche Menschen das Gegenteil behaupten mögen. Sie sehen nur die obere oder äußere Schicht und nicht die tiefer liegende. Es kann sein, dass eine Frau diesen Konflikt ins Unbewusste verdrängt und er erst später, möglicherweise nach Jahren oder gar Jahrzehnten, durch körperliche Symptome im Bauch- oder Brustbereich zum Vorschein kommt.

Auch heute noch findet nur ein Teil der Frauen zu einer wirklichen Bewältigung dieses Konfliktes. Diese besteht darin:

- die eigenen Gefühle zu spüren, wie Trauer, Verzweiflung, Schuld, Angst, Scham, Bitterkeit, Hass und Ohnmacht
- diese Gefühle und die eigene Sicht der Situation der Seele mitzuteilen
- die Seele für den Schritt der Trennung um Verzeihung zu bitten.

In dieser Weise lassen sich Schuldgefühle auflösen und die Verantwortung für den Schritt der Trennung kann übernommen werden. Mit der bewussten Übernahme der Verantwortung für diese Entscheidung und nach dem Erleben einer Trauerphase entsteht langsam Erleichterung und Selbst-Akzeptanz. Körperliche Symptome als Auswirkungen von Schuldempfinden werden sich nun nicht mehr einstellen.

Hier hört normalerweise die Betrachtungsweise des Konfliktes auf, weil sie an unsere physischen Sinne geknüpft ist. Doch die Wahrnehmungsmöglichkeiten des Körpers sind begrenzt. Werden wir der Wirklichkeit gerecht oder sollten wir uns für neue Erfahrungen öffnen? Sollten wir etwa Fragen wie die folgenden stellen:

Wie sieht es eigentlich auf der anderen Seite des Lebens aus?

Wer war das Gegenüber?

Wie geht es der Seele, die weggeschickt wurde?

Unsere Sinne sehen natürlich kein Gegenüber, keine Seele, die nun nicht mehr da ist. Heißt das, wir brauchen uns weiterhin nicht darum zu kümmern?

Ich meine: Nein! Die Zeit ist jetzt reif für eine andere, eine spirituelle Betrachtungsweise von Verhütung, Schwangerschaft und Geburt. Viele Menschen sind heute mit der bisherigen Sicht nicht mehr zufrieden. Sie öffnen sich weiteren Dimensionen des Lebens, wollen menschlich wachsen und spirituell verantwortlich handeln.

Wir sollten uns endlich auch um die andere Seite des Lebens kümmern und die Welt der Seelen, aus der die Wesen zu uns kommen, in unsere Wahrnehmung, in unser Denken und Handeln mit einbeziehen. Wir leben in einer Zeit, in der unser Bewusstsein sich so weit ausdehnen kann, dass wir in der Lage sind, die andere Seite wahrzunehmen. Mit unserem erweiterten Bewusstsein können wir Verantwortung übernehmen für die Beziehung, die wir eingegangen sind.

Dazu ein Beispiel aus meiner Praxis:

Eine Frau in den Wechseljahren kam zu mir. Sie hatte im Alter von 17 Jahren einen für sie damals traumatischen Abbruch erlebt. Obwohl sie später vier weitere, inzwischen erwachsene Kinder bekam und eine zufriedene Ehe führte, ließ der Abbruch sie nicht wirklich los, bedrückte ihr Leben und vor allem ihre Sexualität. In Momenten, in denen sie sich unbeschwert und frei fühlte, spürte sie plötzlich eine Energie um sich, die sie als äußerst bedrückend, schwer und bedrohlich erlebte. Sie nannte diese Energie „meine dunkle Wolke". Nach über 30 Jahren war sie nun bereit, sich endlich von dieser Wolke zu befreien. Die Frau war äußerst skeptisch, ob es überhaupt gelingen würde. Ich fragte sie, ob sie wisse, wer Oder was diese

„dunkle Wolke" sei. „Ja", sagte sie, „ich denke, dass es die Seele von jenem Kind ist, das ich damals abgetrieben habe und mich seither nicht mehr loslässt und vor allem mein Glück verhindern will." Sie war wütend auf die Seele und zugleich empfand sie ihr gegenüber tiefe Schuldgefühle.

Nachdem die Frau mir ihr Einverständnis gegeben hatte, mit ihr zu arbeiten, sah ich, dass die dunkle Wolke die Auswirkungen ihres negativen, sich selbst ablehnenden Denkens war, vor allem ihrer Schuldgefühle. Ihr Negativdenken hatte die Form eines grauen disharmonischen Energiemusters in ihrem Mentalkörper angenommen. Die graue Wolke war aber nicht die Seele ihres abgetriebenen Kindes. Diese zeigte sich uns, als die Frau mithilfe des Symbols der Acht nach der Phyllis-Krystal-Methode dem Kind ihre Gefühle ausgedrückt hatte: das Gefühl des Überwältigtwerdens, die Scham, der Druck vonseiten des Partners und der Eltern, der demütigende und unwürdige Vorgang des Abbruchs selbst und vor allem die intensiven Gefühle von Selbstverurteilung wie Versagen, Vergehen und Schuld.

Je mehr die Frau ihre Gefühle annahm und ausdrückte, die sie über 30 Jahre tief in sich verschlossen hatte, umso deutlicher zeigte sich uns eine Energie von Licht, Frieden, Verständnis und Liebe. Als ich die Frau bat, mit dieser Energie Kontakt aufzunehmen, war sie überwältigt von der tiefen Liebe und Verbundenheit, die diese Energie sie spüren ließ. Sie konnte die Energie als die Seele von damals wiedererkennen. Umso erstaunter war die Frau, als sie spürte, was die Seele ihr mitteilte.

Die Seele selbst hatte, so wie sie uns vermittelte, nie Hass oder Schuldvorwürfe über die Trennung durch den Abbruch empfunden, denn sie wusste damals, dass sie nicht kommen würde. Es ging ihr lediglich darum, sich bemerkbar zu machen und eine liebevolle, bewusste Seelenbeziehung zu der Frau aufzunehmen. Sie wollte der Frau Liebe zurückgeben, weil die Frau sie in einem früheren Leben als Waise liebevoll aufgenommen und viele Jahre für sie gesorgt hatte.

Nachdem wir diese Zusammenhänge klären konnten, war die Frau bereit zu einer liebevollen Seelenverbindung zwischen den Welten. Ich nenne diese Verbindung eine Seelenpartnerschaft. Auch die Seele war glücklich, endlich gehört und anerkannt zu werden, und leuchtete aus Dankbarkeit tief in die Aura der Frau und in den Behandlungsraum hinein, so dass wir beide sehr berührt waren.

Zwei Monate später sagte mir die Frau, dass die dunkle Wolke nun ganz weg sei und sie das Gefühl habe, von einer schweren Last aus ihrem Lebens-Rucksack befreit zu sein. Der Abbruch von damals war für sie kein Thema mehr. Im Gegenteil, sie ließ sich von ihrer befreundeten Seele noch eine Zeit lang geistig unterweisen und innerlich im Alltag stärken.

Das Beispiel zeigt, dass eine spirituelle Sicht von Schwangerschaft und Abbruch uns in tiefe Bereiche der Kommunikation mit der geistigen Welt hineinführt. Aus dieser neuen Sichtweise ergibt sich die Verantwortung und die Notwendigkeit, mit geistigen Methoden eine Empfängnis zu verhüten. Spirituell verhüten heißt vor allem, die Seelen in der anderen Welt wahrzunehmen und ihnen eine klare Botschaft zu vermitteln. Die andere Welt ist nicht länger aus unserem Bewusstsein auszuschließen. Sie gehört zu unserem Leben, wie die Berge und das Meer, die Bäume und die Blumen.

Als inkarnierte Wesen hier auf der Erde sind wir Teil eines universellen Bewusstseins, das nach bestimmten geistigen Gesetzen lebt. Eines dieser Gesetze besagt, dass wir keinem anderen fühlenden Wesen Gewalt antun dürfen. Schwangerschaftsabbrüche, die lieblos und unbewusst ausgeführt werden, sind Gewalt gegen die Wesen in der geistigen Welt.

Nach meiner Einschätzung wird ein großer Teil der Abbrüche in der westlichen Welt unbewusst und verletzend durchgeführt, weil kein Bewusstsein besteht über die Existenz eines lebenden Wesens im Jenseits, das diese Gewalt konkret erfährt.

Diese Tatsache ist ein großes tabuisiertes Gebiet, das schwer auf den verantwortlichen Frauen lastet. Mit jedem lieblos durchgeführten Abbruch verletzen die Frauen das Wesen aus der geistigen Welt und das Ätherfeld der Erde. Der kollektive Schmerzkörper der Frauen und der Schmerzkörper der Erde werden dadurch nachhaltig belastet und mit negativen Energien verstopft. Dieses Schmerz-Energiefeld belastet jede weitere Frau, die damit in Resonanz geht. Eine bewusste oder unbewusste Gewaltausübung verletzt uns selbst und die andere Seele. Sie schafft Bindungen negativer Art, die uns einengen und abhängig machen. Die emotionalen und mentalen Bindungen behindern vor allem den Kontakt zu unserem Höheren Selbst, da sie den Kanal dorthin blockieren.

Ich möchte mit diesem Buch Frauen und Männer, liebende Paare darin anleiten, mit dem bisher unbewussten Vorgang der Empfängnis, der allzu häufig mit einem Abbruch endet, so bewusst und liebevoll umzugehen, dass daraus kein Leid mehr entsteht. Mir geht es um die Bewusstheit in der Beziehung zu den Wesen in der geistigen Welt: um ein klares „Ja" oder ein klares „Nein" dorthin.

Dieses Buch verfolgt ausdrücklich nicht den Zweck, Frauen darin anzuleiten, keine Kinder mehr zu bekommen. Das Argument mag vielleicht aufkommen, weil sich dahinter die Angst einer Gesellschaft verbirgt, die um ihren Fortbestand bangt. Ein derartiger Zweck wäre jedoch absurd, denn gerade das Gegenteil ist ja die Aufgabe und die Freude der Frau.

Das schließt jedoch nicht aus, dass manche Frauen sich bewusst nicht diesem Potential, sondern anderen Fähigkeiten in sich zuwenden.

Worin bestehen nun die wesentlichen Merkmale der spirituellen Verhütung?

- Der Körper wird nicht langer als ein Instrument der materiellen Verhütung missbraucht.
- Die Aufmerksamkeit richtet sich vom Körper auf den Geist der Frau und des Paares.
- Der Geist der Frau ist ihre Absicht, sind ihre Gedanken, Gefühle und Wünsche.
- Die Frau macht sich ihre Absicht bewusst, sie klärt die Frage, ob sie ein Kind will oder nicht.
- Sie öffnet sich für den Gedanken, dass es eine geistige Welt gibt, in der sich Seelen aufhalten.
- Ihre Absicht teilt sie den Seelen in der geistigen Welt mit.

Hierzu kann sie verschiedene, in diesem Buch vorgestellte Methoden verwenden.

Mit der bewussten Übernahme der Verantwortung für spirituelle Verhütung schaffen wir Frieden in uns selbst und Frieden mit den Seelen in der geistigen Welt. Wir hören endlich auf, den nicht-inkarnierten Seelen Schaden zuzufügen und damit uns selbst und die Atmosphäre der Erde zu belasten.

In der Sexualität, Schwangerschaft und Geburt berühren sich die beiden Welten, die irdische und die geistige Welt. Wir dürfen die geistige Welt nicht länger aus unserer Wahrnehmung ausklammern. Sie gehört dazu, ja, sie ist unsere eigentliche Heimat, in die wir eines Tages zurückkehren.

Das Leid vieler Frauen über vollzogene Abbrüche steht in einer langen unheilvollen Tradition christlicher Verachtung des weiblichen Körpers und der Frau. Der Apfel der Eva symbolisiert das verbotene Wissen, die weibliche Weisheit, sich verbunden zu fühlen mit den anderen Welten und mit ihnen zu kommunizieren. Der Fluch über Eva: „In Schmerzen sollst Du Deine Kinder gebären", kann tiefgreifend und für immer aufgelöst werden. Dieser kollektive Schuldkomplex, der ein Bestandteil des kollektiven weiblichen Schmerzkörpers ist, lässt sich heute individuell auflösen durch Bewusstheit und Liebe. Keine Frau braucht mehr Schuld zu empfinden über Sexualität, Abbruch, Schwangerschaft und Geburt.

Die Zeit ist reif dafür, das damals verbotene Wissen der weisen Frauen und Hexen heute für jede Frau verfügbar zu machen. Mit dem Wissen und der persönlichen Erfahrung wächst unsere Einsicht in die Verbundenheit aller Wesen. Aus dem Gefühl der Verbundenheit entsteht Kraft und Zuversicht, sich langsam aus alten Ängsten und Begrenzungen zu befreien.

Eine bewusste Frau nimmt ihren Partner mit in das Feld der liebenden Achtsamkeit hinein, denn *„das Ewig Weibliche zieht uns hinan"*. So unterstützt sie auch im Mann die liebende, weiblich-empfangende oder spirituelle Seite.

Ein liebendes Paar geht gemeinsam in den weiten Raum des Bewusstseins und erschafft in Liebe neues Leben. Es erlebt entweder die strahlende Schönheit einer Empfängnis oder ist in der Klarheit einer Seelen-Absprache vor einer Schwangerschaft wirklich sicher.

Das freie Liebespaar vertraut sich selbst und übergibt seine Verantwortung nicht länger an materielle Formen der Verhütung. Geduld, stetiges Üben und Ehrlichkeit sind dafür erforderlich. Der Einsatz lohnt sich.

Teil II
Theorie

4
Das Magnetfeld des sexuellen Aktes

Vereint sich ein Liebespaar im sexuellen Akt, so berühren und durchdringen sich langsam ihre beiden Energiekörper. Wenn die Hingabe füreinander groß ist, entsteht aus ihren beiden getrennten Feldern ein einziger großer Energieleib. Je mehr Liebe zwischen Frau und Mann fließt, umso intensiver wird die Schwingung ihres Lichtkörpers oder ihrer „Beziehungsseele“, wie eine Klientin es einmal liebevoll ausdrückte. Das Potential an Liebesenergie verdoppelt sich nicht nur, es steigert sich um ein Vielfaches. Entsprechend intensiv ist das Gefühl des Friedens und der Ekstase, das die beiden Liebenden empfinden.

Eine sensitive Frau erlebte es so: „Ich war mit meinem Mann in Liebe zusammen. Unsere Körper reagierten zunehmend auf das Vertrauen und die Zärtlichkeit zwischen uns. Ich sah, wie farbige Ströme von ihnen ausgingen. Am Anfang waren die Farben noch blass und wurden dann immer intensiver. Aus unseren Sexualzentren strömte eine tiefrote Farbe, die sich über unsere ganzen Körper ausbreitete und die anderen Farben unserer Aura mit einem leuchtend roten Schimmer überflutete. Als wir zum Höhepunkt unserer Hingabe gelangten, strömte plötzlich eine weißlich gelbe Farbe hervor, die strahlender und kräftiger als die anderen war. Dieses helle Licht überströmte in einem tiefen Wohlgefühl unsere beiden Körper. Ich sah, wie es in immer größer werdenden Kreisen aus unseren Herzzentren floss. Unsere beiden Kreise durchdrangen sich schließlich gegenseitig und ihre Lichtpartikel vermischten sich miteinander. Aus den beiden Kreisen bildete sich eine riesige Kugel aus Energie. Ich fühlte mich wie in einem Mutterschoß aus Licht und Liebe. Mein Mann und ich schwebten in vollkommenem Frieden dahin.“

Das Liebesspiel von Frau und Mann ist aber nicht nur für sie beide so anziehend, sondern – was nur wenige Menschen wissen – auch für andere Kräfte und Wesenheiten aus der geistigen Welt, die magnetisch von diesem für sie energetischen „Leckerbissen“ angezogen werden. Gerade beim Liebesakt, bei dem wir eben intim und eigentlich nur unter uns sein wollen, sind wir nämlich überhaupt nicht allein! Bei fast jedem menschlichen Liebesspiel stellen sich unsichtbare Gäste ein, die dabei zuschauen, was da vor sich geht. Die Energie der Gäste ist meistens so beschaffen wie die Energie des Paares. Sicher gibt es immer ein paar Neugierige, die einfach nur mal schauen wollen, was da passiert, aber dennoch gilt auch hier die Regel: Gleich und Gleich gesellt sich gern. Will ein Liebespartner nur nehmen, was der andere zu bieten hat, so werden sich auch die unsichtbaren Gäste entsprechend verhalten. Sie nehmen das an Energie auf, was sie kriegen können. Ist das Liebespaar in reiner bedingungsloser Liebe zusammen, werden sich Wesen einstellen, die in den Schöpfungsakt ihre eigene Liebe und Inspiration in Fülle hineingeben und sich daran erfreuen. Ist jedoch ein Paar zusammen, das den körperlichen Akt dazu missbraucht, Verachtung, Ärger, Wut oder Manipulation auszudrücken, so zieht es nieder schwingende, dunkle Wesenheiten an, die es buchstäblich aussaugen, so dass die beiden Partner nachher das Gefühl haben, regelrecht „ausgelutscht" worden zu sein.

Beim Liebesspiel zwischen Frau und Mann gesellen sich möglicherweise noch andere unsichtbare Gäste hinzu: Seelen, die wieder auf die Erde kommen wollen und sich ihre Eltern aussuchen. Es mag sein, dass nun die Seele dabei ist, die weiß, dass jetzt ihre zukünftigen Eltern zusammen sind. Sie schaut sich die beiden genau an und beginnt, sich in das Energiefeld der Eltern einzuschwingen. Die Seele bereitet sich auf den Übergang in die irdische Sphäre vor. Sie spürt bereits das feine Beziehungsband zwischen sich und den Eltern und sucht es zu verstärken. Wenn immer es ihr möglich ist, sucht sie den Kontakt zu den Eltern, vor allem die Nähe zur Mutter, denn diese ist das Einfallstor für die Energie der Seele. Sie bildet sozusagen eine Landebahn, auf der die Seele dann irgendwann landet. Im Alltag und vor allem nachts in den Träumen werden die Eltern immer häufiger von der Seele besucht.

Leider wissen bei uns nur wenige Menschen davon, dass sie in der Nacht lieben Besuch bekommen. Anders verhält es sich in einigen traditionellen Kulturen. Bei den Aborigines, den Ureinwohnern Australiens, gibt es die wertvolle Tradition, dass der Vater zuerst mit der Seele des Kindes Kontakt aufnehmen soll, bevor sie kommt. Nur ein Mann, der von der Seele seines zukünftigen Kindes träumt, kann ein bewusster Vater werden.

Stellen wir uns dieses Verhalten einmal in unserer Kultur vor. Unglaublich! Wir sehen, wie weit wir noch von seelischer Reife und geistiger Nähe zwischen den Wesen und Vertrautheit mit den geistigen Welten entfernt sind.

Doch auch bei uns geht die Entwicklung in Richtung auf mehr Bewusstheit. Immer mehr Frauen fühlen die Nähe einer vertrauten Seele, die zu ihnen kommen möchte. Häufig ist das sogar der Auslöser für ihren stetig wachsenden Kinderwunsch. Hellsichtige Menschen sehen die Anwesenheit einer Seele in der Aura der Frau als ein strahlendes kleines Licht.

Ich nenne diese Seelen die „anklopfenden Seelen". Wie Besucher an der Haustür klopfen sie bei uns an. Sie möchten wahrgenommen, gefühlt und geliebt werden. Ein früher geistiger Kontakt zu einer anklopfenden Seele gestaltet die Beziehung von Anfang an bewusst und würdevoll. In meiner Arbeit mit schwangeren Frauen konnte ich häufig feststellen, um wie viel schöner, leichter und unkomplizierter eine Schwangerschaft verläuft, wenn Frauen frühzeitig und regelmäßig den Kontakt zur Seele ihres Kindes pflegen. Auch die Geburt verläuft zumeist weniger stressig und ohne Komplikationen. Über diesen Kontakt und wie er zu erlernen ist, berichtet das Kapitel 10, „Die Kommunikation mit anklopfenden Seelen".

Eine Seele, die auf die Erde kommen will, braucht ein empfangendes Schwingungsfeld, das sie anzieht, energetisch hält und ihr genügend Sicherheit vermittelt, um hier zu landen. Der erste Impuls zu diesem Schwingungsfeld ist der Magnetismus des sexuellen Aktes, den Mann und Frau in ihrer Sexualität gemeinsam erschaffen. Wie entsteht das Magnetfeld des sexuellen Aktes und welche Anziehung übt es auf die Seele aus?

Das Energiefeld der sieben Chakren bei Frau und Mann

Um den Vorgang und Prozess der Inkarnation einer Seele zu verstehen, ist es nötig, sich zunächst bewusst zu machen, dass der Mensch nicht nur aus einem physischen Leib besteht, sondern ebenfalls aus einem feinen Energiefeld, das den physischen Körper durchdringt und erhält. Der feinstoffliche Körper besteht aus ätherischen, emotionalen und mentalen Energiefeldern. Vor allem das Mentalfeld als Impulsgeber setzt permanent elektrische Energie frei. Entsprechend der Qualität seiner Gedanken ist die elektrische Ausstrahlung eines Menschen entweder schöpferisch oder destruktiv.

Der menschliche Körper bildet nicht nur ein eigenes Kraftwerk, sondern auch ein in sich geschlossenes Magnetfeld mit einem Plus- und Minuspol. Die Frau bildet als Energieeinheit den Minuspol. Ihre beiden äußeren Energiezentren, das erste und siebte Chakra, sind negativ geladen und verkörpern damit den empfangenden, anziehenden Aspekt des Magnetismus. Der Mann bildet als Energieeinheit den Pluspol. Seine beiden äußeren Energiezentren, sein erstes und siebtes Chakra, sind positiv geladen und verkörpern den aktiv gebenden, hinstrebenden Teil des Magnetismus.

Entlang der vertikalen Achse seiner Wirbelsäule besitzt der Mensch sieben Energiezentren, die auf der Höhe des Steißbeines beginnen und am Scheitelpunkt enden. Jeweils an der Vorder- und Rückseite des Körpers strahlen die Zentren durch wirbelförmige Trichter Energie nach außen. Jedes Chakra verkörpert einen Aspekt der menschlichen Entwicklung zur Einheit:

Das erste oder Basischakra steht für die Hingabe an die Erde und für die Bewältigung des materiellen Lebens. Mit diesem Zentrum verwurzeln wir uns mit der Erde und sagen „Ja" zu unserer physischen Existenz in der Welt, zur materiellen Sicherheit, zur Verwirklichung im Beruf und zum Vertrauen in Familie und Gesellschaft.

Meine Zuordnung des zweiten und dritten Chakras folgt dem System von Caroline Myss (siehe Literaturverzeichnis):

Das zweite oder Nabelchakra verkörpert Lebensfreude und Austausch von sexueller Energie. Es geht um die Themen Schuld, Moral, Macht und Geld.

Das dritte Chakra, der Solarplexus, beinhaltet das Thema Vertrauen in die eigenen Körperwahrnehmungen und Gefühle. Es steht für die emotionale Intelligenz. In diesem Bereich sind alle ungeläuterten emotionalen Energien gespeichert, wie Wut, Hass, Neid, Eifersucht und unverarbeitete emotionale Verletzungen.

Das vierte oder Herzchakra verkörpert die Macht der Liebe, der Vergebung und des Mitgefühls. In seinem unerlösten Zustand ist es der Sitz von Trauer, Einsamkeit, Verzweiflung, Groll und Bitterkeit. Diese negativen Emotionen können das Herz wie einen dunklen Ring verschließen.

Das fünfte oder Halschakra steht für die Themen Selbstausdruck und Kommunikation. Es beinhaltet die Fähigkeit, eigene Entscheidungen zu treffen, Verantwortung für sich selbst zu übernehmen und seinem intuitiven Körperwissen Ausdruck zu geben.

Das sechste oder Stirnchakra steht für die Kraft der visionären Gestaltung. Hier entstehen persönliche Klarheit, Hellsichtigkeit und der innere Raum der geistigen Leere und Stille. Aus dem äußeren Nicht-Tun und der inneren Präsenz, sich in Übereinstimmung mit der Kraft seiner Seele zu bringen, entsteht der Raum der eigenen Wahrheit.

Das siebte oder Scheitelchakra steht für die Hingabe an das Göttliche. Hier nehmen wir geistige Inspirationen auf, vertrauen dem spirituellen Leben und verbinden uns mit der Einheit der gesamten Schöpfung.

Treten die beiden Energiekörper von Mann und Frau in Kontakt, so wird ein sexuell geladenes Magnetfeld aufgebaut, das auf die Seele des Kindes eine anziehende Wirkung ausübt. Die beiden bisher getrennten Energieleiber vereinigen sich zu einem einzigen starken Magnetfeld. Ein Energiestrom aus der Erde zieht die Chakren von Frau und Mann zueinander hin und vereinigt sie allmählich.

Entsprechend den Gesetzen des Magnetismus vollzieht sich diese Vereinigung als eine Hinbewegung vom Plus- zum Minuspol und umgekehrt. Die zwei jeweils entgegengesetzten Polaritäten bauen ein Spannungsfeld auf, bewegen sich aufeinander zu und vereinigen sich, indem Energie freigesetzt wird. Ihre entgegengesetzte Ladung hebt sich im Moment der Vereinigung auf; es entsteht eine neutrale Entspannungsphase, bevor sich eine neue Polarität aus sich selbst heraus entwickelt, die dann wiederum zu einem entgegengesetzten Pol eine Beziehung aufbaut. Ein neuer Zyklus beginnt.

Die sieben Schritte der energetischen Vereinigung

Erster Schritt:
Der Impuls beginnt beim positiv geladenen männlichen Pol. Das kann der Pol sein, den der Mann verkörpert, muss es aber nicht. Eine Frau, die den positiv geladenen Impuls in sich spürt, kann diesen Part ebenfalls übernehmen. Auch während der sexuellen Vereinigung kann sich die jeweilige Polarität mehrfach verändern, je nachdem, wer von beiden den Plus- oder Minuspol lebt. Der Einfachheit halber bleibe ich hier bei der Bezeichnung Mann und Frau, wohl wissend, dass es sich dabei um eine Energiepolarität im Menschen handelt.

Der Energiestrom beginnt beim ersten Chakra des Mannes. Er nimmt den Impuls der Erde zur Vereinigung auf. Deutlich sichtbares Zeichen für diesen Wunsch nach Einheit ist sein erigiertes Glied. Der Penis des Mannes verkörpert den Vereinigungswunsch der Erde mit dem Himmel. Der Phallus ist ein mit flüssiger Erdkraft – rotes Blut – gefülltes Sexualorgan. Vom positiv (+) geladenen ersten Chakra des Mannes fließt der Energiestrom zum negativ (–) geladenen ersten Chakra der Frau. Sie ist die Empfangende und nimmt seine Energie auf. Ihr erstes Chakra verkörpert den aufnehmenden Teil des weiblichen Prinzips. Körperlicher Ausdruck dieses Prinzips sind die Vulva und die Vagina der Frau. Ihre Vulva, der Venushügel, die großen und kleinen Schamlippen und die Klitoris sowie ihre Vagina sind Teil der Erde – ebenfalls mit Blut gefüllte Sexualorgane.

Je stärker eine Frau in sich ruht und ihre Vulva und Scheide spürt, umso größer ist ihre sexuelle Lust und umso mehr wird sie ihre subtile Kraft dem Mann zurückgeben.

Die hinduistische Religion feiert auch heute noch die sexuelle Vereinigung im Bild des Lingam, des aufgerichteten männlichen Gliedes, das von der Yoni, der weiblichen Vagina, gehalten wird. Die Essenz ihrer Vereinigung, der süße Saft ihrer Lust und Hingabe, wird bei religiösen Zeremonien verehrt und fließt als heilige Gabe in das Feuer der Göttlichen Mutter Erde.

Zweiter Schritt:
Die Frau leitet den vom Mann aufgenommenen und mit ihrer eigenen Essenz angereicherten Energiestrom vom ersten zum zweiten Chakra weiter. Dieses ist positiv geladen und lässt den Strom zum negativ geladenen zweiten Chakra des Mannes weiterfließen. Das zweite Chakra des Mannes nimmt den Energiestrom auf.

Dritter Schritt:
Der Mann lässt den Energiestrom vom zweiten zum positiv geladenen dritten Chakra in sich weiterfließen und gibt ihn von dort zum negativ geladenen dritten Chakra der Frau weiter. Hier liegt die Ursache dafür, weshalb die Frau emotional aufnehmend und der Mann emotional gebend ist. Sie nimmt seine Emotionen, die bewussten und noch stärker seine unbewussten, in sich auf.

Vierter Schritt:
Die Frau leitet den Energiestrom vom dritten zu ihrem positiv geladenen vierten, dem Herzchakra, weiter. Sie gibt ihre Herzensessenz in diesen Strom hinein und leitet ihn weiter an das negativ geladene Herzchakra des Mannes. Er ist im Herzensbereich der Aufnehmende und sie die Gebende.

Hier sei noch einmal daran erinnert: Wenn ich von „der Frau“ oder „dem Mann“ spreche, meine ich die jeweils weibliche oder männliche Energie im Menschen. Je nachdem übernimmt derjenige den Impuls, aktiv oder passiv zu sein, der gerade diesen Kraftstrom verkörpert. Es braucht beide, und beide sind gleich wichtig.

Fünfter Schritt:
Der Mann lässt den Energiestrom in sich vom vierten Chakra zum positiv geladenen fünften Chakra aufsteigen und gibt ihn an das negativ geladene fünfte Chakra der Frau weiter. Im fünften Zentrum, dem Halschakra, ist die Frau aufnehmend. Hier liegt auch der tiefere Grund

dafür, weshalb es vielen Frauen noch immer schwerfällt, sich sprachlich angemessen zu vertreten, für sich einzutreten und wirklich ihr Innerstes auszudrücken. In diesem Körperbereich gibt es bei vielen Frauen Verletzungen und Blockaden. Obwohl von ihrer Grundstruktur her passiv aufnehmend, müssen sie hier den männlichen Pol verwirklichen. Ansonsten tritt Stagnation ein und eine Weiterentwicklung ihres Wesens ist nur schwer möglich.

Im Innern des Halschakras am Kehlkopf befindet sich der energetische „Vater-Punkt". Mit ihm ist die Aufgabe verbunden, die Kraft des verinnerlichten Vaters zu überwinden, sich diese zu eigen zu machen und mit dem eigenen Charakter zu vereinigen. Probleme in diesem Bereich zeigen sich bei Frauen oft als Störungen der Schilddrüsenfunktion. Die Schilddrüse ist psychosomatisch gesehen das Organ der Verantwortung und der Kraft, Entscheidungen für sich selbst treffen zu können. Wird der weibliche Pol im vierten Chakra gelebt, so gelingt ebenfalls die Integration des Männlichen.

Sechster Schritt:
Die Frau leitet den Energiestrom vom Halschakra zum sechsten, dem Stirnchakra, weiter. Es ist bei ihr positiv geladen und gibt den Strom an das negativ geladene sechste Chakra des Mannes weiter.

Im Bereich des sechsten Chakras gibt es nach meinen Erfahrungen die tiefgreifendsten Störungen und Blockaden im Energiesystem der Frau. Aufgrund einer Besetzung von mütterlicher Energie sind die meisten Stirnchakren der Frauen verstopft. Ich verwende hier gern den Ausdruck „der Mutterstöpsel" im Dritten Auge der Tochter: Es fließt nicht und gibt nicht ab, weil sich hier hartnäckig die Energien in Form von Gedankenmustern und Erwartungen der Mütter an die Töchter weitertradieren. Der wichtigste Satz hier lautet: „Gestalte Deine Umwelt *nicht* nach Deinen Wünschen!"

So kommt es, dass unsere Welt noch immer fast ausschließlich nach männlichen Werten gestaltet wird und der Einfluss durch wirkliche weibliche Kraft nach wie vor fehlt. Damit meine ich nicht die Ebene von politischer Macht oder von Frauen in Führungspositionen, sondern die gelebte Kraft weiblicher Liebe. Das ist visionäre und gestaltende Liebesenergie, verwirklichte Spiritualität, Vertrauen und Hingabe im Leben von Frauen und Männern gleichermaßen.

In meiner Arbeit habe ich festgestellt, dass die hartnäckigsten feinstofflichen Bindungen zwischen den Energieleibern von Töchtern und Müttern im Bereich des sechsten und des ersten Chakras bestehen. Werden sie, zum Beispiel nach der Methode von Phyllis Krystal, durchtrennt, entsteht ein weiter Raum, in dem sich unabhängige, befreite weibliche Kraft neu entfalten kann. Sie fließt ganz natürlich und leicht in die visionäre Gestaltung der Umwelt hinein.

Siebter Schritt:
Der Mann nimmt den Energiestrom der Frau in diesem Bereich auf und leitet ihn an das siebte Chakra, das Scheitelchakra, weiter. Es ist beim Mann positiv geladen und gibt die Energie an das negativ geladene siebte Chakra der Frau weiter. Sie nimmt seinen Impuls auf, reichert ihn mit ihrer Essenz an und gibt ihn an das Universum weiter.

Das bedeutet: Auf der energetischen Ebene ist der Mann durch die Frau mit dem Universum und sie durch ihn mit der Erde verbunden. In ihrer sexuellen Vereinigung lösen sie sich von der jeweils einseitigen magnetischen Spannung, verbinden sich mit dem entgegengesetzten Pol und werden eins. Nun können beide auch an beiden Polaritäten teilhaben, sich mit ihnen durch den äußeren Partner innerlich vereinigen und zugleich beide Pole vollkommen integrieren.

Die Heilige Hochzeit, die Alchemie im Menschen, findet statt: Die Frau vereinigt sich mit ihrem inneren Mann über das Erleben mit dem Mann. Der Mann vereinigt sich mit seiner inneren Frau durch die Vereinigung mit der Frau. Körperlich vereinigen sich zwei Menschen und innerlich vereinigen sich vier Wesensanteile – beim Mann Vereinigung von innerem Mann mit innerer Frau und bei der Frau Vereinigung von innerer Frau mit innerem Mann. Die Kraft, die freigesetzt wird, bildet ein starkes Magnetfeld, das ins Jenseits strahlt.

Wie wirkt das sexuelle Magnetfeld von Mann und Frau auf die Seele? Die Inkarnation einer Seele in den Körper der Frau können wir besser verstehen, wenn wir sie mit der Landung eines Flugzeugs auf einem Flughafen vergleichen. Das Flugzeug ist das Kind, das sich inkarnieren oder landen will. Die Landebahn ist das Magnetfeld des sexuellen Aktes. Der Tower ist die Lichtspirale der Frau zur Seele hin (dies wird später noch genauer erklärt). Die Funkverbindung zwischen Tower und Flugzeug ist der Kinderwunsch der Frau und der Inkarnationswunsch der Seele. Das Flughafengebäude mit all seinen Versorgungssystemen ist der Körper der Frau, der die Seele des Kindes aufnimmt.

Ähnlich wie beim Landevorgang eines Flugzeugs, bei dem der Pilot eine Reihe von Orientierungspunkten genau zu beachten hat, gibt es auch für die Seele verschiedene Öffnungen, damit sie auch tatsächlich in das Energiesystem der Mutter hineingelangt. Sie hat einen Weg der Öffnungen zu passieren, um schließlich sicher in der Gebärmutter zu landen.

Der Weg der Öffnungen für die Seele

1. Öffnung – Der Energietrichter im Magnetfeld von Mann und Frau
Im oberen Bereich des sexuellen Magnetfeldes von Mann und Frau entsteht ein Energietrichter. Hier wird die Seele in das Energiefeld von Mutter und Vater hineingesogen.

Im sexuellen Zusammensein des Paares vereinigen sich ihre beiden siebten Chakren zu einem starken Energiestrom nach oben. Der Strom erschafft eine mächtige Öffnung, eine Art von Trichter aus Energie, der die Seelen im Jenseits zunächst spiralförmig anzieht und später in sich hineinzieht. Die Seelen spüren die Sogwirkung und müssen vorsichtig mit ihr umgehen, damit sie nicht überraschend und unbewusst auf die Erde gezogen werden. Das würde Kampf und emotionales Drama für alle Beteiligten bedeuten.

Machen wir uns bewusst:

Nur wenige Menschen in unserer Kultur wissen, dass bei jeder sexuellen Vereinigung von Mann und Frau ein Energietrichter gebildet wird, der eine magnetische Anziehung auf die Seelen im Jenseits ausübt. Wir können die anziehende Wirkung des Trichters verändern, wenn wir ihm bewusst einen anderen Zweck geben. Die klare Botschaft an die geistige Welt, dass wir für eine Empfängnis nicht bereit sind, hebt seine anziehende Wirkung auf.

---

2. Öffnung – Die Lichtnabelschnur der Mutter
Jede Frau besitzt etwas unterhalb ihres Bauchnabels eine Lichtspirale, die in die geistige Welt hineinreicht. Diese Lichtspirale oder Lichtnabelschnur besteht aus feinstofflichen ätherischen Energien und hat die Aufgabe, eine Brücke für den Inkarnationsvorgang der Seelen zu bilden. Am oberen Ende der Lichtnabelschnur befindet sich ein Trichter aus Energie. Hier treten die Seelen ein, die sich inkarnieren wollen.

Die Lichtnabelschnur ist das Eingangstor für die Seelen in den Körper der Mutter und damit das Portal für ein erneutes Erdenleben. Ohne die Lichtnabelschnur der Frau gibt es keine Inkarnation.

Innerhalb der Lichtnabelschnur findet der geistige Übergang der Seele statt, der von der jenseitigen Welt durch die Schichten der mütterlichen Aura hinein in den Körper der Frau verläuft. Hier polt die Seele ihre hohen und feinen Schwingungen aus der Lichtwelt herunter und passt sie allmählich den gröberen Schwingungen der Erdatmosphäre an. Im Kapitel 14, „Die Lichtspirale der Frau“, wird die Lichtnabelschnur und der Umgang mit ihr eingehender behandelt.

Der Unterschied zwischen dem Energietrichter des Paares und der Lichtspirale der Frau besteht darin, dass die Lichtspirale vorwiegend geistig wirkt und der Energietrichter eher eine stofflich energetische Anziehung ausübt. Er ist gewissermaßen die letzte Station des Übergangs der Seele in die Materie hinein. Beide Öffnungen wirken zusammen und sind gleichermaßen notwendig.

3. Öffnung – Die Herzchakren von Vater und Mutter

Die Qualität der Herzchakren der Eltern bestimmt die Seelenqualität des ankommenden Wesens, das Energieniveau, auf dem es schwingt. Haben die Eltern ein offenes Herz und leben in einer liebevollen, harmonischen Partnerschaft, werden sie ein harmonisches Kind anziehen, das ihnen entspricht.

Je nach spiritueller Reife eines Menschen schwingt sein energetisches Herz in den Farben Grün, Rosa, Weiß und Gold. Grün steht für das gesunde körperliche Herz und für die physisch heilende Kraft der Natur. Rosa ist die Farbe der bedingungslosen Liebe und der Kraft der Vergebung. Die Farbe Weiß zeigt die Reinheit eines Menschen, die Bereitschaft, seine göttlichen Wesensanteile in die Persönlichkeit aufzunehmen. Gold ist die Farbe der Christuskraft. Erscheint Gold in der Aura eines Menschen, so lebt er in der Kraft der liebevollen Präsenz und befindet sich auf dem Weg, seine Christus-Essenz zu verwirklichen.

4. Öffnung – Das Scheitel- oder Kronenchakra der Mutter

Der Hauptstrom der Inkarnation einer Seele erfolgt über die Lichtnabelschnur der Mutter. Sie zieht den Energiekörper des neuen Wesens, das heißt, sein mentales und emotionales Energiefeld in die Aura der Mutter hinein. Das Scheitelchakra der Mutter hat indessen die Aufgabe, das spirituelle Selbst oder den reinen Lichtleib der Seele mit dem sich bildenden Ätherleib des Kindes zu verbinden. Mithilfe der geistigen Helfer wird eine feine Silberschnur geknüpft, die den kleinen ätherischen Körper mit dem Lichtleib der Seele verbindet. Aus dem Ätherkörper formt sich der physische Körper. Die Silberschnur nimmt ihren Ausgang vom inneren Bereich des Dritten Auges, der Zirbeldrüse im Innern des Kopfes. Die Schnur strahlt silbern und ermöglicht durch ihre hohe Elastizität die außerkörperlichen Reisen der Seele, die sie nachts in Träumen unternimmt.

Wird im Rahmen einer Reinkarnationssitzung der eigene Inkarnationsvorgang therapeutisch bearbeitet, so wird der genaue Ort der Inkarnation in den Körper der Mutter häufig unterschiedlich beschrieben. Einige Klienten erzählen vom Sog, den das sexuelle Magnetfeld der Eltern auf die Seele ausgeübt hat. Andere berichten, dass sie über den Scheitel der Mutter in ihren Körper eingetreten sind. Wiederum andere beschreiben exakt die Energiespirale, durch die sie in den Bauch der Mutter hineingerutscht sind – ein Erlebnis, das der Erfahrung gleicht, auf einer Wasserrutsche ins Schwimmbecken zu gleiten.

Ich glaube, diese unterschiedlichen Erfahrungen kommen dadurch zustande, dass die Wahrnehmungen der einzelnen Seelen verschieden sind. Je nachdem, welchem Aspekt eine Seele die größte Gewichtung gibt, wird der Ort der Inkarnation entsprechend unterschiedlich erlebt. Alle Aspekte beinhalten einen Teil der Wahrheit. Jeder stimmt für sich und drückt eine individuelle Wahrnehmung aus. Die Wahrnehmung wiederum ist bedingt durch den Bewusstseinsgrad und den persönlichen Lernvorgang, der dahinter liegt.

Zusammenfassung

Es gibt unterschiedliche Öffnungen, durch die eine Seele sich langsam in das Energiefeld der Mutter hineinschwingt. Die Hauptöffnung bildet die Lichtnabelschnur der Frau. Mit ihrer Hilfe nimmt die Mutter Kontakt zu dem Wesen auf und zieht es allmählich in ihre Aura hinein. Der konkrete physische Ort der Inkarnation ist in den allermeisten Fällen die Gebärmutter, weil dort die Lichtnabelschnur direkt einmündet und eine Empfängnis stattfindet. Es können jedoch auch die Eileiter der Frau sein oder ein anderes Organ, wie zum Beispiel der Scheitel des Kopfes oder das Herz. Das hängt mit der individuellen Wahrnehmung der Seele zusammen, mit ihrer konkreten Lernerfahrung und mit der Art ihrer Beziehung zur Mutter.

Mann und Frau bilden durch das Magnetfeld des sexuellen Aktes einen Energietrichter, der einen starken Sog auf die Seele ausübt und sie in das gemeinsame Energiefeld hineinzieht. Will ein Liebespaar kein Kind, dann kann die Wirkung des Trichters aufgehoben werden, indem das Paar gemeinsam die klare Absicht äußert, für eine Inkarnation nicht bereit zu sein. Die Lichtnabelschnur der Frau und das Magnetfeld des Paares wirken beim Vorgang der Inkarnation zusammen. Durch die Lichtnabelschnur baut die Mutter ihre Beziehung zur Seele auf und zieht sie nach und nach in ihre Nähe. Im Moment der Zeugung schafft das Magnetfeld des Paares die energetische Brücke für den entscheidenden Schritt der Seele in den Körper der Mutter hinein. Das Magnetfeld des Paares umgibt die Lichtnabelschnur und unterstützt ihre Funktion. Wenn jedoch die Frau mit ihrer Lichtspirale bewusst oder unbewusst vorher keinen Kontakt zur Seele aufgebaut hat, kann auch der Magnetismus des Paares nichts bewirken. Die entscheidende Brücke zur Welt der Seelen bildet immer die Lichtspirale der Frau, denn sie ist das Tor zum Jenseits.

Wenn Mann und Frau eine reine, hoch schwingende Seele zu sich einladen möchten, ist es am besten, wenn sie ihre Gedanken und Emotionen vorher bewusst klären und eine Zeit lang den Weg der Herzensöffnung gehen. Ihr Herz wird sich dann mit dem Herzen des Wesens verbinden.

Der physische Leib des Kindes wird „von unten", von der Erde aus in den Körper der Mutter eingesogen. Das bedeutet: Je näher sich eine Seele in das Ätherfeld der Erde hineinschwingt, umso mehr Äther stellt die Erde der Seele für die Bildung ihres neuen physischen Körpers zur Verfügung.

Hier beginnt die Arbeit des Körperelementargeistes, eines Wesens aus dem Schoß von Mutter Erde, das dem neuen Menschen hilft, einen Körper zu bilden und ihn ein Leben lang zu erhalten. Zunächst formt sich der eigene Ätherkörper des Kindes, der dann nach und nach die Elemente Feuer, Wasser, Luft und Erde anzieht, in ein neues individuelles Gefüge ordnet und den winzigen Embryo entstehen lässt. Der Lichtleib oder das spirituelle Selbst der Seele wird von oben, durch das Scheitelchakra der Mutter, mit dem Körper des Kindes verbunden. Ist dieser Vorgang vollzogen, beginnt das Herz des Kindes in seiner eigenen Melodie zu singen. Weil wir nicht sensibel für höhere Frequenzen sind, hören wir diesen Gesang als das Pochen der ersten Herztöne. Durch seinen Gesang entscheidet dann das Herz des Kindes darüber, wie ausgewogen die Kräfte von Himmel und Erde in seinem neuen Körper vereint sind. Wahre Schöpfung findet hier statt!

Der heilige Klang der Seele
ergießt sich in den fötalen Leib,
und er fängt an zu singen.
Das Leben auf der Erde beginnt
mit einem eigenen Gesang.

5
Die Heimat der Seelen

Bevor wir uns im Detail mit dem Vorgang einer Inkarnation beschäftigen, ist es wichtig, Antworten auf die folgenden Fragen zu finden:

- Woher kommen eigentlich die Seelen?
- Wie sieht ihre Heimat aus?
- Was haben sie bisher dort gemacht?
- Warum kommen sie jetzt zu uns?

Auf diese Fragen will ich nun im Einzelnen eingehen.

Woher kommen eigentlich die Seelen?

Die sich inkarnierenden Seelen stammen aus einer eigenen Welt, die sich Astralwelt nennt. Das Wort „astral" kommt aus dem Lateinischen und bedeutet: *astrum* – Gestirn, Sternbild; *astra* – Himmel, Unsterblichkeit, Ruhm. „Astraea" ist die jungfräuliche Göttin der Gerechtigkeit, als Sternbild die Jungfrau.

Astral meint demnach eine Ebene der geistigen Welt, die aus astraler oder emotionaler Energie aufgebaut ist. Die astrale Ebene ist in sich vielgestaltig und untergliedert sich in mehrere Schichten. In manchen Bereichen ähnelt sie sehr unserer irdischen Welt. Allerdings besteht sie nicht aus Materie und unterliegt deshalb anderen Gesetzen.

Ein wesentlicher Unterschied zwischen der irdischen und der astralen Welt besteht darin, dass sich jede Seele auf der astralen Ebene selbst ihre eigene Welt aufbaut. Entsprechend ihrer persönlichen Reife weiß sie, dass sie schöpferische Energie besitzt, für die Verantwortung zu übernehmen sie lernt. Nur die Seelen, die ihre Verantwortung völlig ablehnen und sich ganz als Opfer fühlen, leben in einer von ihnen selbst geschaffenen Hölle. Ihr Leiden zwingt sie dazu, allmählich aufzuwachen und sich nicht länger als ohnmächtig zu sehen. Aufwachen ist hier wie dort der

Lernprozess: unsere Angst vor der Liebe Gottes loslassen und erkennen, dass wir Teil dieser Liebe sind, und die eigene Schöpferkraft annehmen. Im Unterschied zum Leben auf der Erde gibt es in der astralen Welt keine Zeit. Bei uns scheint es Zeit zu geben, zumindest richten wir unseren Alltag danach aus.

Wie sieht die Heimat der Seelen aus?

Von Unwissenden wird die astrale Welt gern als Himmel bezeichnet. Wenn Himmel einen Zustand beschreibt, in dem es kein Leid gibt, dann stimmt diese Gleichsetzung nicht. Auch in der astralen Welt erleben die Seelen Schmerz, Verletzungen und Konflikte. Im Unterschied zur irdischen Welt wird dieses Leid sogar noch heftiger empfunden, da es nicht durch Körpererfahrungen gedämpft wird und durch Süchte oder andere Formen von Unbewusstheit zugedeckt werden kann. Die Seelen dort bestehen nur aus Energie und besitzen keinen physischen Körper. Deshalb sind sie ihren Empfindungen und Wahrnehmungen viel direkter ausgesetzt.

Ein weiterer Unterschied besteht darin, dass es in der astralen Welt viel mehr Liebe gibt als bei uns auf der Erde. Einheit, Verbundenheit, Harmonie und schöpferisches Miteinander sind Werte, die das Zusammensein dort prägen. Eine Ausnahme davon bilden die untersten, völlig unbewussten Ebenen der sogenannten persönlichen Hölle.

Die Seelen im Astralbereich lernen, in den Gedanken von Trennung und damit in die Erfahrung von Leid immer weniger Kraft zu investieren. Je stärker sie die Einheit mit anderen Wesen empfinden, umso mehr Liebe wird in Begegnungen freigesetzt. In vielen kleinen und großen Lektionen erfahren die Seelen in der Astralwelt dieses wichtige geistige Gesetz. Dadurch lernen sie Verantwortung für ihre Liebeskraft und ihr schöpferisches Potential zu übernehmen und erschaffen sich ihre eigene Welt.

Was haben die Seelen bisher dort gemacht?

Stirbt ein Mensch auf der Erde und seine Seele wandert weiter in die astrale Welt, wird sie, soweit sie dafür offen ist, mit allem versorgt, was sie braucht, um sich von ihren Erfahrungen auf der Erde erst einmal zu erholen und langsam ihre Kräfte wieder aufzubauen. Da ist nicht nur das glückliche Wiedertreffen und Zusammensein mit bereits vor ihr gegangenen lieben und vertrauten Menschen, wie vielleicht die Großmutter, der Vater oder die Ehefrau, da ist vor allem viel, viel Liebe, Freude, Güte und Licht.

Eine ankommende Seele erhält dort alles, was sie braucht und vor allem, was sie bereit ist anzunehmen: vielleicht Heilung und liebevolle Pflege in einem astralen Krankenhaus, das vertraute Zusammensein mit geliebten Wesen, die Erquickung in einer wunderschönen Gebirgswelt, die Kraft und Klarheit der Natur dort. Von dieser Welt können wir nur träumen oder sie nachts besuchen, was wir alle tun. Sie ist genauso real oder illusionär wie unsere eigene Welt.

Hat sich eine neu angekommene Seele vom Leid ihrer letzten Inkarnation auf der Erde und vom Übergang in die geistige Welt erholt und ist sie bereit, in ihrer Entwicklung weiterzugehen, bekommt sie genau die Hilfe und die Erfahrungen, die sie für die nächsten Schritte auf ihrem Reifungsweg braucht. Für viele Seelen geht es erst einmal darum, das vergangene Leben genau anzuschauen, emotional und mental zu verarbeiten, zu integrieren und die darin enthaltenen Lektionen zu verstehen.

Wie geschieht das? Nehmen wir einen konkreten Fall, denn jede Entwicklungsgeschichte verläuft anders:

Eine ältere Frau starb nach einer längeren Phase des Leidens und der Agonie schließlich an Brustkrebs. Beim Sterben trat sie durch jenen dunklen Tunnel, von dem viele Menschen mit Nahtoderfahrungen schon berichtet haben. Am Ende des Tunnels wurde sie in ein strahlendes Licht hineingesogen und ihr ganzes Wesen von Frieden und Liebe erfüllt. Vertraute Seelen begrüßten sie. Dies währte eine Weile, bis ihr individuelles Empfinden von Schmerz, Verlust und Hoffnungslosigkeit wieder überhandnahm. Daraufhin verschwanden die Freunde und das Licht.
Eine ganze Weile verbrachte sie nun in Dunkelheit und Verwirrung. Irgendwann öffnete sich ihr Bewusstsein für neue Empfindungen. Ihr dämmerte, dass der Tod ihres Körpers nicht das Ende des Lebens bedeutete. Sogleich zog sie neue Hilfe an. Diese kam in Form von lichten Wesenheiten auf sie zu, die ihr konkrete Unterstützung anboten. Es wurde ihrer Verantwortung überlassen, sie anzunehmen oder nicht. Das Wesen der Frau sagte „Ja". Gleich darauf wurde sie in ein astrales Krankenhaus aufgenommen. Hier tankte sie auf und ließ ihre Verletzungen auf der energetischen Ebene der Aura behandeln.
Nachdem dies in Ordnung gebracht war und sie die entsprechenden geistigen Lektionen gelernt hatte, wurde sie entlassen. Gestärkt und voll neuer Lebenskraft baute sie sich eine eigene neue Welt auf: ein gepflegtes Haus in einer wunderschönen Landschaft. Nach einer Zeit der Ruhe und Zufriedenheit kamen Freunde auf sie zu und sagten ihr, dass es nun sinnvoll sei, aus dem vergangenen Leben zu lernen. Sie willigte ein.

In einer Art von innerem Kino bekam die Frau den Lebensfilm ihrer letzten Inkarnation in Etappen vorgeführt. Gemeinsam mit ihren Lernfreunden schaute sie sich die wichtigsten Phasen, Ereignisse, ihre Verhaltensweisen und psychischen Muster an. In vielen Treffen wurde sie liebevoll und sanft dafür geöffnet, dass zwischen Bewusstsein und Erfahrungen ein Zusammenhang existiert. Dabei erkannte sie zunehmend, dass sie nicht das Opfer ihrer Krankheit gewesen war, sondern dass vielmehr bestimmte Muster in ihrem Denken und Fühlen den Krebs verursacht hatten. Nie in ihrem Leben hatte sie sich wirklich geliebt gefühlt, weder in der Kindheit von den Eltern noch später vom Ehemann oder von den Kindern. Tief enttäuscht und verletzt zog sie sich immer mehr zurück, vernachlässigte sich selbst, ihren Körper und ihr Frau-Sein. Irgendwann nahm ihr Mann sich eine Geliebte und nach schwierigen Jahren zerbrach die Ehe. Auf der bewussten Ebene fühlte sie sich als das Opfer seiner Verletzungen und mangelnden Liebe. Als sie keine Hoffnung mehr hatte, entwickelte sie einen Brustkrebs, an dem sie völlig vereinsamt drei Jahre später verstarb. Diese Geschichte schaute sie sich in einzelnen Etappen immer wieder an, bis sie die wichtigsten Lektionen verstand und die darin enthaltenen geistigen Gesetze und ihre Wirkungen erkannte.

Nach intensiver Schulung fühlte sie sich schließlich bereit, das zugrunde liegende Muster anzuschauen: sich selbst nicht genug zu lieben. Freude und neuer Auftrieb strömten sogleich in ihr Wesen. Endlich spürte sie die Kraft in sich, wirklich Verantwortung für sich zu übernehmen und zu lernen, sich selbst anzunehmen und zu lieben.

Eines Tages kamen ihre Lichtfreunde auf sie zu und empfahlen ihr, eine weitere Lernphase auf der Erde zu beginnen. Nach anfänglichem Zögern willigte sie ein. Gemeinsam mit ihren geistigen Freunden bereitete sie sich sorgfältig auf ihre nächste Inkarnation vor.

Dies ist eine von vielen Geschichten. Jede individuelle Seele geht ihren ganz eigenen Weg und findet irgendwann in die Einheit allen Lebens zurück.

Eine Seele, die sich auf der Erde inkarnieren will, kommt aus einer persönlich geprägten astralen Welt. Sie erlebt ihre Welt so, wie ihr momentaner Bewusstseinszustand ist. Das heißt, ihr Bewusstsein erschafft diese Welt. Eine geschulte Seele weiß um diese Zusammenhänge. Wenn es ihr zum Beispiel wichtig ist, eine harmonische Familie zu haben, wird sie später auf der Erde in einer entsprechenden Familie leben und dort wichtige Erfahrungen sammeln.

Ein wesentlicher Unterschied zwischen astraler und irdischer Welt besteht darin, dass eine Seele, sofern sie es will, im Astralen nicht allein ist. Wenn immer sie offen dafür ist, wird sie von einer Gruppe gleichgesinnter Wesen umgeben sein, mit der sie eine geistige Lerngruppe bildet. Auf der astralen Ebene ist Lernen ein zentraler Gedanke, der das ganze Zusammenleben ordnet, strukturiert und ausrichtet.

In ihrer Lerngruppe fühlt sich die Seele mit den anderen Wesen tief verbunden. Diese kennt sie vielleicht schon von ihrer letzten Inkarnation oder sie sind ihr noch länger vertraut. Geistige Lehrer oder Lehrerinnen leiten jeweils eine Lerngruppe. Ihre Aufgabe besteht darin, jede Seele geduldig und liebevoll bei all ihren Schritten zu begleiten und sie geistig zu schulen.

Bereitet sich eine Seele auf eine erneute Inkarnation vor, so wird das zukünftige Leben von ihren Helfern in der Lerngruppe sorgfältig geplant und gut vorbereitet. Die Eltern werden ausgesucht, deren psychische und geistige Strukturen genau den Mustern entsprechen, welche die Seele vielleicht erst leidvoll erleben und später dann transformieren will.

Wenn eine höher entwickelte Seele auf die Erde kommt, wird sie sich genau die Eltern aussuchen, die ihrem Bewusstseinsstand entsprechen und die in der Lage dazu sind, ihre Anlagen achtsam und liebevoll zu unterstützen und ihre Entwicklung zu fördern. Es gibt keinen Zufall in der Wahl der Eltern und der wichtigsten Bezugspersonen! Die zukünftigen Eltern werden in der geistigen Welt gefragt, ob sie zu dem gemeinsamen Leben bereit sind. Eine von allen Beteiligten getroffene freie Entscheidung bildet die Voraussetzung für ein neues Erdenleben.

Warum kommt die Seele jetzt zu uns?

Auf diese letzte Frage kann ich Folgendes antworten: Jede Seele braucht eine bestimmte Zeitkonstellation für ihre Geburt und für ihr Leben. Da gibt es nicht nur planetarische Einflüsse, die wichtig sind, sondern einen großen geistigen Gesamtplan für ihre Entwicklung, in den sie sich natürlich und harmonisch einschwingt. Unser Verstand kann diese Phänomene nur schwer begreifen, weil sie auf tiefen spirituellen Erfahrungen von Ganzheit und Vollkommenheit basieren. Vielleicht reicht es zu wissen, dass ein großer liebender Geist jeden Schritt eines jeden Geschöpfes sorgfältig und achtsam zu seinem Besten lenkt.

Eine Seele kommt zu einem bestimmten Zeitpunkt auf die Erde, weil sie sich lange auf diesen Moment vorbereitet hat und weil sie jetzt bereit ist zu diesem für sie wichtigen Schritt. Sie findet genau in dieser Zeit die optimalen Bedingungen für ihren persönlichen Lernweg vor.

6
Der Vorgang einer Inkarnation

Die Basis jeder Inkarnation bildet die Seelenabsprache zwischen Eltern und Kind. Ohne die Absprache, sei es bewusst oder unbewusst, ist ein Leben auf der Erde nicht möglich! Um es deutlich zu sagen: Der Vorgang einer Inkarnation ist keine Laune des Schicksals, sondern beruht auf der Entscheidung der Seele zu einem neuen Erdenleben.

Die Qualität dieser Entscheidung, das heißt, wie sicher und entschieden der Wille der Seele zu einem neuen Leben ist, bestimmt ebenfalls die Qualität der Schwangerschaft, der Geburt und der ersten Erfahrungen im jungen Körper. Diese Erfahrungen dauern so lange an, bis die Seele die Qualität ihrer Entscheidung verändert. Häufig geschieht dies durch Leid, denn früher oder später bringt Leid eine Seele bewusst oder unbewusst dazu, achtsamer mit sich umzugehen und sich für die Kraft des gegenwärtigen Moments zu öffnen.

Ist die Entscheidung einmal getroffen und der Plan für die Inkarnation genau festgelegt, richtet die Seele ihre Energie allmählich auf die Erde aus. Nach und nach verabschiedet sie sich von der astralen Welt und nimmt zunehmend Kontakt zur irdischen Sphäre auf. In Träumen, Visionen, Gedanken und Ahnungen besucht sie ihre zukünftige Mutter. Vielleicht ist das der Grund, warum Frauen plötzlich intensiv einen Kinderwunsch spüren. Sie reagieren auf eine energetische Präsenz. Immer dichter fädelt sich die Seele in die Energiewelt ihrer Eltern ein, vor allem in das energetische Feld der Mutter. Die Seele sucht ebenfalls den Kontakt zum Vater, denn sie möchte von ihm in gleicher Weise wahrgenommen werden. Wie bereits erwähnt, gibt es andere Kulturen als unsere, in denen der zukünftige Vater den Erstkontakt herstellt. Bei den Aborigines ist es Tradition, dass ein Mann, um sich als Vater zu bewähren, den Kontakt zur Seele suchen muss. Hat er in Träumen oder anderen geistigen Erlebnissen diesen Kontakt gefunden, beweist er damit, dass er die Verantwortung als Vater auf sich nehmen kann. Ähnliches wird von den Indianern Mexikos berichtet.

Auf der energetischen Ebene besteht zwischen Erde und Astralreich vor allem ein Unterschied im Frequenzbereich. Die Schwingung des

Energiefeldes der Erde ist wesentlich langsamer und dichter als die Energie auf der Astralebene. Deshalb muss die Seele beim Vorgang der Inkarnation ihre Schwingungsfrequenz behutsam heruntertransformieren. Das Verdichten des eigenen Energiesystems stellt eine hohe Herausforderung an die Seele dar. Es zeigt den Reifegrad einer bewussten Seele, wie es ihr gelingt, den Unterschied in der Frequenz harmonisch zu vollziehen.

Ist die Gewöhnung an das Energiefeld der Mutter vollzogen, nimmt die Seele Kontakt zur Frequenz der Erde auf, zu Orten, an denen sie bald sein wird, und zu weiteren Menschen. Von Zeit zu Zeit und in immer stärkerem Maße hält sie sich in der Aura der Mutter auf. Die Präsenz einer Seele können hellsichtige Menschen als kleines leuchtendes Licht im Energiefeld der Mutter wahrnehmen, und das teilweise schon Monate oder sogar Jahre vor der Empfängnis. Dies ist der Grund, warum manche Frauen sich schwanger fühlen, obwohl nachweislich noch keine Schwangerschaft vorliegt.

Die Zeugung geschieht dann in dem Moment der Hingabe, in dem drei Seelen zu einem neuen Abenteuer „Ja" sagen, zum Abenteuer eines gemeinsamen Lebens auf der Erde. In den meisten Fällen ist dies leider noch kein bewusstes „Ja", sondern häufig genug nur der Moment einer unbewussten Bedürfnisbefriedigung, im besten Falle der Moment des gegenseitigen Ausdrucks von Liebe. Erfahrungen von Reinkarnationssitzungen bestätigen immer wieder, wie groß der Wunsch der Seele ist, im Augenblick der Zeugung, in der Zeit vorher und nachher gesehen und wahrgenommen zu werden. Hier gibt es für liebende Paare noch viel Bewusstseinsarbeit zu tun.

Die *Zeugung* hat für die Seele nicht die gleiche Bedeutung wie für die Eltern, weil sie aus einer völlig anderen Perspektive wahrnimmt. Unsere westliche Kultur misst der Zeugung aufgrund der Unwissenheit um geistige Zusammenhänge einen falschen Stellenwert bei. *Aus der Sicht der ankommenden Seele ist die Zeugung der erste schöpferische Impuls ihres Willens zur Inkarnation.* Die Kraft ihrer Absicht, auf die Erde zu kommen, legt sie als ein geistiges Samenkorn in die befruchtete Eizelle hinein. Das bedeutet, dass die Seele bewusst eine Beziehung zur Eizelle aufnimmt, nicht mehr und nicht weniger.

Dieser Kontakt bewirkt, dass eine schöpferische Dynamik in Gang gebracht wird. Ein erstes Energiepartikel oder eine erste ätherische Zelle wird für den neuen Ätherkörper gebildet. Den Ätherkörper können wir mit einem sich stetig bewegenden fluiden Feld aus ätherischer Energie vergleichen. Er ist gewissermaßen die erste räumliche oder geistig-energetische Ausdehnung des Willens der Seele zur Inkarnation. Der Ätherkörper bildet wiederum den Mutterboden für den physischen Körper.

Ohne Ätherkörper gibt es keinen physischen Körper. Langsam wächst der physische Körper in das Ätherfeld hinein oder wird von ihm hineingezogen; deshalb wird dieses auch das „Wachstumsfeld" genannt.

Die Zeugung oder die Verschmelzung von Ei- und Samenzelle stellt somit nur den ersten Impuls der Seele dar, physisch auf die Erde zu kommen. Der kurze Akt der Zeugung hat für die ankommende Seele nicht die Endgültigkeit und Unausweichlichkeit, wie unser westliches Denken mit seinem materiellen und moralischen Blick dies nahelegt. Die Seele im Jenseits befindet sich in vollkommener Einheit mit ihrem Leben, sie *ist* Leben. Und Leben ist immer Geist, formlos, ewig, unveränderbar und liebend.

Die winzig kleine, sich rasch teilende Eizelle ist die materielle Schöpfung der Seele, sozusagen ihr physisches Produkt. Wenn sich die Seele inzwischen anders entscheiden sollte, wozu sie immer das Recht hat, und ihren Geist nicht ganz in die Eizelle hineingibt, wird der Keimling sich nicht weiterentwickeln und rasch wieder gehen. Entscheidet sich die Seele in diesen ersten Tagen aber dafür, weiterhin zu bleiben, wird der befruchtete Keim vom Eileiter in die Gebärmutter bewegt und nistet sich dort ein.

Der kleine, sich langsam entwickelnde Embryo ist der Seele zunächst ganz und gar fremd. Die Beziehung zu dem winzigen Körper muss erst noch aufgebaut und dauerhaft gehalten werden. Sie bedarf der weiteren intensiven Pflege vonseiten der Seele und der Frau. Wie auch in anderen Bereichen des Lebens geht es hier in erster Linie um die Gestaltung einer Beziehung und nicht um anscheinend objektiv bereits vorhandene oder rein mechanisch ablaufende Körpervorgänge.

Aus der begrenzten irdischen Perspektive ist das neue Leben mit der weiteren Entwicklung des Körpers identisch. Diese Sichtweise ist jedoch grundlegend falsch, weil sie die Seele mit dem Körper verwechselt. Dieser tiefe Irrtum im westlichen Denken erschafft die vielen leidvollen Dramen in Form von Abgängen, Abbrüchen, Fehl-, Früh- und Totgeburten. Der Schmerz über diese Erfahrungen resultiert zum Teil aus Unwissenheit und belastet nach wie vor den kollektiven weiblichen Schmerzkörper, der als emotionales Energiefeld die Erde umgibt. Des Weiteren erschwert das Leid die Beziehung zu den Wesen in der geistigen Welt. Sie identifizieren sich mit diesem Körper nicht und können deshalb den Trennungsschmerz nicht nachvollziehen.

In der Überbetonung der körperlichen Zeugung als Ursprung neuen Lebens zeigt sich ebenfalls die Unwissenheit einer vom Ego-Verstand geprägten Zivilisation, die nicht um die Wahrheit geistiger Gesetzmäßigkeiten weiß.

Nicht die Zeugung ist der entscheidende Schritt der Seele, auf die Erde zu kommen, sondern vielmehr die Empfängnis, die Bereitschaft der Mutter, den neuen Körper in sich wachsen zu lassen. Erst durch die Empfängnis sagt die Mutter zur Seele: „Ja, ich nehme Dich an. Du darfst bei mir wohnen und wachsen." Für das Wachstum des Embryo ist es unerheblich, ob die Mutter ihr „Ja" bewusst oder unbewusst sagt.

Der Wille der Mutter, das heißt, ihre geistige Ausrichtung muss allerdings, ob bewusst oder unbewusst, mehr als 50 Prozent ihrer Lebenskraft betragen, sonst kann sie den kleinen Körper nicht in ihrem Energiesystem halten. Viele Frauen wissen um die im Untergrund liegenden Spannungen in den ersten Wochen einer Schwangerschaft. In dieser häufig als krisenhaft erlebten Zeit liegt ein tiefer Erfahrungsbereich von Frauen und damit verbunden eine große Wachstumschance.

Je nach Gestaltung der Beziehung zwischen Frau und Seele können sich viele verschiedene Formen von Entwicklungen ereignen: normale Schwangerschaften, aber auch unterschiedliche Arten von Fehlgeburten, Abgängen oder Fehlentwicklungen der Frucht. Die meisten Frauen kennen die eigene Unsicherheit und daher auch die Unwägbarkeit der ersten Wochen und Monate einer Schwangerschaft. Sagt eine Frau während dieser Zeit ihr bewusstes oder unbewusstes „Ja" nicht, so kommt es zu einem frühen Keimabgang oder zu einer späteren Fehlgeburt. Von den Frauen zumeist unbemerkt, gehen 60 Prozent der befruchteten Eier wieder ab. Hier hat eine Zeugung stattgefunden, aber keine Empfängnis.

Mit der Empfängnis in der Gebärmutter verbindet sich der Körperelementargeist mit dem winzigen Embryo. Dies ist ein Wesen aus der Erde, das jeweils einer menschlichen Seele zugeordnet ist und ihr dabei hilft, ihren physischen Körper zu entwickeln und während des Erdenlebens zu erhalten. Das Körperelementarwesen zieht Ätherenergie aus dem Ätherfeld der Erde ab und haucht sie dem Embryo ein, so dass ein winzig kleiner, aber rasch wachsender Ätherkörper entsteht. Dies ist ein Vorgang von unten, aus den Tiefen der Erde.

Die Seele kommt von oben zum Keimling. Nach und nach senkt sie ihren Mental- und Emotionalkörper in den kleinen Ätherkörper hinein.

Der sich ausdehnende Ätherkörper zieht magnetisch feine Erdpartikel in den fötalen Leib hinein. Die vier Elemente der Erde gruppieren sich um die wachsende Frucht. Sie verbinden sich mit ihr und bilden allmählich die Keimblätter des Embryo, aus denen dann die Organe und Organsysteme des kleinen Wesens entstehen. Die vier Himmelsrichtungen wirken auf die Ausbildung der Dreidimensionalität des Körpers. Das Element Erde fließt von unten in den Kindesleib, das Element Luft von oben, das Element Wasser von links und das Element Feuer von rechts.

Die embryonale Entwicklung mit den Schritten der Zellteilung und der Bildung der Organe aus den Keimblättern beginnt zunächst in der Gebärmutterschleimhaut und dann im Mutterkuchen oder der Plazenta. Interessant ist, dass als erstes Zeichen des neuen physischen Lebens ein winzig kleines Herz zu pochen anfängt. Das embryonale Herz ist der körperliche Ausdruck des Willens der Seele zur Inkarnation.

Der lateinische Begriff *incarnare* beschreibt es treffend: „ins Fleisch gehen". Die Seele geht ins Fleisch, genauer gesagt, ihr Geist verbindet sich mit dem Fleisch und erschafft es dadurch.

Der neue Organismus bildet Blut, das in einem eigenen Kreislauf zu zirkulieren beginnt. Das Blut als materieller Träger des seelischen Lebens übt eine stetig wachsende, magnetisch anziehende Wirkung auf die Energie der Seele aus. Die Magnetwirkung hat mit der richtigen Zusammensetzung des Blutes und seiner vier Elemente zu tun: das Blutwasser als Trägerbasis, die Elektrolyte oder Salze als Erdverbindung, die roten Blutkörperchen als Feuerelement und der Sauerstoff als Luftelement. Spirituell gesehen steht das alles durchdringende Feuerelement für die rote Schwingung der Erde, die den Geist der Seele oder sein Feuer in die Erde hineinzieht.

Das Volumen des Blutes und damit die magnetische Anziehungskraft auf die Seele nimmt im Verlauf der ersten drei Schwangerschaftsmonate konstant zu, so dass ab dem vierten Monat die eigentliche Inkarnation erfolgt: die hauptsächliche Verbindung der Seele mit dem Fötus. Das ist der Moment der ersten für die Mutter fühlbaren Kindsbewegungen. Dennoch gibt es nicht den einen oder einzigen Moment der Inkarnation. Alles Leben vollzieht sich in sanften Übergängen, rhythmisch, harmonisch und organisch wachsend. Auch nach dem vierten Monat besitzt die Seele nach wie vor die Fähigkeit der Astralreise. Sie reist weiterhin zwischen den Welten hin und her, besucht ihre Freunde im Jenseits und bespricht mit ihnen die weiteren Schritte ihrer Inkarnation.

Dann zieht es sie wieder zurück in ihren Leib und vor allen Dingen in den Kontakt zur Mutter und zum Vater. *Nichts ist so wichtig für eine ankommende Seele wie der dauerhafte, innige und liebevolle Kontakt mit der*

Mutter. Sie möchte, dass die Mutter sie bewusst wahrnimmt. Die Seele möchte mit ihr kommunizieren, in ihr ein vertrautes Gegenüber für neue Erfahrungen finden. Sie weiß, dass die alten Freunde sich bald verabschieden werden. Die Seele braucht dringend zuverlässige und liebevolle neue Lernpartner. Deshalb wird sie alles tun, um auf sich aufmerksam zu machen: Kindesbewegungen, nonverbale Äußerungen ihrer Gefühle, Besuche in Träumen, inneren Bildern und Gefühlen von Mutter und Vater.

Es ist schön, dass sich hier in der letzten Zeit ein tiefer Wandel im menschlichen Bewusstsein vollzogen hat. Wir werden uns zunehmend bewusst, wie wichtig es ist, mit der Seele im Mutterleib zu kommunizieren, ihr zu zeigen, dass wir sie gern haben und uns darüber freuen, dass sie uns das Geschenk ihres Lebens macht.

Bis zum vierten Schwangerschaftsmonat hält überwiegend die Magnetwirkung des mütterlichen Blutes die Seele im Körper der Mutter, von da an übernimmt das fötale Blut diese Aufgabe. Wir können uns diesen Magnetismus als zweifache Schalen vorstellen: eine äußere Schale der Anziehung durch das mütterliche Blut und eine innere Schale durch das fötale Blut. Ungefähr ab dem vierten Schwangerschaftsmonat wird die individuelle Qualität des kindlichen Blutes gebildet, das der Eigenart der Seele entspricht. Der Fötus besitzt von Anfang an einen eigenen Blutkreislauf und sein eigenes Blut, wird aber bis zur Geburt vom Blut der Mutter ernährt und mit Sauerstoff versorgt. Auch alle Ausscheidungsprodukte gehen den Weg über den Kreislauf des mütterlichen Blutes.

Bis zur Geburt lebt der Fötus weiterhin in der Einheit mit der geistigen Welt. Das bedeutet, dass seine Erfahrungen im Körper der Mutter überwiegend einheitlich geprägt sind. Dennoch beeinflussen bereits von der Seele mitgebrachte Gefühlsmuster und mentale Prägungen die Beziehung zu den Eltern. Entsprechend seinem Bewusstsein weiß das Kind um sein zukünftiges Leben auf der Erde und die geistigen Kräfte, die es beeinflussen wird und die es zu meistern gilt. Bis zur Geburt kann es sich weiterhin in der geistigen Welt aufhalten und von ihr Hilfe bekommen.

Ebenso hat eine Seele bis zur Geburt die Freiheit, ihre bisher geschaffene Bindung zu ihrem Körper, zu den Eltern und zur Erde wieder aufzulösen und dadurch ein neues Erdenleben letztendlich noch zu verhindern. Macht eine Seele, aus welchen Gründen auch immer, von dieser Möglichkeit Gebrauch, so stirbt ihr Körper. Wir nennen diesen Vorgang in den ersten Monaten der Schwangerschaft eine Fehlgeburt, später eine Totgeburt.

Die damit verbundenen Umstände erlebt vor allem die Mutter, aber auch der Vater als sehr einschneidend und dramatisch. Aus der Perspektive des Kindes verhält sich das nicht unbedingt so. Es hat seine Entscheidung zu kommen inzwischen geändert und geht wieder. Vielleicht wollte es nur die Erfahrung der Schwangerschaft und des Kontaktes mit seinen Eltern bis zu diesem Moment machen. Es lässt den Körper nun wie ein Kleidungsstück zurück. Das bedeutet nicht unbedingt emotionales Leid im Erleben des Kindes.

Es kann aber zu einem Drama werden, wenn beispielsweise der nicht enden wollende Schmerz der Mutter die Seele bindet und mit heftigen Schuldvorwürfen konfrontiert, die eigentlich gar nichts mit ihr zu tun haben. Damit meine ich nicht den tiefen Schmerz der Mutter und die notwendige Trauerarbeit, die sie zu leisten hat. Es ist wichtig, dass die Eltern in diesem Trauerprozess liebevoll und kompetent begleitet werden. Vielleicht sind sie sogar offen für den Gedanken, dass ihr Kind als Seele in der geistigen Welt weiterlebt, d*enn eine Beziehung hört mit dem Tod des Körpers ja nicht auf.* Leben ist und bleibt ewig. Vielleicht sind die Eltern im geöffneten Zustand ihres Schmerzes bereit zu lernen, wie sie mit der Seele ihres Kindes sprechen können. Durch eine direkte Kommunikation könnte ihnen die Seele möglicherweise mitteilen, dass sie genau die Erfahrung des Beginns dieser Inkarnation machen wollte, um ganz bestimmte, für sie wichtige Schritte zu lernen oder den Eltern eine Botschaft zu geben. Die Eltern könnten dann sicherlich früher loslassen und ihr Schmerz würde erträglicher sein.

Möglicherweise kann auch die Mutter im Verlauf der Schwangerschaft ihre Entscheidung für ein gemeinsames Leben mit der Seele wieder ändern. Obwohl sie wahrscheinlich anders darüber denkt, hat ihr unbewusster psychischer Anteil so entschieden. Das kann sich in der Weise auswirken, dass die Plazenta von einem bestimmten Zeitpunkt an nicht weiterwächst und den Fötus nicht mehr ausreichend ernährt. Die Seele bekommt durch die Erfahrung der Mangelernährung den Eindruck vermittelt, dass sie doch nicht wirklich erwünscht ist, und wird dann als Fehl- oder Totgeburt wieder gehen. In diesem Fall liegt die Verantwortung für den Abbruch der körperlichen Beziehung bei der Mutter.

Wenn zum Beispiel ein Kindstod eintritt, weil die Nabelschnur sich um sich selbst gedreht hat und dadurch die Zufuhr an Nahrung und Sauerstoff abgeschnitten wurde, liegt die Verantwortung beim Kind. Um die seelische Ursache zu klären, muss genau erforscht werden, wie es zum Tod gekommen ist, wer für den Abbruch der Beziehung und damit der Schwangerschaft verantwortlich ist.

Beim Trauerprozess wäre es am besten, mit der Seele direkt in Kontakt zu treten und alles auszudrücken, was mitgeteilt werden will. Schmerzen können sich lösen, Gefühle beruhigen, gegenseitiges Verständnis und Mitgefühl treten ein.

Kommt es nach einer normal verlaufenden Schwangerschaft zur Geburt, so sagen Mutter und Kind „Ja“ zum gemeinsamen Leben. Das Kind bekennt sich zur Dualität der Erde, ein neuer Lernzyklus beginnt. Die Eltern sollten ihm alles geben, was es braucht, damit es optimale Bedingungen hat, um seine Individualität und sein Potential voll entfalten zu können.

Es geschieht auch, dass Kinder wenige Tage, Wochen oder Monate, ein Jahr oder mehrere Jahre nach der Geburt wieder gehen. Auch dies ist für die Eltern zumeist eine traumatische Erfahrung. Die Trauer über den Abschied will gefühlt, verarbeitet und angenommen werden, das braucht seine Zeit. Dennoch gilt auch hier: Körperliches Leben ist nicht identisch mit dem Leben der Seele. Sie lebt weiter. Vielleicht ist sie wieder gegangen, weil sie ihre Lernerfahrungen in dem kurzen Zyklus bereits vollendet hat. Die Seele wollte den Eltern dies mitteilen, doch die Eltern konnten ihr Herz dafür nicht genügend öffnen. Erst beim Sterben des Kindes haben sie das Herz aufgemacht und die Botschaft ihres Kindes verstanden.

Diese Erfahrungen hat uns in wunderbarer Weise Elisabeth Kübler-Ross vermittelt. Ihre Erfahrungen mit sterbenden Kindern zeigen, dass eine Frage wichtig ist: *Wie viel habe ich geliebt?*

7
Die spirituelle Bedeutung des bewussten und unbewussten Kinderwunsches

Der Vorgang einer Inkarnation braucht die geistige Ausrichtung von zwei Lernpartnern: die Entscheidung einer Seele zu kommen und der Kinderwunsch einer Frau. Unerheblich ist, ob der Kinderwunsch bewusst oder unbewusst wahrgenommen wird.

Machen wir uns das Geschehen klar: Die Seele kommt zur Frau auf die Erde. Die Frau geht nicht zur Seele ins Jenseits. Sie ruht in sich. Ihr empfangendes Kraftfeld lädt die Seele zum Kommen ein. Der Vorgang ist vergleichbar mit dem weiblichen Ei nach dem Eisprung. Voller Kraft bleibt das Ei in sich zentriert und zieht damit die aktiven Spermien an. In gleicher Weise bildet die Frau das Zentrum, auf das die Seele zuströmt. Ohne die Orientierung der sich sehnenden Mutter besitzt die Seele keine Brücke, um von der jenseitigen in die diesseitige Welt zu gelangen.

Was ist der Kinderwunsch? Welche spirituelle Bedeutung hat er? Auf diese Fragen will ich jetzt eingehen.

Der Kinderwunsch der Frau ist das Sehnen ihrer Seele nach einem Gegenüber, einem „Du". Es ist der Wunsch nach Vervollkommnung im beständigen Kontakt und im Lernen mit einem „Du", nach Erleben von Einheit mit einem Gegenüber. Vor allem ist es ihre Sehnsucht nach Beziehung und Leben, nach Nähe, Liebe und Geborgenheit. Ein tiefer natürlicher Drang ist vorhanden, mütterliche Liebe zu geben und mit dieser Erfahrung zu wachsen. Jede Frau trägt den Urwunsch als Potential in sich, physisches Leben zu ermöglichen und Raum zu geben für neues Leben. Ob eine Frau den Wunsch auf der körperlichen Ebene, auf der geistigen oder auf beiden Ebenen gleichzeitig verwirklicht, hängt von dem ab, was sie lernen will.

Häufig erleben Frauen ihren Kinderwunsch bewusst, in vielen Fällen jedoch unbewusst. Tatsache ist, Frauen werden nach wie vor schwanger, egal ob sie von ihrem Kinderwunsch wissen oder nicht. Heutzutage werden Frauen mit einem bewussten Kinderwunsch in zunehmendem Maße nicht mehr schwanger, während Frauen, die sich kein Kind wünschen, dennoch schwanger werden. Wie kommt das?

Die Basis für einen bewussten oder unbewussten Kinderwunsch bildet die von beiden Seelen im Jenseits getroffene Entscheidung, einen gemeinsamen Lebensweg auf der Erde zu gehen. Diese Entscheidung setzt bei beiden Seelen geistige Kräfte frei, die Wirkungen auf den unterschiedlichen Ebenen hervorrufen. Ihre Entscheidung ist die Ursache und die Schwangerschaft die Wirkung. So einfach und unmissverständlich ist das geistige Gesetz.

Ohne eine gemeinsam getroffene Entscheidung kann es zu keiner Inkarnation kommen. Wenn die Frau nun einen Kinderwunsch empfindet, wird das Gefühl in ihr durch die Erinnerung an die einstige Verabredung ausgelöst. Die Erinnerung in ihrem Zellgedächtnis weiß, dass jetzt die Zeit gekommen ist, um die Verabredung einzuhalten und die Verbindung einzugehen. Der Kinderwunsch reflektiert also die Erinnerung an die gemeinsame Entscheidung. Er ist sozusagen die gefühlsmäßige Beteiligung eines inneren Erwachens.

Heißt das, das alles vorherbestimmt ist? Ja! Wir treten hier nur in einen Lebensfilm ein, für den wir schon vorher das Drehbuch geschrieben haben. Wir selbst sind zunächst die Autorinnen eines Drehbuches, dann die Produzentinnen und Regisseurinnen eines Films und später die Hauptdarstellerinnen im eigenen Lebensfilm. Unsere Seele weiß, wer unsere wichtigsten Mitspieler und Mitspielerinnen sein werden, ob unsere Aufgabe wirklich die Rolle einer Mutter ist oder nicht. Nicht die Rolle ist das Entscheidende, sondern was und wie wir in einer bestimmten Rolle lernen wollen. Wir können in allen Rollen optimal lernen. Die Aufgabe besteht darin, unseren Lebensfilm möglichst gut zu spielen, keine unglücklichen Lebensdramen mehr zu inszenieren, sondern nur noch glückliche Filme zu produzieren.

Ist das alles? Ja, das ist alles! Und es ist sehr viel. Schau Dir Deinen jetzigen Lebensfilm genau und ehrlich an und Du weißt in Deinem Innern, wie der Film besser laufen könnte. Und dann verändere ihn.

Heißt das, dass eine Frau, die vorher möglicherweise keine Verabredung mit einer Seele getroffen hat, nun keine Möglichkeit mehr besitzt, ein Kind zu bekommen? Nein, sie kann auch jetzt noch eine Seele zu einem gemeinsamen Leben einladen. Diese Verabredung kann sie auch jetzt noch planen. Trifft sie ihre Entscheidung dann in aller Konsequenz, wird sie früher oder später schwanger. Wenn die Frau nicht schwanger wird, hat sie die Entscheidung nicht wirklich getroffen, sondern denkt dies nur.

Ihre Sehnsüchte werden überwiegend von unbewussten Kräften, vom Ego, motiviert. Durch ihre Sehnsucht nach einem Kind versucht sie vielleicht, persönlichen Schmerz aus der Vergangenheit zu erlösen. Sie verwechselt den Kinderwunsch mit der Hoffnung auf Befreiung von ihren Schmerzen. Solange dieser Irrtum anhält, wird es ihr nicht gelingen, schwanger zu werden. Auch die Angebote der Reproduktionsmedizin werden fehlschlagen. Allerdings kann sie auf diesem leidvollen Weg viel Wertvolles lernen.

Wird sie dann doch irgendwann schwanger und löst sich der Konflikt in ihr, so merkt sie möglicherweise, dass sie die Seele bereits kennt und dass beide lediglich eine alte Verabredung erneuert haben. Die Entscheidung war vorher schon da. Die Erneuerung hat die alte Entscheidung bekräftigt und wirksam werden lassen: ein langer und oft mühevoller Prozess, um alte Ängste und Unsicherheiten loszulassen.

Nach meinen Erfahrungen ist es möglich, dass eine alte Verabredung vonseiten der Mutter oder der Seele wieder aufgehoben werden kann. In der Regel ist das für die andere Seite schmerzhaft und braucht Zeit, um verarbeitet zu werden.

Um diese tiefen geistigen Vorgänge zu verstehen, ist es nötig, das eigene Unbewusste mutig anzuschauen und das Herz zu öffnen. Wenn wir eine ganze Weile liebevoll den Kontakt mit dem Wesen auf der anderen Seite pflegen, wird der Schmerz schließlich überwunden. Wir spüren den lebendigen Strom der Liebe zur Seele im Jenseits. Dieser Kontakt ist durch nichts zu unterbrechen. Schließlich gelangen wir zu der Erkenntnis, dass jedes Wesen frei ist, jederzeit neu entscheiden kann und dass Freiheit einer der höchsten Werte ist.

Auf der psychologischen Ebene kann der Kinderwunsch einer Frau zwei Aspekte beinhalten, die häufig gleichzeitig vorhanden sind:

Zum einen ist ihr Kinderwunsch der emotionale Ausdruck eines Beziehungswunsches zu einer bestimmten Seele, einem „Du". Es ist der Wunsch, eine lebenslange Lernaufgabe als Mutter anzunehmen, um dadurch die Selbstliebe und die Liebe zur Seele zu vermehren.

Zum anderen kann der Kinderwunsch durch die Hoffnung bedingt sein, durch das Leben mit einem realen Kind das eigene *innere Kind* zu erlösen. Vielleicht wurde die Frau in ihrer Kindheit nicht genügend geliebt und erlitt emotionale Verletzungen. Ihre seelische Entwicklung blieb in einem Aspekt auf der Stufe stehen, auf welcher damals das größte Trauma stattfand. Das verletzte und bedürftige innere Kind wartet seither auf Befreiung. Es blockiert einen beträchtlichen Teil ihrer Lebensenergie. Bisher hat es die Frau vielleicht nicht geschafft, das Kind in ihr wirklich anzunehmen und ihm alles zu geben, was es zu seiner Entwicklung braucht. Die unerfüllt gebliebene Hoffnung auf Liebe projiziert sie auf ein reales eigenes Kind, dem sie alles geben kann, was sie in ihrer Kindheit nicht bekommen hat.

Das ist in Ordnung so. Die Frau wird wahrscheinlich parallel zur Entwicklung ihres realen Kindes die Entwicklung der eigenen Kindheit noch einmal durchleben, um ihr inneres Kind abzuholen und zu versorgen. Je bewusster sie das tut, umso mehr wird ihre mütterliche Liebe einen Raum der Achtsamkeit um ihr inneres Kind und zugleich ihr reales Kind erschaffen. In diesem liebevollen Raum sind beide aufgehoben und angenommen. Heilung darf geschehen.

Häufig ist der Kinderwunsch einer Frau motiviert durch *gemeinsames Karma,* das beide Seelen sich in einem früheren Leben zugefügt haben. Die unerlöste emotionale Schwingung von Verletzung in der Aura der beiden wird sie wieder zueinander führen. Sie haben nun erneut die Gelegenheit, die alten Emotionen von Hass, Ärger, Missgunst oder Angst gemeinsam anzuschauen und durch die vergebende Kraft der Liebe umzuwandeln.

Vielleicht war die Mutter in einem früheren Leben das Opfer ihres Kindes und dieses der Täter. Wahrscheinlich gibt es noch immer Verhaltensweisen in ihr, mit denen sie nun ihr Kind zum Opfer machen möchte. Möglicherweise ist es auch umgekehrt, das spielt keine Rolle. Wichtig ist, die abhängigen inneren Verhaltensmuster aufzudecken und zu verändern. Ein Prozess der Auflösung von altem Karma findet statt. Wie immer wir den Vorgang benennen, Vergebung ist die Kraft, die alle Verletzungen heilt und jede Form von Täter/Opfer-Bindung in eine freie und liebevolle Beziehung umwandelt.

Gerade in den kritischen Phasen einer Eltern/Kind-Beziehung ist es hilfreich, sich bewusst zu machen, dass die Beziehung nicht dramatisch ablaufen muss. Drama entsteht dann, wenn alte hartnäckige Mechanismen, womöglich mit veränderter Rollenverteilung, weiterlaufen. In jedem Moment können beide aus ihrer Opfer/Täter-Rolle aussteigen. Die Veränderung findet immer im Jetzt statt, durch Annehmen, Aushalten und Umwandeln der eigenen Gefühle. *Bewusste Gegenwärtigkeit ist die schnellste Umwandlerin.* Der Alltag einer Mutter/Kind-Beziehung wird beiden genug Gelegenheiten bieten, Vergebung zu üben, alten Schmerz loszulassen und gegenseitige Liebe zu befreien. Das ist der Sinn jeder menschlichen Beziehung.

Ein weiterer Aspekt des Kinderwunsches zeigt sich in der *Sexualität.* Wenn Frau und Mann sexuell zusammen sind und die Frau sich wirklich öffnet, kann es sein, dass durch die Leidenschaftlichkeit der Erregung und die Tiefe der Liebe unerlöste Themen aus ihrem Unbewussten freigesetzt und als mächtige Kräfte in ihrem Energiesystem aktiviert werden. Möglicherweise hatte die Frau einen Kinderwunsch und hielt ihn bisher hartnäckig im Unterbewusstsein zurück. Der lang unterdrückte Wunsch wird jetzt als plötzlicher Energiestoß freigesetzt, in ihr Hormonsystem eingebracht und bewirkt im Eierstock den Impuls, einen spontanen Eisprung auszulösen.

Unerwartet kann die Frau dann schwanger werden und befindet sich nun in einem Konflikt. Es kann sein, dass sie ihren Kinderwunsch immer noch nicht fühlt und denkt, das Schicksal oder das Wesen habe ihr „übelgewollt". Sie sieht sich als Opfer von größeren Kräften und wird möglicherweise einen Abbruch vornehmen lassen. Vielleicht öffnet sie sich aber auch unter dem Druck der Verantwortung für den verborgenen Teil ihres Bewusstseins, spürt den Wunsch nach einem Kind, akzeptiert ihn und bekommt schließlich das Kind. Es kann auch sein, dass sie erst durch die Schwangerschaft ihren Kinderwunsch kennenlernt, sich dann gegen das Kind entscheidet und die Seele bittet, wieder zu gehen. Die Schwangerschaft hört entweder mit einer Blutung von selbst auf oder die Frau lässt einen Abbruch vornehmen. All diese Variationen spielen sich Jahr für Jahr bei vielen Millionen Frauen auf der ganzen Welt ab. Jede Frau in einer Partnerschaft kennt das spannungsreiche Energiefeld einer möglichen Schwangerschaft und lernt, sich in ihm zu bewegen.

Für das Thema der spirituellen Verhütung ist es wichtig, Folgendes festzuhalten: Durch Sexualität kann ein unbewusster Kinderwunsch freigesetzt werden. Die innere Dynamik des Kinderwunsches kann zu Spannungen bei der Frau führen und sich auf die Verhütung des Paares auswirken. Die nebenstehende Übersicht veranschaulicht diesen Vorgang.

Es sind hier drei Ebenen dargestellt:

Auf der Ebene II, dem Alltagsbewusstsein auf der Erde, befinden sich eine Frau und ein Mann, die sexuell zusammen sind und spirituelle Verhütung praktizieren. Auf der ihr bisher bewussten Ebene weiß die Frau nichts von einem Kinderwunsch. Sie fühlt sich frei und errichtet mit ihrem Partner eine energetische Abschirmung, die aus dem klaren „Nein" ihres gemeinsamen Willens besteht.

Auf der Ebene I, dem Höheren Bewusstsein, hält sich eine Kinderseele auf, die gern zu diesem Paar auf die Erde möchte.

Auf der Ebene III, dem Unterbewusstsein, liegt der verborgene Kinderwunsch der Frau. Freude und Loslassen in der Sexualität aktivieren ihn. Als Energieimpuls steigt er in die Ebene des Paares auf. Obwohl das Paar angeblich für eine Seele nicht zur Verfügung steht, wird ihre spirituelle Verhütung dennoch brüchig. Der energetisch aktivierte, doch

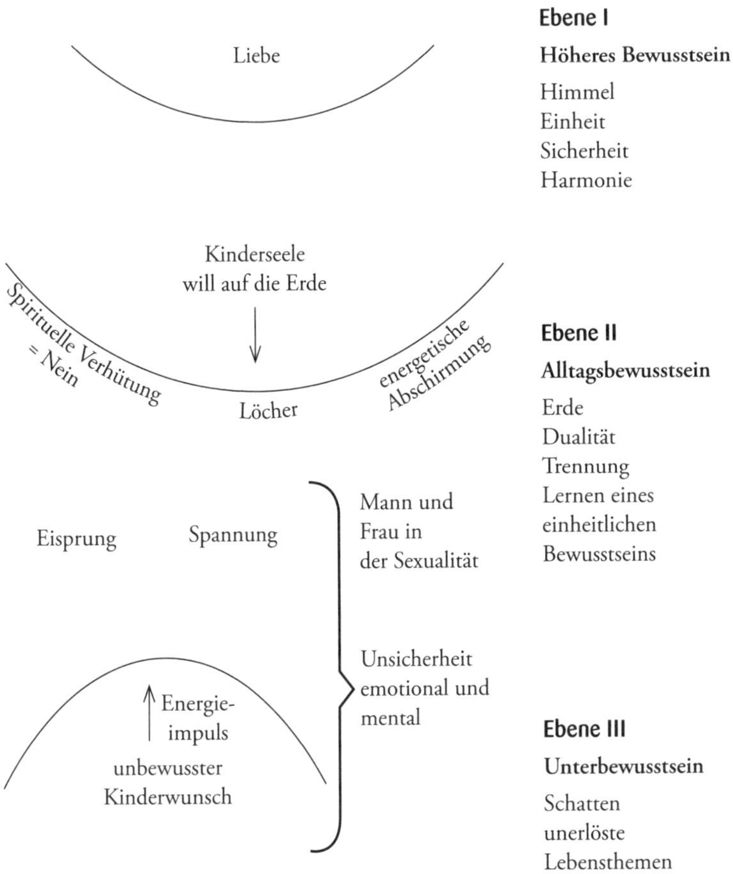

Der unbewusste Kinderwunsch

immer noch unbewusste Kinderwunsch bringt die Frau in große Spannung. Die Spannungsenergie überträgt sich auf den Mann. Es entstehen Löcher in der geistigen Ausrichtung ihrer Verhütung.

Vielleicht merken die beiden auf der bewussten Ebene nichts von dieser Spannung. Sie genießen ihre Sexualität und fühlen sich sicher. Auf der andern Ebene aber ist etwas geschehen, das die beiden nicht mitbekommen haben. Die geistige und vielleicht sogar die materielle Verhütung hat nicht gewirkt. Die Seele hat ihren Willen, auf die Erde zu kommen, als Impuls in den Leib der Frau gegeben. Spätestens zum Zeitpunkt der nächsten Regel, wenn die Frau merkt, dass die Blutung ausbleibt, erwachen beide jäh aus einem Traum. Sie fühlen sich vom Schicksal überrumpelt und suchen nach einer Lösung.

Aufgrund meiner Erfahrungen in der Begleitung von Frauen weiß ich: *Kinderseelen, die wirklich kommen wollen, können sehr trickreich sein!* Ich kenne Frauen mit einem bisher regelmäßigen Zyklus, die am 5. oder 6. Tag ihrer Mensis einen spontanen Eisprung hatten und völlig unerwartet schwanger wurden. Eine weitere Gruppe von Frauen mit regelmäßigem Zyklus wurde sogar am 27. oder 28. Tag ihrer Periode schwanger. Teilweise waren es Mütter von drei oder vier Kindern. Meines Erachtens bietet der weibliche Zyklus schon längst nicht mehr die Gewähr für eine solide Verhütung. Da gibt es andere Kräfte, die weitaus stärker sind. Wenn sie es wollen, setzen sie den weiblichen Rhythmus kurzerhand außer Kraft.

Eine Kinderseele, die kommen will, bindet sich immer an die Energie des bewussten oder unbewussten Kinderwunsches der Frau. Ohne die Kraft dieses Wunsches kann keine Seele das Tor zur Erde durchschreiten. Die Frau ist das Tor zur Erde. Ihr physischer Körper und ihr weibliches Energiefeld bilden ein Tor, durch das die Seelen im Jenseits auf die Erde kommen.

Ein unbewusster Kinderwunsch der Frau kann die spirituelle Verhütung eines Paares blockieren und damit unwirksam machen. Ein liebendes Paar, das sich für den Weg der spirituellen Verhütung entscheidet, sollte deshalb ehrlich und mutig in tiefe Bereiche des eigenen Unbewussten hineinschauen und sich mit seinen Inhalten auseinandersetzen.

Das betrifft in erster Linie die Frau. Der Mann kann sie auf diesem Weg begleiten und ihr liebevoll helfen, ihre unbewussten Wünsche und Sehnsüchte kennenzulernen. Wenn ein Paar unsicher ist, könnte es hilfreich sein, professionelle Begleitung zu suchen.

8
Die Wirkungsweise von Gedanken

Die Menschen unserer Zeit werden sich zunehmend der Macht ihrer Gedanken bewusst. In vielen Lebensbereichen lernen sie, verantwortlich und konstruktiv damit umzugehen. Auch auf dem Gebiet der Verhütung ist es nötig zu erkennen, dass die heutigen Methoden der Verhütung aufzeigen, wie wir über uns selbst und unseren Körper denken. Obwohl diese Methoden auf der Verhaltensebene äußere Freiheit und Unabhängigkeit suggerieren, sind sie tiefer liegend ein direktes Produkt unserer individuellen und kollektiven Unbewusstheit. Wir fühlen uns ohnmächtig und nehmen widerwillig oder gleichgültig gewaltsame Manipulationen am eigenen Körper vor. Wir glauben, das sei notwenig, weil wir von unserem unbegrenztem geistigen Potential nichts wissen

Betrachten wir unser Denken einmal genauer, so wird deutlich, dass wir ein zu kleines und enges Bild von uns selbst und den Möglichkeiten unseres Geistes haben. Unser Denken über Verhütung ist geprägt von Angst, Unwissenheit und dem Bedürfnis nach äußerer Sicherheit. Es zeigt die Tendenz, sich als Opfer des Schicksals zu sehen und zu glauben, wir selbst seien zu schwach, etwas Eigenes und Unabhängiges zu erschaffen. Es ist dringend nötig, radikal anders über uns und unsere Möglichkeiten zu denken. Die Zeit ist jetzt da, eine innere Entwicklung einzuleiten, die uns die Überzeugung und die Kraft der Konsequenz gibt, nach und nach von den gewaltsamen Methoden der Verhütung abzulassen. Wir können lernen, die Wirkung unserer Gedanken bewusst, kreativ und zielorientiert einzusetzen. *Spirituelle Verhütung ist die Lust, die Freiheit des eigenen Geistes zu entdecken und kreativ und verantwortlich unbegrenzte neue Möglichkeiten zu entwickeln. Sie schafft den Freiraum, dass wirkliche Sicherheit von innen erwachsen kann.*

Darüber hinaus ist die spirituelle Verhütung eine Form der mentalen Kommunikation mit der geistigen Welt. Sie nutzt die Macht der Gedanken, um den Seelen im Jenseits eine klare Botschaft zu geben. Die Seelen nehmen diese Botschaft auf und wissen, wie sie sich verhalten können. Dadurch entsteht Klarheit und Frieden zwischen den Wesen in der diesseitigen und der jenseitigen Welt.

Wie sieht nun die Beziehung zwischen Gedanken und Verhütung genau aus? In der Evolution der Menschen wurde in den letzten Jahrhunderten der mentale Aspekt besonders betont und entwickelt. Die meisten Männer und auch Frauen in unserer Kultur sind männlich strukturiert, das heißt, sie besitzen einen starken Ego-Verstand und einen großen Mentalkörper. Bei vielen Frauen ist der Emotionalkörper ebenfalls gut ausgebildet und fühlbar. Der überwiegende Teil der Männer besitzt eher einen vordergründig ruhenden Emotionalkörper, der nur in bestimmten Stresssituationen aktiviert wird.

Heute geht es darum, den Mentalkörper nicht länger für destruktive Zwecke zu missbrauchen, sondern ihn sinnvoll einzusetzen. Im Prozess des individuellen und kollektiven Erwachens spielt er eine wichtige Rolle. Der Mentalkörper definiert unser persönliches Wirkungsfeld. Denken wir negativ über uns selbst, strahlen wir ein niedrig schwingendes mentales oder elektromagnetisches Feld aus. Dementsprechend ziehen wir negative Erfahrungen an. Denken wir gut über uns selbst, strahlt unser Mentalfeld harmonisch und klar und zieht positive Erfahrungen an.

Positives Denken reinigt und harmonisiert die geometrischen Strukturen, die im Mentalfeld als feine Energiemuster schwimmen. Sie gruppieren sich zu einem klaren Kanal für den Lichtkörper. Je harmonischer das mentale Feld schwingt, umso größer ist die Öffnung für die feinen, hohen Schwingungen unseres Lichtleibes oder unserer Seele. Gleich einem feurigen Liebhaber will sich die Seele mit uns vereinigen und wartet stets darauf, dass wir ihr den Weg öffnen.

Im Lehrwerk *Ein Kurs in Wundern* heißt es, dass wir vor allem für unser Denken verantwortlich sind. Unser Denken bestimmt unser Handeln. Wollen wir also wirksam handeln, müssen wir vorher unser Denken klären und ausrichten. Weiter heißt es im *Kurs,* dass ein undisziplinierter Geist nichts bewirkt. Wollen wir etwas bewirken, ist es wichtig, unsere Gedanken zu disziplinieren. Normalerweise versuchen wir unser Handeln auszurichten, überlassen die Gedanken aber unbeaufsichtigt ihrem Chaos. Wir denken, sie seien nicht wichtig. Diese Einstellung bewirkt, dass wir häufig nicht das erreichen, was wir wollen. Wenn wir es dann erreicht haben, sind wir nach einiger Zeit wieder unzufrieden, weil der unruhige Geist uns weiter antreibt.

Ein disziplinierter Geist

Ein disziplinierter Geist streunt nicht umher.
Er ist ruhig wie ein stiller See
und weilt beständig in der Gegenwart.

Ein disziplinierter Geist liebt die Stille,
horcht in sie hinein
und vereinigt sich mit ihr.
Er fühlt sich frei vom Zwang,
ungeordnet zu denken und zu handeln.
Ruhig wartet er auf Impulse von innen.
Ein disziplinierter Geist ist bereitwillig und demütig,
ein Werkzeug, durch das die Seele
entsprechend ihren Plänen wirken kann.

Spirituelle Verhütung hat viel mit einem disziplinierten Geist zu tun. Ein undisziplinierter Geist wird nicht erreichen können, dass diese Form der Verhütung wirksam ist. *Vor allem die Frau muss sich der Macht ihrer Gedanken bewusst werden.* Spirituelle Verhütung wird umso besser funktionieren, je klarer eine Frau die Wirkung ihrer Gedanken kennenlernt und sie zu nutzen weiß. Der Beitrag des Mannes besteht darin, die Frau in diesem Prozess zu unterstützen und gemeinsam mit ihr ein klares einheitliches Energiefeld der Absicht aufzubauen.

Liebe Leserin, lieber Leser,

um Deinen Geist zu disziplinieren, ist es unerlässlich, dass Du einen spirituellen Weg gehst. Dieser wird eine geistige Disziplin beinhalten, die Dich zentriert und allmählich Deine Gedanken zur Ruhe bringt. Wenn Du Buddhistin oder Buddhist bist, praktiziere Deine Übungen regelmäßig. Gehst Du einen indianischen Weg, verbringe jeden Tag möglichst viel Zeit in der Natur, verbinde Dich mit ihr und höre ihr zu. Wenn Du einen christlichen Weg gehst, dann wende Dich mit ganzer Hingabe der Meditation zu. Und gehst Du einen ganz persönlichen Weg der Sinnsuche, dann gib Dein Bestes hinein.

Im Laufe des spirituellen Weges, der viel Mühe und innere Konsequenz erfordert, wirst Du Dich selbst und Deine geistige Kraft kennenlernen. Du wirst ruhiger und gleichzeitig kraftvoller. Langsam beginnst Du zu erkennen, dass Du die Schöpferin oder der Schöpfer Deines Lebens bist. Du lernst, vollständig die Verantwortung für Deine Gedanken zu übernehmen. Das Leben wird leichter und spielerischer verlaufen. Deine gewohnten Konflikte und Dramen schwächen sich zunächst ab und verschwinden irgendwann ganz, während Freude und innerer Frieden kontinuierlich zunehmen.

Wenn Du diese Zusammenhänge erkennst und Dein Bewusstsein schulst, kannst Du beginnen, in eine verantwortliche Kommunikation mit den Wesen in der geistigen Welt zu treten. Wo auch immer Du stehst,

Du kannst die spirituelle Verhütung jederzeit als einen spannenden und lernwirksamen Beitrag für Deinen geistigen Weg nutzen.

Wie wirken Gedanken?

Jeder Gedanke hat eine Wirkung. Es gibt keine neutralen Gedanken. Gedanken sind weder schwach noch stark, weder groß noch nichtig. Sie sind entweder wahr oder falsch. Wahre Gedanken erschaffen Wahrheit, falsche Gedanken erschaffen Illusionen. Gedanken des Urteils und der Angst wirken zerstörerisch. Jeder Gedanke, den wir denken, bildet einen Teil der Welt, die wir sehen. Die Welt besteht ganz und gar aus unseren nach außen projizierten Gedanken. Wenn wir die Wahrnehmung über uns selbst und unseren Körper verändern wollen, müssen wir die Gedanken verändern. Alles, was wir sehen, ist das Ergebnis der Entwicklung von zumeist unbewussten inneren Kräften: Als Erstes ist da ein meist verborgener Wunsch, dann ein inneres Bild, anschließend ein innerer Gedanke und als Letztes eine Erfahrung im Äußeren. Unsere gesamte Wahrnehmung ist durch die Gedanken bestimmt.

Jeder „normale" Mensch denkt fast ununterbrochen. Er wird von der permanenten Gedankenflut seines Ego-Verstandes beherrscht und leidet ständig mehr darunter. Für eine wachsende Anzahl von Menschen wird es deshalb heute immer dringender, die eigenen Gedanken beobachten zu lernen und den Raum der Stille wieder zu entdecken.

Geht ein Mensch einen Weg der Achtsamkeit, werden seine Gedanken allmählich ruhiger und unterstellen sich nach und nach seiner inneren Führung. Die Gedanken fließen, wenn sie nötig sind, aus dem Geist und der Geist selbst ist die Quelle aller Kreativität. Es gibt die niedere und die höhere Geistebene. Je klarer unsere Gedanken von innen inspiriert sind, umso stärker fließen sie aus unserem höheren Geist. Gedanken aus der höheren Geist- oder Mentalebene sind stärker mit Energie geladen und bewirken mehr. Gedanken aus der niederen Mentalebene verlieren sich häufig in sich selbst und bewirken meistens nichts.

Gedanken sind mit Energie geladene Partikel unseres Bewusstseins. Entsprechend ihrer Qualität besitzen sie eine bestimmte Form. Sie dienen unterschiedlichen Zwecken. Mit den Gedanken reflektieren wir uns selbst, andere Menschen oder Situationen. Wir tauschen mithilfe der Gedanken Informationen und Botschaften aus. Vor allem erschaffen wir durch unsere Gedanken persönliche Bindungen und stellen Beziehungen zwischen uns und anderen Menschen her. *Gedanken sind wichtige Instrumente des Kontaktes zwischen den Seelen.* Sie vermitteln die Kommunikation zwischen dem Diesseits und dem Jenseits. Wir können sie mit einer Art von Telefonkabel vergleichen. Gedanken stellen den Kontakt selbst her und auch die Art des Kontaktes. Unser Mentalkörper, der Raum unserer Gedanken, stellt permanent Verbindungen zu anderen Mentalkörpern her. Er dient als Kommunikationsleib, mit dem wir jederzeit und überall auf Tuchfühlung gehen können.

Haben wir den Wunsch, mit einem anderen Menschen in Kontakt zu treten, so nutzen wir dazu unsere Gedanken oder den Mentalkörper. Wenn wir nun konkret an den Menschen denken, schicken wir ihm mentale Energie aus unserem Mentalfeld in sein Mentalfeld hinein. Ist unsere Absicht, die Kraft unserer Botschaft eindeutig, so wird der andere Mensch reagieren. Vielleicht ruft er uns an, oder wir treffen ihn später zufällig auf der Straße oder wir träumen von ihm. Unser Gedanke hat etwas bewirkt.

Ist der Gedanke selbst die Form des Kontaktes, ähnlich dem Telefonkabel, so ist das dazugehörige Gefühl der eigentliche Inhalt des Kontaktes, mit anderen Worten, die innere Botschaft, die durch das Kabel fließt. Der Gedanke gibt dem Gefühl einen Rahmen, beide verbinden sich und bilden eine Energieeinheit.

Der Inhalt einer Botschaft kommt entweder vom Herzen oder vom Solarplexus. In der Regel sind die Botschaften des Herzens reine Herzensgefühle, wie Freude, Liebe und Mitgefühl. Wenn das Herz jedoch verschlossen ist, strömt aus diesem Bereich Angst, Zweifel, Härte und Missgunst.

Die Botschaft, die vom Solarplexus kommt, ist häufig bewusst oder unbewusst emotionaler Natur: Ärger, Wut, Frust, Unsicherheit, Depression und Sorge. Je klarer ein Mensch unterscheiden kann zwischen richtig und falsch, zwischen Eigenem und Fremdem, und je besser er in seinen Beziehungen mit Projektionen umzugehen weiß, umso reiner sind die Emotionen aus seinem Solarplexus. Er entwickelt emotionale Intelligenz und ist in der Lage, die Gefühlsreaktionen seines Körpers spontan wahrzunehmen und frei auszudrücken.

Wie wirken Gedanken bei der geistigen Verhütung?

Sobald eine Frau bewusst oder unbewusst einen Kinderwunsch in sich trägt, nimmt sie mit ihrem Mentalkörper Kontakt auf zu den Wesen in der geistigen Welt. Leider gehen die Frauen in unserer Kultur meistens unbewusst auf Tuchfühlung. Ohne davon zu wissen, senden sie ihre

Sehnsucht nach Kontakt zu einer Seele ins Universum hinein. Ist der Kinderwunsch einer Frau intensiv, nimmt sie nicht nur Kontakt auf, sondern sie spricht sogar eine Einladung an eine Seele aus. Bald danach wird die Seele kommen und eine Schwangerschaft entsteht.

Dieser Vorgang ist von großer Tragweite. Weil er zumeist unbewusst abläuft, wissen die Frauen in unserer Kultur nichts davon. Das ist tragisch, denn es geschieht so viel menschliches Drama mit angeblich ungewollten Schwangerschaften und großes Leid bei den Seelen im Jenseits.

Jeder Gedanke bewirkt etwas. Auch der Gedanke des Wunsches nach einem Kind bewirkt etwas. Der Mentalkörper der Frau nimmt Kontakt auf zum Mentalkörper einer Seele im Astralebereich. Wenn ihre Gedanken des Kinderwunsches mit mehr als 50 Prozent ihrer Kraft gefüllt sind, zieht sie regelrecht eine bereitwillige Seele zu sich auf die Erde. Das Problem besteht darin, dass dieser Vorgang unbewusst geschieht:

Frauen besitzen große Macht und wissen nichts davon. Es ist an der Zeit, dass die Frauen aus ihrer Unwissenheit und Unbewusstheit aufwachen.

Heute besitzen wir alle Möglichkeiten dazu. Zuallererst sollte das Konzept, Gedanken seien machtlos, als irreführend und falsch erkannt werden.

Wenn Frauen die Macht ihrer Gedanken kennenlernen, werden sie das Thema der ungewollten Schwangerschaften oder der ungewollten Kinderlosigkeit natürlich und ohne Nebenwirkungen lösen.

Voraussetzung dafür ist anhaltende Bewusstseinsarbeit. Selbsterkenntnis und Achtsamkeit müssen tief in die Gedanken und vor allem ins Unterbewusstsein hineinfließen.

Nimmt eine Frau mit Kinderwunsch mentalen Kontakt zu einer Seele im Jenseits auf, kann es sein, dass sie zwar die Form eines Kontaktes aufbaut, aber es dennoch nicht zu einem wirklichen Kontakt kommt. Möglicherweise trägt sie eine alte emotionale Blockade in sich, da ihre Mutter sie vielleicht in der frühen Schwangerschaft als extreme Belastung empfunden hat. In ihrem Unterbewusstsein ist neues Leben für sie mit dem Gefühl „Belastung" und nicht mit dem Gefühl „Freude" verbunden. Der Ausdruck von freien, positiven Gefühlen ist beeinträchtigt. Solange die Blockade weiter bei ihr besteht, wird der Kontaktversuch nichts bewirken.

Es braucht beides: die Form der Gedanken und den Inhalt des Gefühls. Nehmen wir an, auf der anderen Seite des Lebens wartet eine Seele und möchte durch diese Frau gern auf die Erde kommen. Sie spürt, dass die Frau auf Sendung geht. Vor allem aber nimmt sie wahr, dass eine emotionale Blockade im Energieleib der Frau vorhanden ist. Die Blockade ist so massiv, dass die Kraft der Botschaft gar nicht bis zur Seele vordringt. Von sich aus kann die Seele nichts tun, um die Blockade zu überwinden. Sie muss warten. Vielleicht hilft sie der Frau sogar in Träumen, das alte Leid zu überwinden.

Irgendwann ist die Zeit reif. Die Sehnsucht der Frau besitzt inzwischen mehr Kraft als ihre alten Emotionen. Die beiden nehmen geistig Kontakt auf. Unerheblich ist, ob sie es bewusst durch mentalen Kontakt tun oder unbewusst in Träumen oder Astralreisen. Bewusste und unbewusste Gedanken, die mit freudigen Gefühlen gefüllt sind, stellen den Kontakt zur Seele her. Sie erschaffen eine stabile geistige Beziehung zum Jenseits. Nun beginnt der Inkarnationsvorgang der Seele. Die Frau wird schwanger. Sie freut sich.

Welche Bedeutung haben Gedanken für die geistige Verhütung?

Wichtig ist, sich die eigenen Gedanken zum Thema Verhütung und Kinderwunsch bewusst zu machen. Das geschieht durch ein ehrliches Beobachten der bewussten und insbesondere der unbewussten Gedanken. In diesem Prozess des Nach-innen-Gehens sollte die Frau klären, was sie wirklich will. Es ist ebenfalls wichtig herauszufinden, was der Mann will. Beide sollten sich auf eine gemeinsame Position einigen. Der Partner könnte der Frau dabei helfen, ihre unbewussten Gedanken und Emotionen kennenzulernen, denn vor allem diese sind wichtig. Sie müssen ins Bewusstsein gehoben, gefühlt und angenommen werden. Nur so können sie sich umwandeln.

Bleiben ihre Gedanken unbewusst, so wirken sie trotzdem weiterhin. Ihr Geist ist ungeklärt. Möglicherweise gibt die Frau den Seelen im Jenseits eine doppelte Botschaft: Bewusst will sie verhüten und unbewusst will sie ein Kind. Ihr unbewusster Kinderwunsch zieht irgendwann eine Seele an. Dadurch entsteht Chaos zwischen der Frau und der Seele, zwischen Diesseits und Jenseits. Vielleicht passiert eine „ungewollte“ Schwangerschaft. Wenn wir jedoch tiefer schauen, wissen wir: Sie war nicht ungewollt. Die unbewussten Gedanken der Frau haben sie bewirkt.

Die geistige Verhütung eines Paares wird erst dann gelingen, wenn die Diskrepanz zwischen unbewussten und bewussten Gedanken in der

Frau gelöst ist und die Frau eine einheitliche Absicht entwickelt hat. Ihr konsequenter Wille reicht für eine wirksame Verhütung aus.

Wenn der Mentalkörper der Frau klar und konsequent ausgerichtet ist, spiegelt sich in ihm die eindeutige Absicht wider, kein Kind empfangen zu wollen. Die Eindeutigkeit ihres Gedankenkörpers *ist* bereits geistige Verhütung. Zusätzlich kann sie ihre Gedanken nutzen, um den Seelen in der geistigen Welt zu signalisieren, dass sie für eine Schwangerschaft nicht bereit ist.

Wenn ein liebendes Paar schließlich eine gemeinsame Einstellung zur Verhütung gefunden hat, nimmt es vor der sexuellen Begegnung Kontakt zu den Seelen im Jenseits auf. Mithilfe der Gedanken übermittelt es ihnen die Botschaft, dass es für eine Elternschaft nicht zur Verfügung steht.

9
Die Bestimmung der geistigen Konstitution

Was genau ist mit geistiger Konstitution gemeint? Jeder Mensch besitzt eine persönliche Reife, einen Bewusstheitsgrad, auf dem er sich momentan befindet und den er durch sein tägliches Lernen, ob bewusst oder unbewusst, zu vervollkommnen bestrebt ist. Das ist der Grund, warum wir hier sind. Geistige Konstitution bedeutet demnach die spirituelle Kraft eines Menschen, die Konsequenz, mit der er sich zentriert und in der Gegenwart lebt. Sie zeigt, wie sehr er seine Persönlichkeit bereits umgewandelt und sich mit seinem wahren Selbst verbunden hat. Geht ein Mensch diesen Weg, wird er zunehmend bereit, sein Leben von innen her führen zu lassen.

Wenn Mann und Frau Interesse haben, spirituelle Empfängnisverhütung kennenzulernen, ist es wichtig, dass sie ehrlich mit sich selbst sind und sich nichts vormachen. Spirituell zu verhüten gelingt nur auf der Basis von tiefer Ehrlichkeit. Werden Stufen auf dem Lernweg übersprungen, kann es zu vielleicht unliebsamen Überraschungen kommen. Die Verhütung funktioniert nicht und eine Schwangerschaft tritt ein.

Spirituelle Verhütung ist keine Methode, die von außen an den Körper herangetragen wird. Sie ist eine innere Methode und wirkt vollkommen anders als alle materiellen Methoden.

Die Pille ist etwas Äußeres, das ich mir einverleibe. Sie wirkt, egal wie mein seelischer Zustand ist. Eine Frau kann bewusst verhüten wollen, unbewusst einen Kinderwunsch haben und dennoch wird die Pille eine Schwangerschaft zuverlässig verhindern. Es sei denn, ihr Unterbewusstsein trickst sie irgendwann aus. Sie vergisst die Pille einzunehmen und möglicherweise tritt eine Schwangerschaft ein. Die Wirkung der Pille beruht auf körperlichen Abläufen. Sie manipuliert den Körper von außen.

Ebenso ist es mit dem Diaphragma oder mit jeder anderen Art von materieller Verhütung. Alle diese Methoden wirken von außen auf den Körper ein und haben mit dem Innenleben, mit dem geistigen Zustand, wenig zu tun. Wenn ein Mann ein Kondom benutzt, um zu verhüten, ist es egal, wie sehr er an die Wirksamkeit des Kondoms glaubt oder nicht. Hat er es richtig angewandt, wird es verhüten. Wenn er etwas falsch macht, kann es vielleicht danebengehen.

Anders verhält es sich bei der spirituellen Verhütung. Sie hat direkt und ausschließlich etwas mit uns selbst zu tun, mit unserem Innenleben. Deshalb ist es notwendig, am Beginn des neuen Weges eine ehrliche und nüchterne Analyse der persönlichen Reife vorzunehmen, oder mit anderen Worten: die geistige Konstitution zu bestimmen.

Um zu erkennen, wo eigene Stärken und Schwächen liegen, sollten Mann und Frau sich folgende Fragen stellen: Wo stehe ich jetzt? Wie sehe ich mich selbst? Wie sieht meine Partnerin, wie sieht mein Partner mich?

Die eigene Partnerschaft bietet natürlich den besten Rahmen, um persönliche Mängel gespiegelt zu bekommen. Es wäre gut, wenn das Paar lernt, tolerant und schöpferisch mit sich selbst und miteinander umzugehen. Die Schwierigkeiten und Krisen in der Beziehung kann es nutzen, um bewusster und reifer zu werden. Dies stellt eine Aufforderung dar, die eigene Partnerschaft als spirituelle Praxis zu nehmen. Hierfür gibt es genügend Hilfen, unter anderem die Bücher von Eckart Tolle und Chuck Spezzano. Um einen konstruktiven Umgang in der Beziehung zu erlernen, ist es vielleicht auch hilfreich, sich eine Zeit lang von Freunden oder Therapeuten begleiten zu lassen.

Die Bereitschaft eines Paares zur spirituellen Verhütung kann gleichzeitig das „Ja" zur bewussten Gestaltung des eigenen Lebens werden. Das setzt einen hohen Grad an Bewusstheit bei Frau und Mann voraus, das heißt, eine klare Kenntnis der persönlichen Schwächen sowie ein guter Umgang damit. *Das Bewusstsein über die eigene geistige Konstitution ist Voraussetzung für die Wirksamkeit der spirituellen Verhütung.*

Ich erwähne dies so ausführlich, um keine Illusionen über den neuen Weg aufkommen zu lassen. Erst die gemeinsamen Erfahrungen im Alltag werden zeigen, dass es ein Weg voll Freude ist, spannend und bereichernd.

Jede emotionale Blockade, jedes negative mentale Konzept fließt in die Kommunikation mit der geistigen Welt hinein. Das betrifft vor allem die Frau, weil ihr seelischer Zustand den Kanal zum Jenseits bildet. Um sich selbst tiefer zu erkennen, kann die Frau sich folgende Fragen stellen:

- Wie sicher bin ich mir, dass ich kein Kind (mehr) will?
- Kenne ich meine verborgenen Sehnsüchte und Wünsche an mein Leben?
- Kann es sein, dass ich sie auf ein neues Wesen projiziere?
- Welche emotionalen Hindernisse spüre ich gegen spirituelle Verhütung?
- Welche Zweifel, welche Skepsis habe ich?
- Was kann ich tun, um sie aufzulösen?
- Glaube ich an die Macht meines Geistes?
- Wie kann ich meinen Partner in die spirituelle Verhütung mit einbeziehen?
- Welche Art von Unterstützung brauche ich von ihm?
- Habe ich den Mut, ihm das mitzuteilen?
- Bin ich offen, seine Bedenken und Ängste anzunehmen?
- Wie bereit bin ich für seine Inspiration und Hilfe?
- Wie können wir sinnvoll unsere Kraft verbinden?

10
Die Kommunikation mit anklopfenden Seelen

Liebe Leserin,
lieber Leser,

ich lade Dich nun ein, mit mir einen heiligen und zugleich heiteren Raum zu betreten – den Raum der Kommunikation mit der geistigen Welt.

Bevor Du weiterliest, nimm Dir einige Minuten Zeit. Entspanne zunächst Deinen Körper und fühle die Wärme in ihm. Geh in die Stille und entdecke die Ruhe in Dir. Lege Deine bisherigen Gedanken und Vorstellungen zu diesem Thema beiseite und komm mit einem völlig leeren Geist. Begleite mich auf dieser Reise wie ein neugieriges und offenes Kind.

Um bewusst und wirksam spirituell verhüten zu können, ist es hilfreich, von der Existenz der geistigen Welt zu wissen und mit ihr einen respektvollen und achtsamen Kontakt zu pflegen. Wir Wesen auf der Erde denken, es gäbe nur unsere Welt hier. Dabei sind wir umgeben von einer weit größeren geistigen Welt, die aus vielen Ebenen und unterschiedlichen Dimensionen besteht. Jesus beschreibt sie mit den Worten: „Das Haus meines Vaters hat viele Wohnungen."

In einer dieser Wohnungen, die wiederum aus vielen Räumen besteht, halten sich die Seelen auf, die sich erneut inkarnieren wollen. Ich nenne sie „anklopfende Seelen". Denn sie klopfen bei uns an wie ein unbekannter Gast vor unserer Haustür, der darauf wartet, dass wir sein Klopfen hören, zur Tür gehen und ihn hereinlassen.

Vielleicht klopfen sie schon lange bei uns an und wir haben es nur nicht bemerkt. Es ist wichtig, dass wir endlich unsere Empfindungsleiber öffnen für ihre feinen, fast unmerklichen Klopfgeräusche.

Anklopfende Seelen sind Wesen, die sich in der geistigen Welt befinden und sich entweder auf eine erneute Inkarnation vorbereiten oder im Prozess der Inkarnation befinden. Aus irdischer Perspektive gesehen hat sich möglicherweise bereits eine Schwangerschaft eingestellt. Vielleicht weiß die Frau schon davon, vielleicht aber auch noch nicht. Entscheidend ist der bewusste oder unbewusste Wille der Frau, auf das Klopfen der Seele zu reagieren. Entweder öffnet sie das Tor zur Erde und sagt zur Seele: „Ja, Du darfst bleiben und in meinen Körper kommen“, dann wird es eine Empfängnis und Schwangerschaft geben.

Oder die Frau sagt bewusst oder unbewusst „Nein“ zur Seele: „Ich lasse Dich nicht in meinen Körper hinein. Bitte geh wieder.“ Dann wird die Seele gehen, egal ob sie schon dabei war, einen Körper zu bilden oder nicht. Auf der physischen Ebene wird sich vielleicht ein Keimabgang, eine Fehlgeburt oder ein Abbruch vollziehen.

Anklopfende Seelen sind demnach Wesen, die sich im Wartezustand befinden, wie sich die Frau entscheiden wird. Je nachdem wird aus einer anklopfenden Seele ein Fötus oder eine Seele im Jenseits.

Ich höre Dich, liebe Leserin, jetzt fragen: *„Wie höre ich denn dieses Klopfen?“* Wenn Du Dich dafür öffnest, kannst Du es auf viele unterschiedliche Weisen erleben.

Eine *erste Variante:* Da ist vielleicht *ein angenehmer, warmer Gedanke, der plötzlich in Dir auftaucht und sagt: „Wie wäre es, wenn ich Mutter werden würde?“* Du fühlst Dich gut dabei, schiebst den Gedanken aber schnell weg und sagst Dir: „Hier hat sich mal wieder mein Kinderwunsch gemeldet.“ Kannst Du Dir vorstellen, dass dieser angenehme, warme Gedanke von einer Seele in Dein Bewusstsein geschickt wurde, die möchte, dass Du sie wahrnimmst? Ein veränderter Blick! Und genau darum geht es: dass wir unseren Blick verändern.

Eine *zweite Variante* des Anklopfens, schon etwas direkter: *Du träumst eines Nachts von einer schönen Wiese, auf der Du liegst. Ein kleines Kind mit braunen Locken kommt auf Dich zugelaufen. Es lächelt Dich an und will mit Dir spielen.* Am nächsten Morgen erklärst Du Dir den Traum damit, dass sich wohl Dein Inneres Kind gemeldet hat und mit Dir Zeit verbringen möchte. Das kann so sein, aber es kann auch sein, dass dieser Traum real stattfand. Deine Seele hat nachts auf einer Astralreise die geistige Welt besucht, in der sich das Kind aufhält. Ihr habt Euch wirklich getroffen. Eure Begegnung war genauso real wie die Begegnung mit einem Freund am nächsten Tag.

Was aber spielt sich nun in Deinem Geist ab? Wann immer Du hier eine Bewertung spürst, lass sie los. Begib Dich ganz in die Schönheit und Unmittelbarkeit Deiner Erfahrung. Dein Herz weiß, worum es geht. Es wird Dich führen.

Dein Ego-Verstand hat jedoch Angst. Mit den geistigen Dimensionen und dem für ihn fremden Bezugsrahmen kommt er nicht zurecht. Er will den Kontakt zu den anklopfenden Wesen verhindern, indem er ihn durch eine Bewertung ausfiltert, durch ein vermeintlich logisches Argument, das er Dir präsentiert.

Meistens unbewusst übernimmst Du sein Argument und packst es auf Deine Erfahrung drauf. Diese presst sich unter dem Druck der Gedanken zusammen und schwindet dahin. Das Leben, der Kontakt mit der geistigen Welt wurde wegrationalisiert. Der Zauber ist dahin.

Bedenke, Du bist verantwortlich für Deine Wahrnehmung! Du hast sie erschaffen. Deshalb kannst Du sie auch verändern, wenn Du es wirklich willst.

Die subtilen Vorgänge in Deinem Verstand musst Du Dir bewusst machen, damit er Dich nicht länger beherrscht.

Du kannst jederzeit zur Schöpferin Deiner Wahrnehmung werden, indem Du Dich entscheidest, nicht auf die Argumente des Verstandes zu hören, sondern beim Fühlen Deiner Wahrnehmung zu bleiben. Dann eröffnen sich Dir allmählich die Lebendigkeit und der Reichtum des Kontaktes zur geistigen Welt.

Es geht um das Eine: Fühle, was Du wahrnimmst, und geh in das Fühlen hinein.

Sei es mit Deiner ganzen Hingabe. Verweile darin so lange, wie es Dir möglich ist.

Vor allem bewerte Deine Erfahrung, wie immer sie ist, nicht mit Deinem Verstand. Schicke ihn in Urlaub und sag ihm, dass Du ihn später wieder brauchst.

Es geht darum, Dir selbst zu vertrauen. Das Leben in seinem ganzen Zauber teilt sich Dir dann mit.

Ich komme zurück zu den Varianten des Anklopfens und wie Du sie erkennen kannst. Eine *dritte Variante:* Du bist mit einer Freundin zum Frühstück verabredet. Ihr sitzt gemütlich bei frischen Brötchen in ihrer Küche und probiert gerade eine neue Marmeladensorte aus, die sie selbst eingekocht hat. Du fühlst Dich unbeschwert und lächelst sie an. Plötzlich sagt sie Dir: „Du strahlst so wunderschön. Deine Augen leuchten und *hinter Deinem Kopf habe ich gerade einen kleinen Lichtschimmer gese-*

hen.“ Du freust Dich und strahlst noch mehr. Du fühlst Dich gut in Dir, irgendwie ganz … leicht und heiter.

Plötzlich sagen Deine Gedanken: „So ein Quatsch … ein Lichtschimmer hinter meinem Kopf. Wir sind doch nicht in einem kitschigen Film.“ Du wirst ernster. Das gute Gefühl geht weg. Unsicherheit taucht auf und Dein Verstand fragt die Freundin: „Wie hast Du das eigentlich bemerkt?“ Sie sagt: „Da war grad' ein Leuchten.“ Du willst es genauer wissen und schließlich sagt sie Dir nichts mehr. Ihr wechselt das Thema. Deine Leichtigkeit aber ist verflogen und kommt auch nicht mehr wieder.

Was hättest Du anders machen können? Als Deine Freundin Dir sagte, dass hinter Deinem Kopf ein Lichtschimmer sei, hättest Du vielleicht sagen können: „Lass uns das Gespräch unterbrechen. Ich will fühlen, was Du siehst. Vielleicht kann ich es auch bemerken.“ Du und Deine Freundin, Ihr wärt für eine kurze Weile gemeinsam in die Stille gegangen und hättet dem nachgespürt, was zu Euch gekommen ist. Vielleicht hättest Du eine bestimmte Qualität von Energie gespürt. Nicht mehr. Du hättest bewusst einen ersten Kontakt zur Seele aufgenommen. Und Du wärst in der Freude geblieben, weil Du die spontane Wahrnehmung Deiner Freundin und Deine Freude darüber mit einem liebevollen Raum umgeben hättest. So wäre sie geblieben und nicht von Deiner Bewertung weggeschickt worden.

Es ist so einfach: Du bleibst bei Deiner Erfahrung, indem Du sie fühlst und nicht bewertest.

Eine *vierte Variante:* Du bist mit Deinem Partner zärtlich zusammen und Ihr vereinigt Euch gerade sexuell. Es geht Dir gut dabei und Du spürst, wie Du immer tiefer in die Kraft der Hingabe hineingleitest. In einem Moment der Stille öffnet sich Dein Bewusstsein und Du nimmst wahr, wie das Zimmer, in dem Ihr seid, sich verändert. Es fühlt sich voller an, freudiger und geselliger. Du weißt nicht, was es ist, und dennoch nimmst Du etwas wahr. *Du spürst eine Präsenz, die Du vorher nicht wahrgenommen hast.* Du machst Deinen Partner darauf aufmerksam und gemeinsam spürt Ihr in die Stille hinein, bis er unvermittelt sagt: „Du, ich glaube, da ist eine Seele hier. Vielleicht will die zu uns. Jetzt müssen wir vorsichtig sein.“ Und Ihr beschließt gemeinsam zu verhüten.

Diese oder ähnliche Szenen spielen sich jeden Tag in vielen menschlichen Begegnungen ab.

Wir sind umgeben von der geistigen Welt. Sie kommuniziert mit uns und wir mit ihr. Auch die anklopfenden Seelen machen sich schon früh bei uns bemerkbar. Sie wollen von ihren zukünftigen Eltern wahrgenommen werden.

Hier beginnt unsere Verantwortung: die Verantwortung eines liebenden Paares und vor allem die Verantwortung der Frau, die das Tor zur Erde hütet. Wollen wir das Tor aufmachen, indem wir einer Seele erlauben, unseren Körper zu nutzen, um auf die Erde zu kommen, oder wollen wir es nicht? Wir müssen uns hier als Frau entscheiden. Ebenso müssen wir uns als liebendes Paar entscheiden. Und je klarer wir uns entscheiden und dies liebevoll mitteilen, umso klarer werden die Seelen in der geistigen Welt sich verhalten.

Es ist bewusstes Verhalten von uns Frauen erforderlich, um das große Leid, das die Unbewusstheit in dieser Frage viele Jahrhunderte lang hervorgerufen hat, endlich zu beenden. Wir sollten jetzt Frieden schließen mit der geistigen Welt, entweder indem wir bewusst Seelen einladen, auf die Erde zu kommen, oder den Seelen bewusst mitteilen, dass jetzt kein Raum für sie da ist und dass sie bitte wieder gehen sollen.

Das ist bewusste und liebevolle Kommunikation mit den anklopfenden Seelen. Das ist Frieden zwischen den Welten, Frieden zwischen der irdischen und der geistigen Welt. Er ist dringend erforderlich, damit die Ätherschicht der Erde nicht noch mehr durch die Unbewusstheit der Menschen belastet wird – eine Unbewusstheit, die aus der Gewaltanwendung durch lieblose Abbrüche besteht, aus unbewussten Fehlgeburten, aus Ignoranz, Verletzungen sowie aus körperlichem und seelischem Schmerz auf beiden Seiten.

Jedem Gast, der bei uns an die Tür klopft, würden wir doch auch sagen: „Ja, es passt, Du darfst eintreten“, oder: „Nein, es passt nicht, bitte geh wieder.“ Das ist normal, natürlich. Und genauso verhält es sich auch mit den anklopfenden unsichtbaren Gästen aus der geistigen Welt. Wir müssen nur unser Weltbild etwas zurechtrücken, unsere Wahrnehmung verfeinern und vor allem, ihr vertrauen lernen. Nicht mehr als das ist nötig.

Wie können wir lernen, mit den anklopfenden Seelen zu kommunizieren?

Grundlegend für die Kommunikation ist ein geistiges Gesetz:

Wenn eine Seele mit einer anderen Seele Kontakt aufnehmen will, ist es wichtig, ihr einen reinen und klaren Impuls aus dem Herzen zu senden. Dieser wirkt, egal wo die Seele sich gerade aufhält, ob sie in einem Körper wohnt oder nicht. Manchmal, wenn die Bereitwilligkeit nicht eindeutig ist, kann es zu Verzögerungen kommen, doch in der Regel ist der Kontakt sofort da. Der Herzensimpuls aktiviert eine Beziehung und die andere Seele wird, falls sie keinen Körper hat, gleich zur Stelle sein und antworten. Im Unterschied zur Kommunikation zwischen Menschen auf der Erde findet die Kommunikation zwischen zwei Seelen jenseits von Raum und Zeit statt. Sie unterliegt nicht den irdischen Bedingungen, sondern folgt den Gesetzen, nach denen das Leben in der geistigen Welt ausgerichtet ist.

Die Kommunikation zwischen Seelen findet immer über das Herz statt. Die Kraft des Herzens vermag am besten, Impulse der Seele auszudrücken. Worte sind hierfür nicht nötig, können aber verwendet werden, wenn sie Schwingungen der Seele transportieren. Entscheidend für die Qualität und Intensität der Kommunikation ist die Ehrlichkeit der Seele, die auf Sendung geht. Die Seele, die auf Empfang eingestellt ist, braucht zunächst nur Offenheit, Neugier und das Empfinden eines gemeinsamen Interesses. Weiter ist wichtig, dass genügend Vertrauen zwischen beiden Seelen da ist, damit wirklich etwas geschieht und Berührung stattfinden kann.

Seit vielen Jahren begleite ich Frauen und Paare bei der Kommunikation mit anklopfenden Seelen. Immer wieder konnte ich dabei beobachten:

Viele Frauen vertrauen ihren eigenen Empfindungen nicht. Sie erfahren etwas und geben dem aber keine Bedeutung. Die Frauen glauben entweder gar nicht oder nur teilweise, dass ihre Gefühle und Gedanken wirklich vorhanden sind. Nach wie vor befinden sich viele Frauen in einem tiefen Konflikt: Sie wollen ihre eigenen Gefühle nicht wahrhaben, denn sie haben Angst vor den Konsequenzen daraus. Auch glauben sie nicht daran, dass ihre Gedanken und Gefühle eine Wirkung auf andere haben. Wenn ich jedoch nicht an meine eigenen Gefühle glaube, kann ich auch keine bewusste Beziehung zu anderen aufnehmen. Die Unklarheit der Frauen irritiert die Seelen in der geistigen Welt und schwächt den Kontakt zu ihnen ab. Das mangelnde Vertrauen in die eigene

Wahrnehmung ist die größte Schwierigkeit beim Kontakt mit den Seelen und damit bei der geistigen Verhütung.

Wenn eine Frau liebevoll begleitet und zudem ermutigt wird, an sich selbst und ihre Erfahrungen zu glauben, ist in kurzer Zeit Erstaunliches möglich. Nur in einem Fall konnte ich beobachten, dass bei einer Frau, die noch ganz im Kopf war, die Kommunikation nicht stattfinden konnte. Bei allen anderen – und es waren viele, die ich bisher begleitet habe – fand eine intensive, teilweise sehr offene und ehrliche Kommunikation mit dem Wesen aus der geistigen Welt statt. Was mich selbst und die beteiligten Frauen immer am meisten erstaunt hat, ist das Fehlen jeder moralischen Sichtweise vonseiten der anklopfenden Seelen. Wir machten die Erfahrung, dass es im Jenseits keine Moral gibt, wie wir sie bei uns kennen, im Sinne von Schuldzuweisung und Schuldempfinden. Das scheint eher eine irdische Kategorie zu sein. Sehr wohl gibt es aber auf der anderen Seite Emotionen, Empfindungen, Bedürfnisse und Interessen, die manchmal sogar recht massiv geäußert werden.

Für den Verlauf des Gespräches ist es wichtig, dass die Frau der anklopfenden Seele ehrlich und eindeutig mitteilt, was ihre Position ist. Sie darf der Seele ihre momentane Lebenssituation mit allen persönlichen Details ausführlich schildern. Vor allem ist es notwendig, dass sie genau die Gründe benennt, warum sie jetzt oder überhaupt nicht bereit ist, die Seele zu empfangen. Die Frau sagt der Seele unmissverständlich, dass sie als Mutter nicht zur Verfügung steht, und bittet sie, wieder zu gehen. Eindeutigkeit und Konsequenz sind entscheidend für die Seelen, damit sie wissen, wie sie sich verhalten sollen.

Wenn die Frau die Einstellung hat, dass sie später dazu bereit sein wird, die Seele zu empfangen, kann sie das dieser sehr wohl mitteilen. Sie soll auf ein bestimmtes Zeichen achten, das die beiden miteinander verabreden. *Die spätere Verabredung ist eine wunderbare Weise, Klarheit zu schaffen, ohne dass Schuldgefühle entstehen.* Es gibt Berichte von Kindern, die sich daran erinnern, dass sie zum verabredeten Zeitpunkt gekommen sind. Sie warten einfach darauf, dass die Zeit für sie reif wird. Das ist häufig der Zeitpunkt, an dem beide, Mutter und Vater, bereit sind, die Seele zu empfangen. Für die Seele ist Zeit in der Regel kein Problem, weil sie in der Zeitlosigkeit lebt. Hat sie allerdings einen bestimmten Geburtstermin, der auf ihrem Lebensplan eingezeichnet ist, wird sie irgendwann einmal die Mutter drängen.

Die Kommunikation mit anklopfenden Seelen kann unterschiedliche Formen annehmen:

- als ein Gespräch mit Worten
- als reiner Energieaustausch von Herz zu Herz
- mithilfe der Lichtnabelschnur ins Jenseits
- mithilfe eines inneren Raumes der Begegnung oder anderer ähnlicher Bilder
- mithilfe der Übung „Die Acht“ nach der Methode von Phyllis Krystal

In meiner Begleitung wählen die meisten Frauen das Bild der Nabelschnur als eine Art Telefonverbindung mit dem Jenseits. Diese Form ist ein klares Bild und zugleich eine energetische Realität des weiblichen Energiekörpers. Sie hat sich inzwischen vielfach bewährt. Die Art der Kommunikation passt sich jeweils dem individuellen Bedürfnis der Frau oder des Paares an. Im Praxisteil III des Buches beschreibe ich sie ausführlich.

In manchen, eher seltenen Fällen habe ich erlebt, dass der Mann einen direkteren Kontakt zur Seele bekam. Er sprach einfühlsam mit ihr, während die Frau im Hintergrund blieb. Ob der Partner zum Gespräch mitkommt, hängt vom Bedürfnis der Frau ab. Wenn sie es als unterstützend empfindet, ist es gut, wenn er dabei ist, sonst nicht.

Abschließend sei noch erwähnt, dass es für die Frau und die Seele gleichermaßen wohltuend ist, ihre geistigen Helfer zu bitten, mit anwesend zu sein. Sie schützen und segnen das Gespräch, sorgen für Klarheit und Frieden. Die Freunde aus dem Licht helfen Enttäuschungen zu verarbeiten und Schmerzen zu lindern. Sie freuen sich stets, wenn wir sie einladen, und unterstützen gern die Kommunikation. Auch eine spezielle Gruppe von Engeln, die Elohim, können wir bitten zu kommen. Sie betreuen das Kommen und Gehen von Seelen zwischen Erde und geistiger Welt und freuen sich, wenn die Übergänge sanft und friedlich verlaufen.

Wir danken, dass die geistigen Helfer da sind und dem Frieden zwischen den Welten dienen.

Om mani padme hum –
Mögen alle Wesen in allen Welten glücklich sein.

11
Der Einfluss geistiger Kraft auf körperliche Funktionen

Wie wirkt sich der Wille einer Frau, keine Seele empfangen zu wollen, auf ihren Körper aus? Wie verändern sich ihre körperlichen Funktionen, so dass keine Empfängnis stattfindet? Wir gehen vom formlosen Geist, den wir bisher betrachtet haben, weiter zur materiellen Form, zum physischen Körper mit seinen eigenen Gesetzen und Abläufen.

Die Äbtissin und Seherin Hildegard von Bingen betont in ihren heilkundigen Schriften, dass die Seele die Herrin und der Leib die Magd ist. Beide stehen in einer verantwortlichen Beziehung zueinander, in der es wichtig ist, sich stets klarzumachen, wer die Entscheidungen trifft und wer sie ausführt. Das mittelalterliche Denkmodell der Hildegard wird auch heute noch in leichten Variationen von vielen modernen Richtungen vertreten.

Mein psychosomatisches Menschenbild ist von *Ein Kurs in Wundern* inspiriert. Der *Kurs* sieht den Geist als Ursache und den Körper als Wirkung. Er betont, dass es den Körper ohne die Entscheidung des Geistes überhaupt nicht gäbe. Diese Sicht ist radikal, denn sie geht an die Wurzeln der Irrtümer in unserem Ego-Verstand.

Ein grundlegender Irrtum der westlichen Menschen besteht darin, dass sie sich mit ihrem Körper identifizieren. Sie denken, sie *seien* ihr Körper. Dabei ist der Körper nur ein Spiegelbild ihrer aktuellen geistigen Verfassung. Wir können ihn mit einer Filmleinwand vergleichen, auf die wir in jeder Sekunde des Lebens den Film unseres Geisteszustandes projizieren. Der Filmprojektor ist unser Geist, der an Trennung glaubt. Die Filmrolle sind unsere Gedanken und die Bilder auf der Leinwand die Projektionen unserer Gedanken. Demzufolge ist der Körper eine reine Projektion der Gedanken in unserem Geist. So wie die Leinwand selbst kein eigenes Leben besitzt und nur etwas deutlich macht, so hat auch der Körper kein Leben aus sich selbst heraus. Er zeigt lediglich, welche Gedanken in unserem Geist sind. *Ein Kurs in Wundern* nennt ihn deshalb „ein ganz und gar neutrales Ding".

Das sollte uns jedoch nicht dazu verleiten, den Körper gering zu schätzen oder ihn zu verachten. Wie alle Erscheinungen in der Welt können wir ihn auf zweierlei Weise nutzen: Durch die Beziehung zu ihm können wir entweder den Gedanken der Trennung oder den Gedanken der Einheit in unserem Geist verstärken. Der Körper hat demnach eine wichtige Funktion. Er ist dazu da, dass wir lernen, ihn liebevoll als Mittel der Kommunikation zu verwenden und dadurch einheitliches Denken zuzulassen.

Was haben diese einleitenden Gedanken mit spiritueller Empfängnisverhütung zu tun? Es geht darum, dass wir lernen, vollständige Verantwortung für alle Geschehnisse im Körper zu übernehmen. Jedes körperliche Symptom wird durch entsprechende geistige Kräfte verursacht. Entschließt sich der Geist eines Menschen dazu, den Körper zum Angriff zu nutzen, weil er unerlöste autoaggressive Kräfte in sich trägt, so entsteht Krankheit. Die Entscheidung geschieht zumeist in den tieferen Schichten des Unterbewusstseins, zu denen wir in der Regel nur schwer Zugang haben. Doch wir können lernen, unseren unbewussten Bereich zu erforschen und nach und nach Verantwortung für ihn zu übernehmen. Dazu ist es nötig, dass wir uns mit unseren Gedanken beschäftigen, dass wir sie uns bewusst machen. Die Gedanken reflektieren exakt unsere unbewussten Kräfte.

Auch eine Schwangerschaft als physisches Phänomen wird ausschließlich durch entsprechende Gedanken verursacht. Hinter der konkreten Form steckt immer ein geistiger Inhalt. Findet eine Empfängnis statt, so hat die Frau vorher auf der geistigen Ebene der Seele ihr „Ja" gegeben. Das „Ja", ihre Bereitschaft zu empfangen, wird in vielen Fällen nicht bewusst erlebt, da die Kräfte im Unterbewusstsein verborgen liegen. Das macht die Tragik der Situation aus. Auf der energetischen Ebene muss das „Ja" der Frau mindestens 51 Prozent ihrer Lebenskraft betragen. Das bedeutet, dass sie mit mindestens etwas mehr als der Hälfte ihrer unbewussten Kräfte die Seele eingeladen hat, denn sonst hätte die Seele nicht kommen können. Es gibt keine Ausnahmen von diesem geistigen Gesetz.

Mit diesen Phänomenen beschäftigt sich ein neuer Zweig der medizinischen Forschung. Die Psycho-Neuro-Immunologie, in der Fachleute aus Psychologie, Neurologie und Immunologie zusammenarbeiten, macht die Verbindungen zwischen seelischen Impulsen und körperlichen Vorgängen wissenschaftlich nachvollziehbar. Sie hat herausgefunden, dass es ein ganzes Netzwerk von körpereigenen feinen Substanzen gibt, die von Gefühlen und Gedanken ausgelöst werden und permanent zwischen Körper und Seele vermitteln. Nachweislich schwächt Dauerstress nachhaltig unser Immunsystem, während gezielte Körpermeditationen und Visualisierungen die Funktionen wie Puls, Herzschlag, Blutversorgung der Organe, Bildung von Abwehrzellen und Freisetzung von Hormonen beeinflussen.

Wenden wir psychosomatisches Wissen nun auf die Empfängnisverhütung an, eröffnen sich neue Möglichkeiten, Gedanken und Gefühle bewusst auf den weiblichen Körper und speziell auf das weibliche Hormonsystem einwirken zu lassen. Genau das haben Frauen jahrhundertelang getan, die meisten vielleicht unbewusst, viele sicherlich aber bewusst. Auch bei Fehlgeburten stand früher und steht noch heute die meist unbewusste Absicht der Frau dahinter, die Seele nicht haben zu wollen.

Wie konnte es dazu kommen, dass dieses Wissen verloren ging und wir heute mit der spirituellen Verhütung eine neue Brücke zu jener alten Tradition bauen müssen?

Die intimen weiblichen Lebensbereiche wie Schwangerschaft, Geburt, Verhütung und Abbruch erfuhren ab Beginn der frühen Neuzeit eine tiefe Veränderung. Wachsende Interessen des Staates verlangten nach Menschen und eine an Macht einbüßende Kirche suchte Feindbilder im Außen. Mehrere Jahrhunderte lang wurden weise und heilkundige Frauen in ganz Europa zu Millionen verfolgt und getötet. Das geistige Wissen um weibliche Lebenszusammenhänge wurde aufgrund der Gewalteinwirkung von Staat und Kirche immer mehr tabuisiert und schließlich ganz ins Unterbewusstsein abgedrängt. Auf diese Weise entstand ein mächtiger Angstkomplex im kollektiven Unbewussten, im weiblichen Schmerzkörper. Den gewaltsamen Druck auf die weibliche Psyche haben Frauen verinnerlicht und bis heute nicht ganz losgelassen. Aus Angst haben sie es sich verboten, einen geistigen Freiraum der Verhütung zu betreten, sich selbstständig darin zu bewegen und eine bewusste Entscheidung zu treffen. Der jetzt neu entdeckte Freiraum bietet Frauen die Möglichkeit, unabhängig, sanft und liebevoll mit sich und den anklopfenden Wesen umzugehen und damit das Problem der Verhütung zu lösen.

Die angstgeprägte Unbewusstheit der Frauen erschuf ebenfalls Schmerz und Leid zwischen den Welten, der astralen und der irdischen Welt. Die Kommunikation zwischen den Wesen, die sich inkarnieren wollen, und den Frauen auf der Erde ist bis in die heutige Zeit hinein tief gestört. Nach wie vor wird sie geprägt von Unbewusstheit und Verletzungen. Dazu gehören unbewusste und gewaltsame Abbrüche, Fehl- und Totgeburten, Missbildungen, Kindstod sowie viele Formen von physischen und psychischen Traumen. Die Schmerzenergie aus diesen Verletzungen fließt weiterhin in das Ätherfeld der Erde hinein, verunreinigt und verstopft es. Das emotionale Gift blockiert den freien Fluss der Heilenergien von Mutter Erde. Dennoch sehnt sie sich weiterhin danach, die Menschen zu befreien und sich durch die Menschen befreien zu lassen.

Eine Woge der Transformation ergreift heute das menschliche Bewusstsein. Immer mehr Frauen und Männer fühlen sich bereit, bewusst zu verhüten. Das bedeutet, eine klare Absicht zu entwickeln sowie liebevoll und achtsam mit den anklopfenden Seelen zu kommunizieren. Spirituelle Verhütung ist eine große Aufgabe! Sie ist eng mit der aktuellen Transformation und mit dem Erwachen des weiblichen Prinzips verbunden, denn dieses bildet im Menschen das Tor zur Kommunikation mit der geistigen Welt.

Ich freue mich, das alte Wissen freilegen und weitergeben zu können.

Der Weg über die Gedanken und Gefühle zu den Empfangsstellen im Körper

Um zu verstehen, wie der Wille einer Frau ihre körperlichen Funktionen konkret beeinflusst, stellen wir uns nun eine Frau mit der klaren Absicht zu verhüten vor:

- Die Ursache der bewussten Verhütung und damit der erste Schritt ist der Geist, sind die Gedanken.
- Die Absicht der Frau muss sich, um körperlich wirksam zu werden, anschließend mit ihren Gefühlen verbinden. Der zweite Schritt sind ihre Gefühle.
- Wenn die Gefühle eindeutig und intensiv sind, wirken sie als ein Gedanken-Gefühls-Paket in den Körper hinein. Der Körper ist damit der dritte Schritt.

Im Kopf des menschlichen Körpers gibt es bestimmte Empfangsstellen, die mental-emotionale Botschaften, in unserem Fall die klare Absicht zu verhüten, aufnehmen und in körpereigene Botschaften umsetzen. Was passiert da genau?

Die erste Empfangsstelle des Körpers ist das limbische System. Es ist eine funktionelle Einheit des Nervensystems und besteht aus Anteilen von Großhirn, Zwischenhirn und Mittelhirn. Sein Name *limbus* kommt aus dem Lateinischen und bedeutet „Saum“. Wie einen Saum umgibt es den

Hirnbalken, *Corpus callosum,* und die Kerngebiete des Hirnstammes. Unter anderem gehört auch der Hypothalamus zum limbischen System.

Es hat die Aufgabe, Gefühle und emotionale Reaktionen auf die Körperebene zu übertragen. Emotionen wie Angst, Furcht, Ärger, Wut, Aggression und auch sexuelle Wünsche haben hier ihren physischen Ursprung. Das limbische System nimmt emotionale Erregungen der Seele auf und leitet sie an das vegetative oder unwillkürliche Nervensystem weiter. Somit bildet es die übergeordnete Zentrale für die vegetative und hormonell-endokrine Regulation. Es hat zum Beispiel Einfluss auf den Anstieg des Blutdrucks, die erhöhte Herzfrequenz und den Durchfall bei Prüfungsangst. Weiterhin spielt es für das menschliche Gedächtnis eine Rolle, indem es über Verknüpfungen mit den Assoziationsgebieten des Gehirns verbunden ist.

Für unser Thema ist es wichtig, sich zu merken: Die Qualität und Intensität der Gefühle, mit der eine Frau verhüten will, wird als energetische Schwingung vom limbischen System genau registriert und vollständig aufgenommen. Es dient als erster und zentraler Schritt *zur* Verstofflichung von geistigen in körperliche Impulse und ist damit das körperliche Auffangbecken der Absicht einer Frau.

Die zweite Empfangsstelle des Körpers ist der Hypothalamus. Er nimmt das Energiepaket der Frau vom limbischen System auf, entcodiert es zu körpereigenen Informationen und steuert wichtige physische und psychische Lebensvorgänge wie Kreislauf, Atmung, Stoffwechsel und Sexualität.

Als unterster Teil des Zwischenhirns liegt der Hypothalamus unterhalb des Thalamus. Das Wort *hypo* ist aus dem Griechischen abgeleitet und heißt „unterhalb". *Thalamus* bedeutet im Griechischen „Schlafgemach" oder „Kammer". Der Hypothalamus ist der wichtigste Bereich im menschlichen Gehirn für die Regulation des inneren Milieus und das oberste Zentrum des Hormonsystems.

Die Steuerung dieses Organs geschieht teilweise auf nervlichem Weg über das vegetative Nervensystem und teilweise hormonell über den Blutweg. Der geistige Impuls der Frau teilt sich an dieser Stelle auf in elektrische Informationen des Nervensystems in Form von Erregungen und in chemische Informationen in Form von Hormonen. Der Prozess der Verstofflichung des Geistes beginnt hier deutlich zu werden.

Über den Hypophysenstiel steht der Hypothalamus in Verbindung mit der Hirnanhangsdrüse, der Hypophyse. Der Hypothalamus produziert unter anderem die übergeordneten Freisetzungs- und Hemmhormone. Über Blutgefäße erreichen sie den vorderen Teil der Hypophyse, den Hypophysenvorderlappen. Die Freisetzungs- oder Releasing-Hormone regen die Hormonausschüttung im Hypophysenvorderlappen an. Die Hemmhormone oder Inhibitoren hemmen die Freisetzung der Hormone.

Die psychosomatische Bedeutung des limbischen Systems und des Hypothalamus ist die bewusste Verantwortung für die Steuerung der körpereigenen Innenwelt. Dahinter steht die Frage: Inwieweit will ich die Chefin meines Körpers sein?

Das limbische System repräsentiert dabei die körperliche Annahme dieser Steuerung. Der Hypothalamus steht für die körperliche Umsetzung der Steuerung in das Nerven- und Hormonsystem. Er bildet somit ein Zentrum der persönlichen Macht einer Frau über ihren Körper. Der Hypothalamus ist Ausdruck ihrer körpereigenen Autonomie oder ihres Willens, sich selbst und damit ihre inneren Körpervorgänge zu steuern. Im Zusammenwirken mit dem limbischen System und der Hirnanhangsdrüse bedeutet er so etwas wie ein Regierungssitz der persönlichen Macht eines Menschen über seinen Körper.

Bei beiden Arten von Steuerung, der hormonellen wie der nervlichen, geht es um die Themen von Beeinflussung und Kontrolle der körpereigenen Innenwelt, um die Fragen: Wie erlaube ich meinem Geist, den Körper zu beeinflussen? Wie setze ich die Kraft meines Geistes in körpereigene hormonelle und nervliche Impulse um?

Verantwortung und Steuerung haben stets zwei Pole: Ja und Nein, zulassen und nicht zulassen. Genau das tun die Freisetzungs- und die Hemmhormone. Durch Harmonie und einen natürlichen Rhythmus zwischen ihnen entsteht ein neuer Lebensimpuls.

Die Hypophyse oder Hirnanhangsdrüse ist die dritte Vermittlungsstelle für die geistigen Impulse der Frau. Sie ist die wichtigste übergeordnete Hormondrüse des Körpers, da sie die Funktionen der übrigen Hormondrüsen steuert. Die Hypophyse befindet sich an der knöchernen Schädelbasis. Sie ist ungefähr so groß wie ein Kirschkern und besteht aus zwei Teilen: dem Hypophysenvorderlappen, HVL, und dem Hypophysenhinterlappen, HHL. Zusammen mit dem Hypothalamus, mit dem sie über einen Stiel verbunden ist, bildet sie eine funktionelle Einheit.

Im Hypophysenvorderlappen werden vor allem die beiden für den weiblichen Hormonhaushalt wichtigen Hormone gebildet: FSH, das Follikel-stimulierende Hormon, und LH, das Luteinisierende Hormon. Beide Hormone sind Ausdruck der geistigen Bedeutung der Hirnanhangsdrüse als ein Organ, das steuernd, regulierend und kontrollierend die Entscheidungen von oben durchführt.

FSH bewirkt im Eierstock vor allem in der ersten Zyklushälfte die Reifung einer Eizelle zum sprungbereiten Graaf-Follikel. Ferner regt es die Produktion der weiblichen Sexualhormone, der Östrogene, an sowie die Ausschüttung der Östrogene aus den Eierstöcken.

LH wird vor allem in der Zyklusmitte ausgeschüttet. Zusammen mit FSH bewirkt es den Eisprung und die Umwandlung des Graaf-Follikels in den Gelbkörper. Der Gelbkörper seinerseits produziert das Gelbkörperhormon Progesteron sowie in geringen Mengen auch Östrogen.

Die weiteren Hormone des HVL und ihre Funktionen sind: ACTH, das die Nebennierenrinde beeinflusst; TSH, das die Schilddrüse beeinflusst; Prolaktin, das für das Wachstum der Brustdrüsen und während der Stillzeit für die Produktion von Milch zuständig ist; STH, welches das Körperwachstum anregt; und MSH, das auf die Haut einwirkt.

Der Hypophysenhinterlappen erhält vom Hypothalamus die Hormone Oxytocin und Adiuretin, speichert sie und gibt sie bei Bedarf ins Blut ab. Oxytocin regt die Gebärmutter zur Kontraktion an und Adiuretin ist für die Rückgewinnung von Wasser in den feinen Kanälchen der Nieren zuständig.

Aus Sicht der Psychosomatik ist die Hypophyse vergleichbar mit dem Ministerium für innere Angelegenheiten. Während der Hypothalamus mit dem Kanzleramt verglichen werden könnte, stellt die Hirnanhangsdrüse ein beigeordnetes eigenes Fachressort dar: die konkrete Macht und Kontrolle über die Hormondrüsen des Körpers. Die Hormone der Hypophyse können mit ministeriellen Erlassen verglichen werden, mit denen die Beeinflussung und Überwachung der Hormondrüsen durchgesetzt

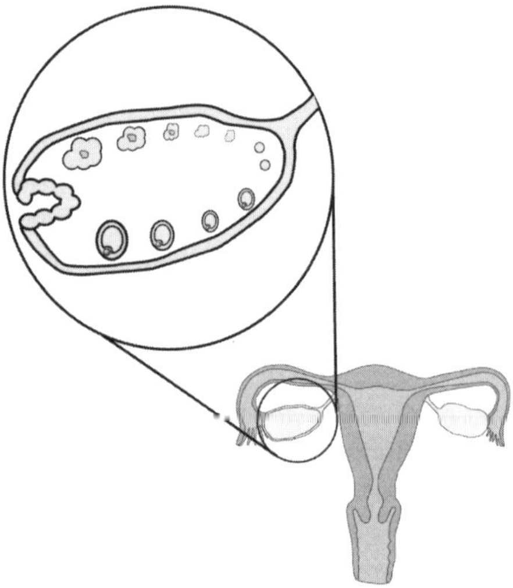

Die weiblichen Eierstöcke

wird. Es geht um die geistige Macht und Autonomie eines Menschen, mithilfe der Hormone die Innenwelt seines Körpers zu steuern.

Die weiblichen **Eierstöcke** *sind die vierte Empfangsstation* der Absicht einer Frau zu verhüten. Die Ovarien sind etwa pflaumengroß und liegen rechts und links neben der Gebärmutter. Sie lassen jeden Monat eine befruchtungsfähige Eizelle heranreifen. Neueste Erkenntnisse aus der Reproduktionsmedizin zeigen, dass die Eizelle selbst ihre Reifung bestimmt. Sie besitzt damit eine ihr innewohnende Autonomie und wird in ihrer Entwicklung von den anderen Eifollikeln unterstützt. Das heranreifende Ei bildet die weiblichen Sexualhormone Östrogen und Progesteron. Jeder Eierstock enthält bereits bei der Geburt ca. 250 000 Primärfollikel. In jedem Primärfollikel liegt eine Eizelle. Im Laufe der geschlechtsreifen Jahre einer Frau reifen ca. 400 bis 500 der Primärfollikel zur reifen Eizelle heran.

Ein Blick ins Innere der Eierstöcke zeigt die Urform des Weiblichen: der Kreis als Symbol des ewigen Lebens.

Die runden Follikelzellen bilden einen Kreis und umgeben schützend und ernährend die Eizelle im Innern. Die weibliche Eizelle als größte Zelle des menschlichen Körpers ist die Leben spendende Mitte, auf die sich alles bezieht. In der Hinwendung der Follikelzellen zur Eizelle produzieren sie das weibliche Hormon Östrogen. Psychosomatisch gesehen bedeutet dieser Vorgang: *Die urweibliche Kraft entsteht aus der Hinwendung zur eigenen Mitte.* Die weiblichen Eierstöcke sind der körperliche Ausdruck einer tiefen weiblichen Ordnung.

Das Hormon Östrogen ist ein stoffliches Produkt dieser Ordnung. Es entsteht aus der Mitte und durch die Mitte. Östrogene als weibliche Energiepartikel verkörpern damit aktives Mitgefühl. Sich auf die eigene Mitte zu zentrieren und neue Lebensmöglichkeiten wachsen zu lassen setzt unentwegt Freude frei. Psychosomatisch gesehen sind die Eierstöcke die weiblichen Organe für Ausgelassenheit, Freude und Kreativität.

Das Follikelhormon *Östrogen* wirkt auf die Reifung des Follikels, veranlasst die LH-Ausschüttung und das Schleimhautwachstum in der Gebärmutter. Es fördert ebenfalls den Eitransport, indem es die Bewegung der Eileiter erhöht.

Das Gelbkörperhormon *Progesteron* wird in den Resten des gesprungenen Graaf-Follikels, dem Gelbkörper, gebildet. Wie der Name *progerere* = „heraustragen, weitergehen“ bereits sagt, hat es eine die Schwangerschaft erhaltende Wirkung. Es bereitet die Schleimhaut der Gebärmutter auf die Einnistung eines befruchteten Eies vor.

Der Rhythmus des Mondes

Von der Archetypenlehre aus gesehen, der Lehre von den Grundkräften im Unbewussten, ist der weibliche Zyklus eingebettet in den gleichmäßigen *Rhythmus des Mondes.* Die Kräfte des Mondes und sein mächtiger Einfluss auf das Wasser formen den hormonellen Zyklus im Körper der Frau. Mondkräfte beeinflussen die Funktion der Eierstöcke, der Gebärmutter und der Brüste. Ja, der gesamte hormonelle Regelkreis der Frau mit allen daran beteiligten Organen und vielschichtigen Funktionen untersteht direkt den Kräften des Mondes.

Ursprünglich menstruierten alle Frauen im gleichen Mondrhythmus. Wenn heutzutage Frauen den Kontakt zur Natur wieder mehr fühlen und einige Zeit draußen schlafen, stellt sich dieser ursprüngliche Rhythmus allmählich wieder ein. Sie menstruieren an Neumond und haben ihren Eisprung an Vollmond. Der Vollmond stellt die Fülle von weiblicher Empfänglichkeit und Fruchtbarkeit dar und der Neumond genau den Wendepunkt von Absterben und Neubeginn.

Der Einfluss des Mondes auf die Erde wirkt sich insbesondere auf das Element Wasser aus, indem dadurch unter anderem die mächtigen Gezeiten der Meere entstehen. Über das Ätherfeld der Erde beeinflusst der Mond ebenfalls das Wachstum der Pflanzen. Jeweils im Laufe von 28 Tagen erleben wir die vier Wandlungsphasen des Mondes: Neumond, zunehmender Mond, Vollmond, abnehmender Mond. In allen Kulturen verkörpert der Mond seit jeher das Wesen des weiblichen Prinzips. Als die rhythmische, Leben spendende Urkraft, die sich selbst in dauernder Veränderung befindet, wurde er in frühen Kulturen In Gestalt von zahlreichen weiblichen Gottheiten verehrt. Bis heute werden mit den Kräften des Mondes weibliche Eigenschaften verbunden: empfänglich, flexibel, ausgleichend, verbindend, integrierend und gefühlsbezogen. In der Astrologie wird der Mond mit der Großen Mutter in Verbindung gebracht und bezeichnet ebenfalls das innere Zuhause eines Menschen.

Der weibliche hormonelle Regelkreis als Kaskadensystem

Die weibliche Mensis verkörpert den Mond-Monat. Ein gesunder weiblicher Zyklus drückt aus, dass die Frau sich in der Ordnung des Mondes und seiner weiblichen Kräfte befindet.

Wie sieht der weibliche hormonelle Regelkreis im Überblick aus? In einem gynäkologischen Fachbuch wurde er mit einem fein aufeinander abgestimmten Kaskadensystem verglichen. Das finde ich zutreffend und schön. Wir können uns dies in Form eines stufenförmigen Wasserfalls im weiblichen Körper vorstellen:

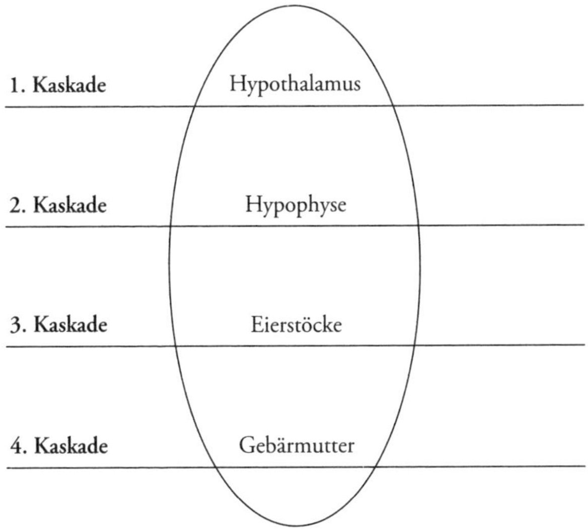

Kaskaden im weiblichen Körper

Erste Kaskade: Der Hypothalamus sammelt die Einflüsse vom limbischen System in Form von geistigen, seelischen und körperlichen Impulsen der Frau. Er verarbeitet die inneren und äußeren Einflüsse und gibt sie in Form des Freisetzungshormons Gn-RH (Gonatropes Releasing-Hormon) an die Hypophyse weiter.

Zweite Kaskade: Die Hypophyse wird durch dieses Hormon stimuliert und bildet daraufhin das Follikel-stimulierende Hormon und das Luteinisierende Hormon. Sie gelangen über den Blutweg zu den Ovarien.

Dritte Kaskade: Ein ausgewogenes Zusammenspiel von FSH und LH fördert die Follikelreifung und die Östrogenproduktion in den Eierstöcken. Durch einen kurzfristigen und steilen Anstieg des LH kommt es in der Zyklusmitte zum Eisprung. Nach dem Eisprung wird der Rest des Graaf-Follikels unter Einfluss von LH durch Einlagerung eines gelben Pigments zum Gelbkörper *(Corpus luteum)* umgewandelt. Die Eierstöcke bilden die beiden größten Wasserbecken des Kaskadensystems. Der zweifache Zustrom ihrer Hormone gelangt zum Hauptbecken des Wasserfalls, der Gebärmutter.

Vierte Kaskade: Das Östrogen der Follikel wirkt auf den Uterus ein, so dass in der ersten Zyklushälfte die Schleimhaut aufgebaut wird. Der Gelbkörper erzeugt in der zweiten Zyklushälfte das Progesteron, das die Gebärmutter auf eine Schwangerschaft vorbereitet. Kommt es zu keiner Befruchtung, bildet sich gegen Ende des Zyklus der Gelbkörper zurück, die Produktion von Progesteron erlischt und Teile der Gebärmutterschleimhaut werden durch die monatliche Blutung ausgeschieden.

Der hormonelle Regelkreis wird durch die Rückkoppelung der Eierstockhormone an den Hypothalamus geschlossen. Sobald ein ausreichend hoher Spiegel von Östrogen bzw. Progesteron im Blut erreicht ist, hört der Hypothalamus auf, Freisetzungshormone zu produzieren. Fällt der Östrogen- bzw. Progesteronspiegel unter ein bestimmtes Niveau, so beginnt der Hypothalamus wieder zu arbeiten.

Die von den Drüsen ins Blut abgegebenen Mengen an Hormonen sind minimal. Doch schon geringfügige Änderungen der Konzentration im Blut können tiefgreifende Veränderungen bewirken. Es ist von daher verständlich, dass die Hormonabgabe exakt gesteuert wird, indem Hemmung und Stimulierung durch einen Regelkreis fein aufeinander abgestimmt werden.

In das feine Gewebe der hormonellen Beeinflussung der Sexualorgane kann der Geist der Frau hineinwirken, um körperliche Veränderungen zu bewirken, die eine Empfängnis nicht zulassen. Hormone sind winzige Botenstoffe, die von bestimmten Drüsen über den Weg des Blutes eine „Botschaft" zu einem Organ bringen und dort Veränderungen bewirken. Die weiblichen Sexualhormone unterliegen direkt den obersten Steuerungsdrüsen Hypothalamus und Hypophyse. Mithilfe eines klar ausgerichteten Willens kann die Frau vor allem auf die Produktion von Östrogen und Progesteron einwirken. Ihre beiden wichtigsten Ansatzpunkte dafür sind die Gebärmutter und der Schleimpfropf am Gebärmutterhalskanal.

Die Zielorte der spirituellen Empfängnisverhütung

Grundsätzlich ist es nicht nötig, dass eine Frau genau versteht, wie sie konkret ihr hormonelles Geschehen beeinflussen kann. Allein die Konsequenz ihrer inneren Entscheidung hat die Kraft, auf ihren Körper einzuwirken. Es kann jedoch hilfreich sein, die genauen Abläufe des Körpers zu verstehen, damit der Verstand weniger blockiert und mehr Akzeptanz entsteht.

Der unterste, schmale Abschnitt der Gebärmutter, der in die Scheide hineinreicht, ist der *Gebärmutterhals.* Er wird meist kurz *Zervix* genannt. Der sicht- und tastbare Anteil des Uterus in der Vagina wird Muttermund oder *Portio* genannt. Der Gebärmutterhals ist insgesamt ca. 3 cm lang und wird unterteilt in die Portio supravaginalis, der oberhalb von der Scheide reichende Teil, und in die Portio vaginalis, der zapfenförmig in die Scheide ragende Teil. Zur Scheide hin wird der Gebärmutterhals durch den äußeren Muttermund und zum Uteruskörper hin durch den inneren Muttermund abgeschlossen, um die weiter innen liegenden Sexualorgane vor dem Eindringen von Erregern zu schützen.

Der Gebärmutterhals hat eine wichtige Bedeutung für die spirituelle Empfängnisverhütung. Er besteht aus straffem Bindegewebe und glatter Muskulatur, welche den Zervikalkanal umgeben. Während der Anteil der Muskulatur gering ist, besitzt der Gebärmutterhals eine reich untergliederte Schleimhaut. Seine stark gefältelte Wand ist mit ca. 100 Schleim produzierenden Drüsen ausgekleidet, die einen zähen, für Spermien und Erreger undurchlässigen Schleim bilden. Dieser Schleim verschließt das Innere der Gebärmutterhöhle wie einen Pfropf, um es vor Keimen aus der Scheide zu schützen. Unter dem hormonellem Einfluss des weiblichen Zyklus wird der Schleim beim Eisprung und bei der Menstruation dünnflüssig und damit durchlässig. Die Zusammensetzung des Schleims wird von Östrogen und Progesteron in einem sensiblen Zusammenspiel gemeinsam beeinflusst.

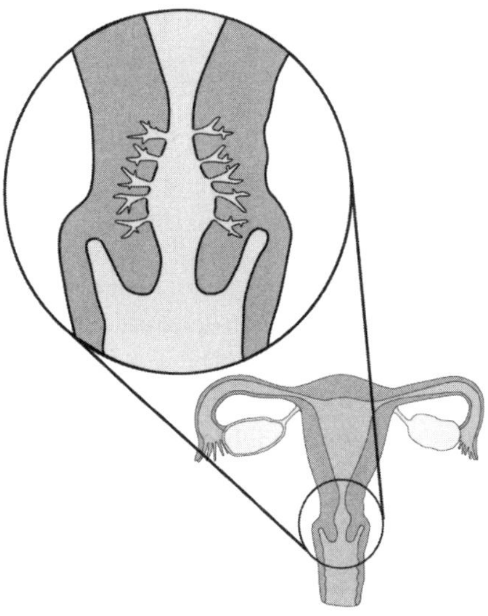

Krypten im Gebärmutterhals

Die zahlreichen Drüsen des Zervikalkanals bilden fein verzweigte Drüsengänge oder kleine Höhlen, die wegen ihres verborgenen Charakters auch *Krypten* genannt werden. Hierhin können die Spermien auf ihrem Weg zum weiblichen Ei gelangen, werden vom Schleim ernährt und können dort bis zu mehreren Tagen verweilen, bevor sie weiter hochsteigen.

Der *Zervixschleim* ist aus einem dichten Netzwerk von Muzin- oder Schleimfäden aufgebaut, das für Spermien nicht durchlässig ist.

In der Zeit vor dem Eisprung erweitert sich der Kanal im Gebärmutterhals. Die Drüsen produzieren viel Schleim. Dieser wird durch die Einwirkung von Östrogen dünnflüssiger und fadenziehend, das heißt, er lässt sich zu großen, bis zu 10 cm langen Fäden spinnen. Die Muzinfäden sind aufgelockert und ordnen sich jetzt parallel an, so dass winzige Öffnungen entstehen, die für Spermien durchlässig sind.

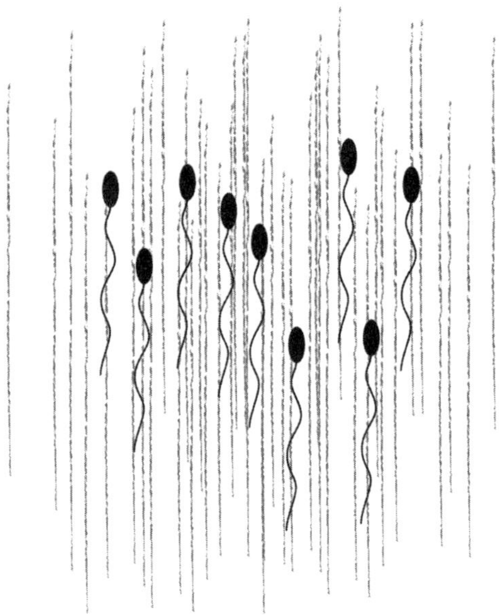

Schleimhautnetzwerk vor dem Eisprung

Wird der Zervixschleim in dieser Zeit auf ein Glasplättchen verteilt und lässt man ihn eintrocknen, kristallisiert er zu einem Muster aus, das dem Farnkraut vergleichbar ist.

In der zweiten Zyklushälfte wird unter dem Einfluss von Progesteron weniger Schleim gebildet. Das Netzwerk aus Muzinfäden verdichtet sich, ordnet sich engmaschig an und wird dadurch für Spermien wieder zu einer undurchdringlichen Barriere.

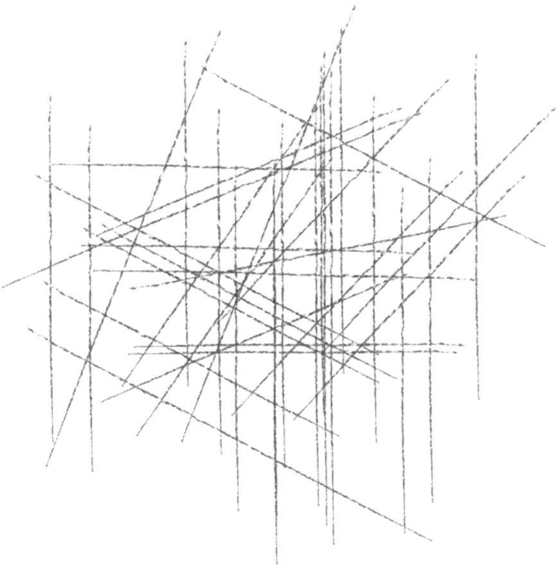

Schleimhautnetzwerk nach dem Eisprung

Der Schleimpfropf ist ein wichtiger Zielort, den wir für die spirituelle Empfängnisverhütung nutzen können. Die Übungen dazu werden im Praxisteil vorgestellt. Der Schleimpfropf spielt ebenfalls eine wichtige Rolle bei der Verwendung der „Minipille". Durch eine hormonelle Manipulation fällt die Verflüssigung aus und der Pfropf bleibt für Spermien undurchlässig.

Die *Scheide* oder Vagina ist ein weiterer Ort, an dem spirituell verhütet werden kann. Viele Frauen tun dies auch, meist unbewusst. Die Vagina ist ein 8 bis 12 cm langer elastischer Muskelschlauch, der die Verbindung zwischen Gebärmutter und den äußeren weiblichen Genitalien herstellt. Ebenso wie bei der Haut besteht der Schutz der Vagina in einem saurem Milieu, das für die meisten Erreger unverträglich ist. Das Sekret der Scheide stammt aus den Drüsen des Gebärmutterhalses und aus abgestoßenen vaginalen Zellen. Aus dem Zucker der abgeschilferten Zellen entsteht mithilfe von stäbchenförmigen Milchsäurebakterien (Döderleinsche Bakterien) Milchsäure. Die Milchsäure, das Laktat, ist für das typisch saure Milieu der Scheide mit ihrem pH-Wert von 4,0 verantwortlich. Das saure Milieu schützt die weiter innen liegenden Sexualorgane vor aufsteigenden Krankheitserregern.

Ähnlich wie die männlichen Sexualorgane verändern sich auch die weiblichen Organe während der sexuellen Vereinigung. Sie passen sich damit den Bedingungen einer Empfängnis an. Das Sekret der Scheide wird pH-neutral. Die Zervix produziert dünnflüssigen Schleim, so dass die Fortbewegung der Spermien erleichtert wird.

In meiner Arbeit mit Frauen zwischen 35 und 45 Jahren, die einen unerfüllten Kinderwunsch hatten, konnte ich in der letzten Zeit beobachten, dass der innere, meist unbewusste Widerstand gegen eine Empfängnis sich auch in einem sauren Scheidenmilieu äußern kann. Während der sexuellen Vereinigung stellt sich bei ihnen das Milieu in der Scheide nicht um, sondern bleibt weiterhin sauer. Die Samenflüssigkeit des Mannes ist mit einem pH-Wert von ca. 7,3 schwach alkalisch. Ejakuliert der Mann in der Scheide, macht das saure Milieu die Spermien bewegungsunfähig. Ein stärkeres saures Milieu tötet die Spermien sogar ab. Es kommt zu keinem Kontakt zwischen Ei- und Samenzelle und daher zu keiner Empfängnis.

Auf diese Weise wird die Scheide zu einem Ort der Verhütung. Meistens geschieht dies unbewusst, häufig sogar gegen den erklärten Willen der Frau. Schulmediziner setzen hier an, indem sie mit einem Katheter das Ejakulat das Mannes an der Scheide vorbei direkt in die Gebärmutterhöhle hineingeben. Dieser Vorgang wird „intrauterine Insemination" genannt.

Eine weitere Möglichkeit der unbewussten Verhütung von Frauen ist im eigenen *Immunsystem* angelegt, die sogenannte immunologische Ursache der Kinderlosigkeit. Es kommt manchmal vor, dass das Abwehrsystem der Frau die Samenzellen des Mannes als Fremdkörper ansieht. Der Körper der Frau produziert dann Antikörper, die sich gegen die Spermien richten und diese zerstören. Diese Sperma-Antikörper können sowohl im Blut der Frau zirkulieren als auch örtlich im Schleim des Gebärmutterhalses vorhanden sein. Wenn die Antikörper ausschließlich im Zervixschleim lokalisiert sind, wird in der Schulmedizin das Sperma des Partners direkt in die Gebärmutterhöhle eingebracht.

Wenn Sperma-Antikörper vorhanden sind, gibt es nach meiner Erfahrung bei der Frau tiefliegende psychische Blockaden gegen eine Schwangerschaft. Häufig weist die Beziehung zur eigenen Mutter heftige emotionale Verletzungen und Konflikte auf. Ist die Frau bereit, sich auf eine längere und konsequente innere Arbeit mit sich selbst einzulassen, können ihre Konflikte behoben werden. Die Bildung von Antikörpern wird eingestellt.

Fasse ich das Wissen um die Körpervorgänge der Frau und bisherige Formen von unbewusster Verhütung zusammen, ergeben sich insgesamt vier körperlich-hormonelle Ansatzpunkte, um eine Schwangerschaft spirituell zu verhüten:

- Die Befruchtung: Es findet keine Befruchtung statt. Das Ei wird abgedichtet und es wird verhindert, dass Spermien zum Ei gelangen.
- Die Gebärmutter: Die Schleimhaut nimmt kein Ei auf.
- Der Schleimpfropf: Der Pfropf bleibt dicht und lässt nicht zu, dass Spermien ihn durchdringen.
- Die Scheide: Das Milieu der Scheide und des Schleimpfropfes bildet für Spermien eine Barriere, die sie am Weiterkommen hindert.

Diese Ansatzpunkte für eine spirituelle Empfängnisverhütung werden im Praxisteil III ausführlich behandelt.

12
Die Ausrichtung der Paarenergie auf ein gemeinsames Interesse

Der Wille der Frau entscheidet darüber, ob sie ein Kind empfängt oder nicht. Ihre Absicht bildet den inneren Kern der energetischen Botschaft zur geistigen Welt. Doch auch der Mann hat eine wichtige Aufgabe. Er stärkt seiner Partnerin den Rücken und unterstützt sie darin, die Kraft ihrer Botschaft halten und genau ausrichten zu können.

Der eigentliche Vorgang der spirituellen Verhütung könnte von der Frau auch allein durchgeführt werden. Wenn Mann und Frau sich jedoch einig sind, kein Kind (mehr) empfangen zu wollen, und der Mann durch seine Zuneigung die Botschaft der Frau unterstützt, vereinigen sich ihre Interessen und werden um ein Vielfaches verstärkt. Es ist deshalb wichtig und wunderschön sowohl für das Paar als auch für die Seelen im Jenseits, wenn beide sich einig sind und ihre Energiekörper auf ein gemeinsames Interesse ausrichten.

Dazu ist es nötig, dass sie zunächst ihre emotionale und mentale Beteiligung an diesem Thema kennenlernen und die Meinung des Partners bzw. der Partnerin verstehen und achten. In ehrlichen und vertrauensvollen Gesprächen könnten sie sich über ihre Gefühle, ihre Ansichten, Wünsche und Interessen austauschen. Anschließend sollten sie ihre jeweiligen unterschiedlichen Standpunkte klären und eine Lösung dafür finden, was ihre gemeinsame persönliche Botschaft an die Wesen im Jenseits ist. Die Botschaft des liebenden Paares sollte dann konkret und genau formuliert werden. Beide verbinden sich somit zu einem gemeinsamen Interesse.

Ihre *Botschaft, die Seele wegzuschicken,* könnte lauten:

Liebes Wesen,

wir spüren, dass Du in unserer Nähe bist. Wir werden uns gleich als Mann und Frau vereinigen. Wenn es Dein Wunsch ist, noch eine Weile bei uns zu bleiben, dann sei willkommen. Wir verbinden uns nun im Herzen mit Dir und schicken Dir Freude und Licht … (Stille)

Dennoch sagen wir Dir jetzt in aller Deutlichkeit: Wir stehen für Dich als Eltern nicht zur Verfügung! Und wir geben Dir keine Erlaubnis, dass Du unsere Paarenergie als Energiebrücke zur Erde nutzt. Wir möchten nicht, dass Du unser Kind wirst.

Bitte respektiere unsere Entscheidung und geh jetzt! Suche Dir andere Eltern, um auf die Erde zu kommen. Wir wünschen Dir dabei Klarheit, Zuversicht und Mut. Wir grüßen Dich in Liebe.

Die *Botschaft für eine spätere Verabredung* könnte lauten:

Liebes Wesen,

wir spüren, dass Du in unserer Nähe bist. Wir möchten Dich gern als Kind zu uns einladen, aber es ist jetzt nicht der richtige Zeitpunkt für uns. Es ist uns jetzt nicht möglich, weil … (Gründe genau anführen).

Respektiere bitte unsere Entscheidung und komm später wieder. Warte auf ein Zeichen von uns. Das Zeichen, das wir Dir schicken, ist ein … (Symbol, Bild, Wort oder Energie aussuchen).

Wenn wir für Dein Kommen bereit sind, werden wir Dich rufen. Das versprechen wir Dir. Bis dahin wünschen wir Dir für Deine weitere Entwicklung viel Liebe. Bitte geh jetzt!

Damit die erste Version der Botschaft dauerhaft wirkt, ist es wichtig, in der Kraft dieses „Nein" zu bleiben und alle entgegengesetzten Gedanken und Gefühle wegzuschicken. Für die zweite Version ist es nötig, die persönlichen Gründe, warum die Seele zu diesem Zeitpunkt nicht erwünscht ist, genau anzugeben. Es ist sehr wohl möglich, und ich kenne einige Beispiele dafür, dass Eltern und anklopfende Seele eine verbindliche Verabredung für einen späteren Zeitpunkt treffen. Wenn dann der Zeitpunkt ihrer Bereitschaft gekommen ist, sagen die Eltern „Ja" zu einem gemeinsamen Leben und sprechen bewusst die Einladung an die Seele aus.

Die Kommunikation mit der geistigen Welt verläuft ähnlich wie bei uns auf der Erde. Dabei ist eines unbedingt zu beachten: Die Verabredungen sollten mit großer Achtung, Liebe und Verbindlichkeit geschehen, damit es zu keinen Verletzungen kommt. Auch ist zu bedenken, dass die anklopfenden Seelen in der Regel eine bestimmte Zeitkonstellation für ihre Geburt benötigen, damit sie alle kosmischen Kräfte für eine optimale Entwicklung auf der Erde erhalten. Hier ist Achtung und ein hohes Maß an Bewusstheit nötig.

In der Regel wird die Seele sich wieder bei der Frau melden. Wenn die Frau spürt, dass ihr Kinderwunsch immer drängender wird, kann sie davon ausgehen, dass die Seele es nun ernst meint. Das Paar müsste den Zeitpunkt noch einmal überdenken und vielleicht, wenn es möglich ist, revidieren.

Wie sieht der Vorgang der bewussten gemeinsamen Verhütung auf der Energieebene aus? Was ist dabei zu beachten?

Wichtig für die Frau, einen klaren Kanal für die Botschaft zu bilden, ist ihr konsequentes „Nein" zur Empfängnis. Ihr Partner unterstützt sie darin auf der energetischen Ebene. Ist seine Liebe rein, das heißt, gilt seine Liebe ihr und ihrem wahren Wesen und ist sie überwiegend frei von egoistischen Zielen der Selbstbefriedigung, so versorgt die Kraft seines erigierten Gliedes die Frau mit liebender Erdenergie. Der *Phallus* birgt in sich die subtile Kraft der Erde, die sich nach der Vereinigung mit dem Himmel, dem weiblichen Schoß, sehnt.

Der energetische Vorgang der bewussten gemeinsamen Verhütung

- Die Erdenergie des Mannes steigt als sexueller Impuls freudig in ihm auf.
- Die Sehnsucht der Glückslippen und der Vagina der Frau zieht die männliche Kraft an.
- Sie fließt bei der sexuellen Vereinigung in die Frau hinein und erfüllt ihren Schoß.
- Dabei aktiviert seine phallische Energie ihr erstes Chakra.
- Von dort steigt die gemeinsame Erdkraft weiter hoch in ihr zweites Chakra.
- Durch das Geschenk seiner sexuellen Energie und ihrer Hingabe werden das erste und zweite Chakra bei der Frau und damit ihr Erdelement gestärkt.
- Die sexuelle Kraft ihres zweiten Chakras gibt der Lichtspirale eine kraftvolle Basis und verstärkt ihre Ausrichtung in die geistige Welt.

Die Aufgabenverteilung zwischen Mann und Frau

Die Frau baut innerlich den Kontakt zur anklopfenden Seele auf und übermittelt die Botschaft. Der Mann hält dabei ihren geöffneten und geistig empfangenden Körper, indem er ihn wie eine schützende Schale umgibt.

Das geistige Zusammenwirken zwischen Mann und Frau wird für beide zu einem wunderbaren und erfüllenden Erlebnis. Wenn bei diesem meditativen Vorgang ihre Herzen im Gleichklang schwingen, entsteht ein Gefühl intensiver Freude, grenzenloser Freiheit und spiritueller Ekstase. Beide heben ihr Energieniveau spürbar an und schwingen sich in höhere geistige Sphären auf. Deutlich fühlen sie die Liebe und das Licht ihres innersten Wesens. Durch die höhere Schwingung kann die anklopfende Seele mit ihrer feinen Energie leichter mit ihnen kommunizieren.

Wenn sie später den Wunsch haben sollten, diese oder eine andere Seele in ihr Leben einzuladen, schaffen sie durch den Ausgleich von männlicher und weiblicher Kraft in ihrer Partnerschaft eine gute Matrix für ein harmonisches Wesen. Je harmonischer Mann und Frau miteinander kommunizieren, umso besser sind die Voraussetzungen für das Kind.

Um die Paarenergie auf ein gemeinsames Interesse auszurichten, gibt es ebenfalls die Unterstützung der geistigen Helfer. Jeder Mensch wird an seiner Seite von Engeln und geistigen Wesen begleitet, die seinem Leben dienen. Praktiziert ein Liebespaar spirituelle Verhütung, kann es die Helfer von Mann und Frau bitten, sie zu unterstützen. Gern werden die lichten Wesen ihre Liebe, Sanftheit und Freude in die Kommunikation mit einfließen lassen, damit sie zum Wohle aller verläuft und eine harmonische Einigung erzielt wird. Auf diese Weise gestaltet sich der Kontakt zwischen den Menschen auf der Erde und den anklopfenden Seelen im Astralreich ehrlich, achtsam und liebevoll. Die Ätherschicht um die Erde wird gereinigt und erholt sich von alten Verletzungen.

Es wäre schön, wenn immer mehr liebende Paare spirituelle Verhütung, oder Kommunikation mit der geistigen Welt, praktizieren würden. Mann und Frau verbinden sich bewusst zu dem gemeinsamen Interesse einer verantwortlichen Verhütung. Die Manipulation des Frauenkörpers wird bald der Vergangenheit angehören.

Teil III
Praxis

13
Das Einüben praktischer Methoden zur Verhütung

Die Theorie ermöglicht es, alte Sichtweisen zu verändern und den Geist für neue Dimensionen der Wahrnehmung zu öffnen. Das Einüben praktischer Methoden lenkt den Geist dann jedoch auf die bewusste Gestaltung von Beziehungen, auf die konkrete Beziehung zwischen Menschen auf der Erde und Wesen in der geistigen Welt.

Erst die Praxis wird uns vermitteln, dass wir zunehmend die Verantwortung für die Gestaltung des Lebens in unser Blickfeld rücken und den Mut spüren, sie bereitwillig und freudig zu übernehmen. Praktisches Einüben erlaubt uns, eigene schöpferische Kräfte kennenzulernen und bewusst mit ihnen umzugehen. Viele kleine und große Schritte bringen uns zu der Erkenntnis, dass wir selbst die Schöpfer und Schöpferinnen unseres Lebens sind und die Möglichkeit besitzen, unsere konkrete Lebenssituation so zu erschaffen, dass sie zu unserm und zum Wohle aller Wesen dient.

Liebe Leserin,

in diesem Teil des Buches stelle ich Dir eine Vielzahl von praktischen Verhütungsmethoden vor. Zunächst beschreibe ich die Methoden theoretisch und anschließend gebe ich eine genaue Anleitung, wie Du die Methode zu Hause selbst durchführen kannst. Bitte verschaffe Dir zunächst einen Überblick über diesen Praxisteil und merke Dir dabei, welche Methoden Dich neugierig machen und welche Dir eher fremd bleiben.

Wenn Du Lust hast, eine Methode auszuprobieren, übe sie eine Zeit lang, bis Du mit ihr vertrauter geworden bist. Wenn Du dann spürst, wie Deine Kraft mit dem Üben wächst, kannst Du anfangen, die Methode in Deine tägliche Verhütungspraxis mit einzubeziehen. Ich möchte Dich hier nachdrücklich bitten, spirituelle Methoden über einen längeren Zeitraum gemeinsam mit Deiner bisher gewohnten Verhütung anzuwenden. Überschätze Dich nicht! Als westliche Frauen eignen wir uns heute das wieder an, was für Frauen in anderen Kulturen lange selbstverständlich war und teilweise noch ist: den Körper bewusst wahrnehmen, Verbindung zur geistigen Kraft herstellen und unsere Absicht auf ein Ziel ausrichten.

Erst wenn Du Dich ganz sicher fühlst und Deiner eigenen Kraft vollkommen vertraust, was möglicherweise Monate oder sogar Jahre dauern mag, kannst Du anfangen, ausschließlich spirituelle Verhütung anzuwenden. Beginne auch dann zuerst mit Deinen unfruchtbaren Tagen und taste Dich langsam vor zu Deinen fruchtbaren Tagen.

Der Aufbau der geistigen Kraft braucht Ausdauer, Konzentration, Achtsamkeit und viel Übung. Lass Dir Zeit dafür und mach Dir immer wieder bewusst, dass Du genügend Zeit hast.

Es geht nicht um ein Ziel, es geht um Dich, um die Entwicklung Deiner schöpferischen Energie. Du kannst die spirituelle Verhütung zu einem wichtigen Teil Deines geistigen Weges machen. Nutze sie für Dich, für Dein Wachstum. Wende sie an und Du wirst sehen, was sie Dir bringt.

Liebe Leserin und lieber Leser,

Wie könnt Ihr beide als liebendes Paar die Methoden der spirituellen Verhütung einüben und in Eurer Sexualität anwenden? Ich schlage vor, dass Ihr das Buch zunächst gemeinsam ganz durchlest und es unter den folgenden Aspekten miteinander besprecht:

- Was hat Euch gefallen?
- Was ist Euch fremd geblieben?
- Wo hattet Ihr Schwierigkeiten im Verständnis?
- Welche Emotionen wie Ängste und Zweifel, welche Widerstände sind hochgekommen?
- Welche Fragen habt Ihr noch an den Inhalt?

Tauscht Euch intensiv miteinander aus, so dass der Inhalt des Buches nach und nach zu einem Teil Eurer Sichtweise von bewusster und verantwortlicher Verhütung wird. Wichtig ist, dass Ihr Eure jeweiligen persönlichen Ansichten, Einschätzungen und Überzeugungen genau kennenlernt und die vielleicht davon abweichende Position des anderen nicht beurteilt. Akzeptiert unterschiedliche Meinungen und Vorlieben. Vertrauen, Achtung und Wertschätzung füreinander können dadurch wachsen.

Als Nächstes lest den Praxisteil noch einmal durch. Welche Methoden sprechen Euch am meisten an? Probiert zunächst mehrere davon aus und teilt einander mit, welche Erfahrungen Ihr dabei gemacht habt.

Einigt Euch dann auf eine gemeinsame Methode oder auf eine Kombination von mehreren Methoden. Übt diese eine ganze Weile, bis Ihr immer sicherer werdet. Bezieht diese Methoden in Eure bisherige Verhütungspraxis mit ein. Verwendet materielle und geistige Methoden eine Zeit lang gemeinsam, bis Sicherheit, geistige Kraft und Vertrauen in Euer gemeinsames Energiefeld aufgebaut sind. Dann praktiziert die spirituelle Verhütung zunächst an den unfruchtbaren Tagen und schließlich, wenn Ihr Euch ganz sicher seid, wendet sie ausschließlich an.

Dieser Prozess kann mehrere Jahre dauern. Habt keine Eile, überstürzt nichts! Es ist wunderbar, sich durch neue Erfahrungen zu öffnen und gemeinsam zu wachsen. Ihr werdet bald merken, dass dieser wirklich gemeinsame Verhütungsweg eine neue Lebendigkeit in Eure Partnerschaft bringt. Intimität, Spontaneität, Schönheit und Liebe werden aufblühen.

Lasst Euch auf dieses Abenteuer ein!

14
Die Lichtspirale der Frau

Die Lichtspirale ist die energetische Brücke vom Körper der Frau zur geistigen Welt. Jede Frau besitzt diese Lichtspirale. Sie kann mit einer geistigen Nabelschnur verglichen werden. Wie jeder Mensch einst durch die Nabelschnur mit seiner Mutter verbunden war, so besitzen Frauen eine geistige Nabelschnur, mit der sie Kontakt zu den Seelen im Astralbereich aufnehmen können.

Über die Nabelschnur oder Lichtspirale inkarnieren sich die ankommenden Wesen. Alle Menschen auf der Erde sind über die Lichtspirale von der Astralebene auf die physische Ebene der Erde gekommen.

Die geistige Nabelschnur ist an dem Schwerpunkt des weiblichen Körpers, etwas unterhalb des Bauchnabels befestigt. Sie steigt aus dem Spiralwirbel des zweiten Chakras auf und besteht aus ätherischer Lichtenergie. Je weiter sie ins Geistige geht, umso feiner werden ihre Schwingungen. Aus der Quelle in der Mitte des zweten Chakras fließt fortwährend Energie in die Nabelschnur hinein. In spiralförmigen Windungen steigt die Lichtschnur langsam nach oben. Im räumlichen Sinne gibt es kein Oben, sondern eher eine Dimension der Tiefe in andere Schwingungen hinein, in immer lichtere Ebenen. Im Innern der Nabelschnur ist Leere, kein Raum- und Zeitgefühl, nur einfaches Da-Sein. Die Nabelschnur ist lang und reicht hoch hinauf in die astralen Ebenen, in denen sich die anklopfenden Seelen aufhalten. Am oberen Ende der Nabelschnur besteht eine Art Energietrichter, der nach außen weit geöffnet ist.

Die Nabelschnur kann mit einer *Telefonverbindung zum Jenseits* verglichen werden. Das lässt sich so einfach wie eine Kommunikation von zwei Menschen über das Telefon vorstellen. Der eine Hörer befindet sich am Nabelzentrum der Frau und der andere in Form des Trichters ragt weit nach oben in die geistige Welt. Mit der Lichtspirale als einer geistigen Telefonschnur kann jede Frau Kontakt aufnehmen zu den Seelen im Jenseits. Wenn eine Frau einen Kinderwunsch hat, kann sie mit der Lichtspirale eine Seele einladen, zu ihr zu kommen. Wenn eine Frau sich sicher ist, dass sie kein Kind (mehr) will, kann sie ebenfalls mithilfe der Lichtspirale zur Seele sprechen und ihr mitteilen, dass sie nicht kommen soll.

Die Lichtspirale ist ein wunderbares Geschenk der Schöpfung an die Frau. Es ist wichtig, dass viele Frauen heute von der Existenz der geistigen Nabelschnur wissen. Mit ihrer Hilfe können sie einen direkten Kontakt zur geistigen Welt aufnehmen. Frauen können damit eine Empfängnis verhüten und ebenso eine Seele zum Kommen einladen. Entscheidend ist, dass die Kontaktaufnahme mit den Wesen bewusst und liebevoll geschieht, damit Gewalt, Verletzungen und Unbewusstheit in der Kommunikation zwischen den Welten beendet wird und endlich Frieden eintritt zwischen den Seelen im Diesseits und Jenseits. Für diesen Frieden ist die Frau als Mittlerin zwischen Himmel und Erde verantwortlich.

Die Übung der Lichtspirale ist für die Frau die einfachste und direkteste Methode der Verhütung. Wie kann die Lichtspirale nun konkret für die spirituelle Empfängnisverhütung genutzt werden?

Liebe Frau!

Ich leite Dich nun durch diese Übung, damit Du den optimalen Nutzen für Dich daraus ziehen kannst.

Ich danke Dir, dass Du Dich darauf einlässt, und wünsche Dir Mut und Vertrauen für Deinen inneren Prozess.

Lieber Mann!

Ich bitte auch Dich, den Text sorgfältig zu lesen, um Verständnis und Achtung für die feinen weiblichen Welten Deiner Partnerin zu entwickeln. Du kannst Deiner Partnerin die Anleitungen zu den Entspannungsübungen vorlesen oder Ihr könnt Euch gegenseitig bei der Körperentspannung begleiten. Probiere es aus. Ich danke Dir für Deine Offenheit und Bereitwilligkeit.

Vorbereitungen auf die Übung der Lichtspirale

Alle spirituellen Übungen, die ich nun vorstelle, beginnen damit, Dir einen guten Platz einzurichten, Deinen Körper zu entspannen und bewusst geistigen Kontakt zu Deinem Höheren Selbst sowie den Engeln und Helfern in Deinem Energiefeld herzustellen.

Bei der Übung der Lichtspirale sind alle Schritte, wie vorzugehen ist, vollständig enthalten, während bei den nachfolgenden Übungen die Vorbereitung nicht wiederholt, sondern nur der Hauptteil beschrieben wird. Du kannst für die anderen Übungen den gleichen oder einen leicht abgewandelten Einleitungstext verwenden.

Erster Schritt: Der Platz

Vergewissere Dich zunächst, dass Du genügend Zeit für die Übung hast und nicht durch Menschen, ein Telefon oder Handy abgelenkt wirst. Suche Dir einen Raum mit guter Atmosphäre. Er sollte angenehm warm und sanft beleuchtet sein. Stelle eine Blume, vielleicht eine Rose, in den Raum und zünde eine Kerze an.

Suche Dir dann einen guten und bequemen Platz zum Liegen und richte ihn liebevoll ein. Lege Dir lieb gewordene Dinge in Deine Nähe: einen Edelstein, das Bild eines Engels oder einer spirituellen Lehrerin, ein Bachblüten-Fläschchen, eine Puppe oder ein Kuscheltier. Lege Dich lang auf Deine Unterlage und decke Dich, wenn Du es brauchst, mit einer Decke wohlig zu. Wichtig ist vor allem, dass sich Deine Füße angenehm warm anfühlen. Falls nötig, lege eine zweite Wolldecke um sie herum. Wenn Du dazu neigst, leicht einzuschlafen, ist es besser, Du setzt Dich aufrecht hin.

Fühle die Bedeutsamkeit dessen, was Du tust. Sei Dir bewusst, dass Du nun etwas Heilendes, ja Heiliges unternimmst, das für Dich als Frau einen unschätzbaren Wert hat: Du trittst nun ein in den sanften Raum der Kommunikation mit der geistigen Welt.

Zweiter Schritt: Die Entspannung

Richte Deine Aufmerksamkeit zunächst auf Deinen Atem. Dabei kannst Du Deine Augen schließen oder sie geöffnet halten, wie es Dir angenehm ist. Atme einige Minuten lang tief ein und aus. Der Atem führt Dich hin zu Dir selbst. Atme bewusst und lass den Atem leicht und natürlich fließen. Spüre Dich dabei und richte Deine ganze Aufmerksamkeit auf das Ein- und Ausströmen Deines Atems. Fühle, wie sich Deine Lungenflügel mühelos ausdehnen und wieder zusammenziehen und wie diese Bewegung sanft durch Deinen ganzen Bauch weiterfließt.

Lass Deinen Körper schwer werden und vertraue Dich ganz Deiner Unterlage und der Erde an, die Dich trägt. Spüre die einzelnen Stellen, wo Dein Körper auf der Unterlage aufliegt, und schmiege Dich mit jedem Ausatmen wohlig in sie hinein. Spüre beim Einatmen, wie nicht nur Sauerstoff, sondern auch neue Lebenskraft, Zuversicht und Leichtigkeit in Deinen Körper hineinfließen. Auf dem Höhepunkt des jeweiligen

Ein- und Ausatmens halte kurz inne und fühle die Kraft Deiner gegenwärtigen Präsenz.

Beim Ausatmen spüre, wie nicht nur verbrauchte Luft aus Deinem Körper weicht, sondern auch alte Energien, die Du loslassen möchtest. Fühle genau, wo sie im Körper sitzen. Lass Anspannung und Stress aus Dir herausströmen, Unruhe und Angst, Zweifel und Skepsis, Urteile und Härte gegen Dich selbst. Spüre, wie all diese negativen grauen Energien Deinen Körper langsam verlassen und Du allmählich lichtvoller wirst. Auf dem Höhepunkt des Ausatmens halte wieder einen Augenblick inne und spüre Deine gegenwärtige Kraft. Vielleicht ist es angenehm für Dich, mit dem Ausatmen einen kleinen Seufzer zu tun. Dann tu dies und genieße es. Atme auch in Form von inneren Bildern darüber aus, was Dich noch gedanklich beschäftigt. Vielleicht sind es Erinnerungen an Begegnungen des vergangenen Tages, Gespräche mit Menschen bei Deiner Arbeit oder zu Hause, schwierige Situationen. All das lass mit dem Ausatmen los. Du brauchst es nicht mehr.

Spüre, wie Dein Körper leichter und immer leichter wird und sich langsam entspannt.

Dritter Schritt: Der Lichtkörper

Richte nun Deine Aufmerksamkeit auf Deine Füße. Wie geht es Deinen Füßen jetzt? Sind sie warm? Fühlen sie sich eher leicht oder schwer an? Ist da ein Kribbeln oder ein Druckgefühl? Empfindest Du sie als angenehm oder unangenehm? Bleib eine Weile in Kontakt mit ihnen. Wenn Deine Gedanken Dich ablenken, atme sie einfach aus und geh wieder zurück zu Deinen Füßen.

Richte nun Deine Aufmerksamkeit auf die Kraft der Gedanken in Dir, auf Deine schöpferische Kraft. Stell Dir vor, dass direkt hinter Deinen Füßen eine Landschaft beginnt, eine weite Landschaft mit einem Horizont. Visualisiere am Horizont eine kräftige aufgehende, golden strahlende Sonne. Lass sie aufsteigen bis zur Mitte des Himmels und fühle, wie ihre Strahlen die Landschaft erhellen und erwärmen. Dann lass zwei golden leuchtende, helle und angenehm warme Sonnenstrahlen in Richtung Deiner Füße fließen.

Genau in der Mitte Deiner Fußsohlen gibt es ein Energiezentrum. Öffne dieses Zentrum und lass das helle Sonnenlicht jetzt dort einströmen. Je ein Sonnenstrahl fließt in einen Fuß hinein. Spüre von innen, wie das goldene Sonnenlicht Deine Füße erwärmt und erhellt. Das Licht umhüllt Deine ganzen Füße. Es füllt alles aus, was in ihnen ist: die Muskeln und Knochen, die Sehnen und Bänder, die Blutgefäße, die Nerven-

und Lymphbahnen, die Haut, die Deine Füße umgibt. Entspanne Deine Füße und lass sie ganz los.

Visualisiere, wie das Sonnenlicht jetzt in Deine Beine weiterfließt. Über Deine Knöchel strömt das Licht in Deine Unterschenkel hinein und füllt sie von innen ganz aus, Dein Wadenbein hinten und Dein Schienbein vorn. Spüre, wie das Sonnenlicht sanft in jede Zelle einströmt und sich überall Licht und Wärme in Deinen Unterschenkeln ausbreiten. Entspanne Deine Unterschenkel und lass sie ganz los.

Das Licht fließt weiter in Deine Knie hinein, vorn zur Kniescheibe, in die Mitte des Gelenks und hinten zur Kniekehle. Lass auch hier los.

Jetzt strömt das Sonnenlicht in Deine Oberschenkel hinein. Es umspült jeden Muskel und jeden Knochen. Alle Gewebe werden sanft in Licht eingetaucht. Spüre die Wärme und die Entspannung und lass los.

Das goldene Sonnenlicht fließt jetzt in Deinen Unterleib hinein. Über Deine Leisten und Deinen Beckenboden sprudelt es wie ein fröhlicher Gebirgsbach in Deinen Bauch hinein. Spüre die Lebendigkeit des Lichtes, die Freude und Leichtigkeit, mit der es in Deine weiblichen Organe einströmt. Fühle, wie es in Deine Glückslippen hineinfließt und in Deine Klitoris.

Das Licht fließt jetzt in Deine Vagina hinein und füllt sie von innen ganz aus. Lass zu, dass das Sonnenlicht alles aufnimmt und umwandelt, was Du loslassen möchtest. Vielleicht sind da alte Verletzungen, Verkrampfungen, Ängste oder Schamgefühle. Behalte nichts davon, übergib jetzt alles dem Licht. Verweile einige Zeit in der Scheidenhöhle ganz hinten und spüre ihre feine Kraft.

Über Deinen Muttermund und den Gebärmutterhals strömt das Licht weiter in Deine Gebärmutter hinein. Fühle, wie Deine Gebärmutter von innen ganz ausgefüllt wird mit hellem goldenem Sonnenlicht. Übergib alte Verletzungen, Trauer und Schuld, Vernarbungen und Verwachsungen an die heilende und regenerierende Kraft des Lichtes. Lass hier wirklich ganz los. Das Licht wird alles umwandeln und erneuern. Gib Dich ihm hin!

Das Sonnenlicht strömt jetzt in Deine Eileiter hinein, in Deinen rechten und linken Eileiter. Es putzt sie von innen ganz durch und heilt die Energie von Verklebungen oder Entzündungen, so dass sie wieder neu durchlässig und beweglich werden. Spüre die Freude Deiner Eileiter beim Einströmen und Durchfließen des Lichtes. Entspanne Dich und lass sie ganz los.

Das fröhlich sprudelnde Licht fließt jetzt in Deine Eierstöcke hinein, in Deinen rechten und linken Eierstock. Fühle, wie das goldene Sonnenlicht in alle feinen Gewebe dieses Organs einströmt. Es ergießt sich freudig in all die unendlich vielen Eifollikel hinein. Die Freude und Kreativität Deiner Eierstöcke vermischt sich mit der Lebendigkeit des Lichtes, nimmt es dankbar auf. Spüre, wie die Energie von Freude, Ausgelassenheit und Leichtigkeit sich vermehrt. Nimm die neue Qualität dieses weiblichen Organs dankbar an. Lass Deine alten Vorstellungen über Deine Eierstöcke ganz los und spüre die wirkliche, die befreiende Energie, die in ihnen steckt. Übergib dem Licht Deine Verkrampfungen und Schmerzen, Deine Gefühle von Angst und Panik, vielleicht auch alte Energien von Zysten oder Entzündungen. Lass all das los. Das Licht nimmt alles Alte auf und transformiert es in eine neue freudige Energie, die es Deinem Körper und Deinem ganzen Leben gern zur Verfügung stellt.

Von den Eierstöcken fließt das Licht nun in den gesamten Bauchraum hinein. Es strömt zu Deiner Blase und nimmt hier vielleicht noch Reste von Druck und alten Ängsten weg. Lass sie ganz los. Es fließt nach hinten in Dein Gesäß hinein, in Deine Beckenknochen, in Dein Steißbein und Dein Kreuzbein. Lass auch hier ganz los. Das Licht fließt in Deinen Darm hinein, in Deinen Dünndarm und Dickdarm. Atme tief hinunter in die Welt Deines Darmes. Sanftes und helles Sonnenlicht flutet in alle Darmwindungen hinein, löst Altes, reinigt und putzt all seine Kanäle vollkommen durch. Entspanne anschließend Deinen gesamten Unterleib und fühle, wie er jetzt ganz und gar mit Licht und Wärme angefüllt ist.

Lass das Licht jetzt in Deinen Oberbauch einströmen: in Deinen Magen, direkt dahinter in die längliche Bauchspeicheldrüse, rechts in Deine Leber und darunter in Deine Gallenblase, links oben in die Milz und hinten seitlich Deiner Lendenwirbel in Deine rechte und linke Niere. Entspanne beim Einströmen des wohltuenden Lichtes nach und nach diese Organe. Es strömt nun in die Vertikale Deiner Wirbelsäule hinein, kräftigt und stützt sie. Es breitet sich flächig über Deinen gesamten Rücken aus. Atme tief durch und fühle die entspannende und heilende Wirkung des Lichtes.

Das Sonnenlicht strömt jetzt in Deinen Brustkorb hinein, in die Weite Deiner Lungenflügel rechts und links und in der Mitte, leicht nach links versetzt, in Dein Herz. Nimm den weiten Raum Deiner Lungen wahr und lass das Licht in sie einströmen. Atme tief und bewusst ein und aus. Von den Lungen ergießt sich das Licht in Dein Herz, in Deine Mitte. Fühle, wie Dein Herz das goldene Sonnenlicht dankbar aufnimmt und sich allmählich ganz damit füllt. Jede Zelle Deines Herzens wird neu geordnet und erfrischt. Fühle Dich geborgen und gehalten durch den gleichmäßigen Rhythmus Deines Herzens. Das Licht fließt auch sanft in Deinen Thymus hinein, der hinter Deinem knöchernen Brustbein oben liegt und für Deine Regeneration zuständig ist. Alle Organe und Gewebe, alle Zellen Deines Brustraumes füllen sich mit Licht, sie reinigen und regenerieren sich dabei. Fühle jetzt, wie das Licht in Deine Nackenmuskulatur einströmt. Stell Dir vor, wie das Sonnenlicht die Muskulatur in kleinen kreisenden Bewegungen sanft massiert. Lass alles los, was Du in Deinem Alltag an Verantwortung und Sorgen trägst. Mit dem hellen Licht strömt gleichzeitig ein feines Lächeln in Deinen Nacken ein. Das Lächeln nimmt alle Schwere und alle Lasten von Dir weg. Sei einfach da und lass es geschehen.

Über Deine Schultern fließt das Licht jetzt in Deine Arme hinein, in die Oberarme, die Ellenbogen und Unterarme. Fühle, wie Knochen und Muskeln, Sehnen und Bänder von dem sanften Licht ausgefüllt werden, und entspanne Dich dabei. Das Licht fließt weiter in Deine Hände hinein, bis in die Fingerspitzen.

Geh nun mit Deiner Aufmerksamkeit zum Rumpf zurück und lass das Licht jetzt in Deinen Hals einströmen. Es fließt nach hinten zur Nackenmuskulatur, in die Mitte und nach vorn zum Kehlkopf, darunter zur Schilddrüse. Verbinde Dich mit diesem feinen und wichtigen Organ und verweile eine Zeit lang dort. Spüre, wie Dein ganzer Hals mit Licht gefüllt wird, und lass ihn vollkommen los.

Das Sonnenlicht strömt nun in den Kopf hinein. Lass Deinen Kopf schwer werden und fühle, wie er sicher auf der Unterlage ruht. Öffne Deine Lippen ein wenig und spüre die Weite Deines Mundraumes. Geh mit Deiner Aufmerksamkeit weit nach hinten in Deinen Rachen hinein und bleibe dort eine ganze Weile. Löse sanft Deinen Unterkiefer und die Kiefergelenke und lass dann von unten her das Licht in den Oberkiefer einströmen. Nach und nach fließt es frei und mühelos in alle feinen Organe des Kopfes ein. Fühle, wie Dein Kopf sich dabei völlig entspannt und Du alle alten Vorstellungen, Konzepte und Gedanken über Dich selbst oder andere einfach loslässt.

Wenn Deine Gedanken einmal abschweifen, sag Dir ruhig: „Ich brauche nichts zu tun“, und komm einfach wieder zurück. Nacheinander füllen sich auch Deine Sinnesorgane mit Licht: Deine Nase und Nasennebenhöhlen, Deine Augen und Augenhöhlen, Deine Ohren, die sich weit in den Kopf hinein öffnen. Stirn, Schläfen und Wangen füllen sich ebenfalls mit Licht. Das Sonnenlicht dringt sanft in alle Windungen Deines Gehirns ein, löst und entkrampft die Nervenzellen. Es fließt in die kleinen, aber ungemein wichtigen Drüsen Deines Kopfes hinein, füllt sie von innen aus und ordnet ihre zarten Gewebe völlig neu, so dass sie leicht und sicher arbeiten können. Der ganze Kopf mit all seinen Zellen ist von goldenem Sonnenlicht durchströmt.

Jetzt geh mit Deiner Aufmerksamkeit zum Atem zurück und atme dreimal tief ein und aus. Beim Ausatmen lass noch Reste von Anspannung aus Deinem Körper hinausströmen.

Wandere nun mit Deinen inneren Augen in Deinen Körper hinein und schau nach, ob er sich überall entspannt anfühlt oder ob es Bereiche gibt, die noch nicht entspannt sind. Wenn ja, dann schicke Deinen Atem in diese Körperbereiche, verweile eine Zeit mit Deiner liebevollen Aufmerksamkeit in ihnen und lass die Energie von Anspannung mit dem Ausatmen weichen. Gibt es einen besonders hartnäckigen Bereich, so schicke noch einmal das goldene Sonnenlicht dorthin und stell Dir dabei vor, wie das Licht diesen Bereich mit einem Lächeln geduldig und sanft so lange massiert, bis alles gelöst ist.

Sollte in einem Bereich Deines Körpers auch nach längerer Zeit keine Entspannung eintreten, so steckt vielleicht ein körperliches oder tieferes seelisches Symptom dahinter. Die Übung sollte dann nicht weitergeführt werden, sondern erst das Symptom behandelt und auf der Körperebene gelöst werden. Es kann ebenfalls sein, dass sich hinter einer länger anhaltenden Verspannung ein unbewusster Widerstand verbirgt. Wenn es so ist, sollte er in einem Gespräch geklärt werden, bevor die Übung fortgesetzt wird.

Die Übung der Lichtspirale

Geh mit Deiner Aufmerksamkeit zu Deinem Bauchnabel. Fühle, wie es Dir in diesem Bereich Deines Körpers jetzt geht. Ist es eher warm oder kalt? Was genau kannst Du dort spüren, ein Kribbeln, eine leichte Vibration, Entspannung oder Druck? Lass Dich ganz auf diesen Moment ein. Geh mit all Deinen Sinnen, mit Deiner ungeteilten Aufmerksamkeit in den Bereich um Deinen Bauchnabel. Verweile dort einige Minuten. Wenn Dich Gedanken, Gefühle oder innere Bilder von der Konzentration auf diesen Körperbereich ablenken, dann atme sie sanft und liebevoll aus. Geh wieder zurück an diese Stelle.

Sei Dir bewusst, dass Du jetzt etwas sehr Bedeutsames unternimmst: Du nimmst Kontakt auf zu einem Instrument der Kommunikation mit der geistigen Welt. Sei Dir der Wertschätzung bewusst, die Du als Frau von der Schöpfung bekommen hast, als sie Dir das Geschenk der Lichtspirale anvertraut hat. Lerne dieses Geschenk annehmen und benutze es weise.

Visualisiere einige Zentimeter unter Deinem Bauchnabel eine kleine runde Platte aus goldenem Licht, etwa 2 bis 3 cm im Durchmesser. Lass in Dir das Bild entstehen, dass von dieser Platte nach oben hin eine Spirale aus strahlendem goldenem Licht aufsteigt. Die Spirale ist mit der Platte an Deinem Bauchnabel fest verankert. In kleinen sanften spiralförmigen Windungen steigt sie aufwärts. Direkt an der Platte ist sie etwas dicker und bildet einen kleinen Trichter aus Licht. Zu Deinem Bauch hin ist der Trichter geöffnet und schließt mit der Platte ab. Visualisiere eine Lichtverbindung zwischen Deinem zweiten Chakra am Kreuzbein und der Platte am Bauchnabel. Wandere nun mit Deiner Aufmerksamkeit von Deiner Körpermitte senkrecht hoch. Ungefähr ein bis zwei Meter oberhalb von Deinem Körper verläuft die Lichtspirale gleichmäßig im Durchmesser weiter nach oben.

Hast Du zunächst das Bild von außen gesehen, dann geh jetzt mit Deiner vollen Aufmerksamkeit in den Raum der Lichtspirale hinein. Was fühlst Du innen? Bemerkst Du die Stille? Kein Laut dringt hier ein. Es ist ein Raum der Ruhe, der Geborgenheit. Spürst Du sie? Bemerkst Du auch die Leere hier? Vielleicht mag sie Dir am Anfang etwas sonderbar erscheinen. Werde zunehmend mit der Leere vertraut. Weißt Du, dass Du an einem Ort weilst, an dem es keine Zeit gibt? In der Lichtspirale hört jedes Zeitgefühl auf. Etwas davon ist im unteren Bereich zunächst noch vorhanden, doch je höher Du mit Deiner Aufmerksamkeit steigst, umso mehr wirst Du bemerken, wie es allmählich verschwindet, bis schließlich nichts mehr da ist. Spürst Du es? Die Zeit hat sich aufgelöst. Jetzt! Du bist im ewigen Raum der Zeitlosigkeit angelangt.

In der Lichtspirale gibt es kein Gefühl. Kein Gedanke weilt hier. Wenn Du einen Gedanken bemerkst, bist Du noch nicht ganz eingetaucht. Geh tiefer hinein, in das Licht, in die Leere der Spirale. Lerne sie von innen her kennen und werde vertraut mit ihr. Lege nun bewusst alles ab, was Du seit Langem kennst und woran Du Dich gewöhnt hast. Hier ist alles neu. Lass Dich ganz auf das Neue ein.

Gleite sanft im Innern der Lichtspirale weiter nach oben, Windung für Windung. Genieße die Ruhe hier. Werde gelassen und ruhig, ganz ruhig. Kein Ziel ist zu erreichen. Alles ist bereits da. Es geht immer weiter nach oben. Folge dem Licht und der Leere. Sie werden Dich führen. Bleib ruhig, hab Vertrauen. Wenn Gedanken Dich beunruhigen, weißt Du, dass Du aus der Lichtspirale herausgegangen bist. Lass die Gedanken weiterziehen und geh wieder in die Lichtspirale hinein. Gleite weiter nach oben. Genieße die Schwerelosigkeit hier.

Sollte Dich ein Gefühl des Schwindels ergreifen, weißt Du, dass Du nicht mehr drinnen in der Lichtspirale bist, sondern draußen. Du bist im Verstand, hast ihm erlaubt, Dich herauszuziehen. Dein Verstand kann nicht nachvollziehen, was hier passiert, und signalisiert deshalb Deinem

Körper Schwindel, um Dich aufzuhalten. Triff nun die Entscheidung, Dich nicht mehr aufhalten zu lassen. Sag Deinem Verstand ganz ruhig: „Es ist alles in Ordnung. Du darfst jetzt ausruhen. Ich schätze Dich. Später brauche ich Dich wieder. Warte auf ein Zeichen von mir."

Dann geh mit Deinem Bewusstsein wieder in die Lichtspirale zurück. Versuche es von Neuem. Du wirst es schaffen! Lass Dich nicht aufhalten. Gleite weiter nach oben. Wenn Angst oder Unsicherheit aufkommt, atme sie aus und geh weiter.

So, jetzt bist Du bald angelangt. Du spürst, wie die Spiralwindungen größer werden. Die Energie in der Spirale wird sanfter, unendlich sanft. Du merkst, dass Deine Schwingung angehoben wird, sie wird leichter, lichter und liebevoller. Dein Verstand ist inzwischen ganz zur Ruhe gekommen. Du bist bei Dir selbst angelangt. Im Sein.

Dann merkst Du, dass es um Dich herum weiter wird. Du bist am oberen Trichter angelangt. Verweile nun. Hier ist die Öffnung nach oben, in die geistige Welt. Von hier aus kannst Du jetzt Kontakt zu ihr aufnehmen.

Erinnere Dich daran, was Du hier möchtest. Was hast Du mitgebracht? Was ist Deine Botschaft an die geistige Welt?

Vielleicht dies:

Hallo, wer ist da? Ich bin hier.
Ich bin … (Name einfügen).
Ich möchte mit Dir, liebe Seele,
Kontakt aufnehmen.
Ich will mit Dir sprechen.
Kannst Du bitte zu mir kommen?

Jetzt leuchtest Du mit dem Licht der Spirale den Himmel vor Dir ab, wie mit einem Scheinwerfer, den Du in der Hand hältst. Sei dabei ganz offen, ruhig und achtsam. Lass Dir Zeit.

Dann nimm bitte Kontakt zur Seele auf. Geh mit all Deiner Aufmerksamkeit in Dein Herz hinein. Spüre die Kraft der Sehnsucht und Liebe in Deinem Herzen.

Sei Dir bewusst: Wenn eine Seele ehrlich und direkt mit einer anderen Seele Kontakt aufnimmt, ist im gleichen Moment dieser Kontakt da. Der Kontakt ist unabhängig davon, wo die Seele sich gerade aufhält, ob sie auf der Erde oder im Jenseits weilt, ob sie einen Körper besitzt oder nicht. Wir sind als Seelen alle in Liebe miteinander verbunden. Es gibt keine Trennung.

Jetzt rufe die Seele herbei. Bitte sie, zum oberen Trichter Deiner Lichtspirale zu kommen.

Gleite nun mit Deinem Bewusstsein durch die Lichtspirale wieder nach unten. Geh zurück in Deinen Bauch hinein. Verankere Deine Aufmerksamkeit am unteren Lichttrichter.

Bleibe dort und warte … bis Du etwas spürst … etwas siehst …

Vergegenwärtige Dir, was gerade passiert: Du telefonierst geistig mit einer Seele in der anderen Welt. Bleibe offen und weit.

Das Wesentliche bei diesem Kontakt ist, dass Du Deinem Gefühl vertraust. Vielleicht spürst Du in der Ferne eine Präsenz, die langsam näher kommt. Lass sie kommen. Wie fühlt sich die Präsenz an? Ist sie Dir vertraut oder eher fremd, angenehm oder unangenehm? Kommen Gefühle, Empfindungen oder Ahnungen in Dir hoch? Gib ihnen Raum und bleibe in Kontakt mit ihnen.

Vielleicht spürst Du keine Präsenz, sondern Traurigkeit in Dir aufkommen, vielleicht Zweifel, Skepsis oder ein Gefühl, es nicht zu schaffen. Was auch immer in Dir geschieht, lass es zu. Sag zu dem Gefühl in Dir: „Ich heiße dich willkommen. Du darfst da sein.“ Dann geh mit Deiner Aufmerksamkeit so lange in das Gefühl hinein, bis Du es angenommen hast, völlig angenommen.

Wenn Dir das gelungen ist und Du allmählich Erleichterung spürst, versuche es noch einmal mit dem Kontakt. Vielleicht gelingt es Dir jetzt. Wenn es klappt, ist es gut, wenn nicht, ist es auch gut. Zu einem späteren Zeitpunkt kannst Du es noch einmal probieren.

Falls heftige, länger andauernde Gefühle wie Angst oder Panik, Ärger oder Wut, Mutlosigkeit oder Verzweiflung, Beklommenheit oder Widerstand in Dir auftauchen, mit denen Du nicht fertig wirst, ist es sinnvoll, Dich erst diesen Gefühlen zuzuwenden. Sie bedeuten, dass es eine emotionale Blockade zwischen Dir und der Seele gibt. Diese Blockade muss im Wesentlichen ausgeräumt sein, bevor Du erneut einen Kontaktversuch zur Seele startest. Möglicherweise kommen die Emotionen aus Deiner frühen Kindheit. Vielleicht handelt es sich dabei um Reste von Gefühlen, die Du damals als Kind unterdrücken musstest, um überleben zu können. Vielleicht sind sie sogar noch älter und stammen aus der Zeit Deiner Geburt oder Schwangerschaft im Bauch Deiner Mutter. Es ist sehr wahrscheinlich, dass die Gefühle von Deiner Mutterbeziehung kommen.

Nach meinen Erfahrungen hat die Beziehung zu den Selen im Jenseits etwas damit zu tun, wie unsere Mutter uns selbst begrüßt hat, als wir auf die Erde kamen. Wie hat sie uns damals gespürt und wie haben wir sie wahrgenommen? War ein Kontakt da oder nicht? Wie verzweifelt haben wir uns bemüht, dass Mutter und Vater unser Kommen überhaupt bemerken?

Dies ist ein neues und wichtiges Gebiet in der spirituellen Bewusstseinsarbeit. Sicher gibt es in unserer Kultur ein kollektives Muster der Nicht-Beachtung von Mutter und ankommender Seele. Es betrifft sowohl die Themen von Kinderwunsch als auch von bewusster Verhütung. Der Bereich wird weitgehend tabuisiert, weil er den westlichen Auffassungen von Leben nicht entspricht. So konnte sich das Muster aufgrund der Unbewusstheit lange aufrechterhalten. Es wurde von Generation zu Generation jeweils von der Mutter auf die Tochter weitergegeben. Heute haben wir die Chance, das kollektive Muster der Unbewusstheit aufzulösen und endlich Frieden in den Transfer zwischen Diesseits und Jenseits zu bringen. Dies geschieht am besten durch individuelle Bewusstseinsarbeit.

Sind emotionale Blockaden und unbewusstes Verhalten in der Beziehung zur anklopfenden Seele vorhanden, ist es zunächst wichtig, die Mutterbeziehung emotional und mental möglichst vollständig zu klären. Empfehlenswert ist eine energetische Ablösung von der Mutter. Hilfreich und lange bewährt hat sich dafür die Methode von Phyllis Krystal. Wer selbst eine liebevolle und spirituell bewusste Mutter werden möchte, sollte sich erst von der eigenen Mutter befreien. Ich habe die ermutigende Erfahrung gemacht, dass Frauen, die von ihrer Mutter abgelöst waren, wesentlich einfachere Geburten hatten und später mit ihrer Mutterrolle weit weniger Konflikte bekamen.

Zurück zur Lichtnabelschnur. Nehmen wir an, Du spürst eine Präsenz. Lass sie näher kommen. Öffne Deinen empfangenden Frauenkörper, Deinen energetischen Leib, um den Kontakt zu halten. Genieße ihn. Sag dem Wesen, dass es bitte an den Trichter oben kommen soll.

Schau nun den Raum um den Lichttrichter eine ganze Weile lang an. Was siehst Du? Ist da vielleicht ein Licht, das sich nähert, ein heller Nebel oder ein kleiner Lichtwirbel? Kannst Du vielleicht sogar eine Gestalt aus Licht erkennen? Was immer Du siehst, spürst oder erahnst, nimm es an.

Vertraue Deinen Wahrnehmungen. Umgib sie mit einem liebevollen Raum. Entspanne Dich in sie hinein. Je mehr Du ihnen vertraust, umso deutlicher wird Dein Sehen. Es wird nach und nach wachsen zu einem Erkennen, zu einer Sicherheit. Zweifel lösen sich langsam auf, so dass Du zunehmend die Wahrheit dieser Begegnung spürst: die Wahrheit Eurer Beziehung.

Wenn Du ein klares Gefühl oder Bild von Deinem Gegenüber hast, dann achte auf Folgendes:

- Sprich bitte all das aus, was Du ihm mitteilen möchtest.
- Am besten ist es, wenn Du es laut tust.
- Erzähle ehrlich und offen Dein Anliegen.
- Bleib bei Dir und sprich so lange, bis Du alles Wichtige gesagt hast.
- Dann warte und bitte um Antwort.

Die Antwort wird kommen –wenn Du bereit bist, sie zu hören. Die Seele wird Dir all das mitteilen, was auch sie auf dem Herzen hat und Dich wissen lassen möchte, denn sie ist froh, jetzt endlich mit Dir sprechen zu dürfen. Es kann sein, dass Du die Worte des Wesens in Deinem Herzen spürst oder als Schwingung in Deinem Körper wahrnimmst.

15
Das Gespräch mit der Seele – Fragen und Antworten

Aufgrund meiner Erfahrungen in der Begleitung von Frauen und Paaren weiß ich, dass es wichtig ist, bestimmte Punkte zu beachten, damit das Gespräch mit der Seele gelingt. Diese Punkte stelle ich hier gern vor. Die Fragen sind konzentriert aus den Anliegen abgeleitet, mit denen die Frauen zu mir gekommen sind. Sie wurden von mir vereinfacht und sollen durch die Dialogform so konkret wie möglich werden. Persönliche Details wurden verändert, damit die Anonymität der Personen gewährleistet bleibt.

Allen Frauen und liebenden Paaren, die ich auf dem neuen Weg unterstützen durfte, sage ich Dank für ihren Mut, ihre Ehrlichkeit und ihren offenen Geist.

Ich kann nicht gut visualisieren. Geht es auch ohne Bilder?

Jeder Mensch hat die Fähigkeit zu visualisieren. Die Seele verwendet Bilder, um sich verständlich zu machen. Bilder sind Hilfen, um in Kontakt mit Deinen Gefühlen zu kommen. Wenn die Gefühle da sind, braucht es die Bilder häufig nicht mehr. Dann können sie sogar stören. Die Fähigkeit Deiner Seele, in Bildern zu kommunizieren, teilt sich Dir über Deine rechte, die weibliche Gehirnhälfte mit.

Wenn Du es jetzt nicht kannst, bedeutet es, dass Du noch keine Übung hast. Grundsätzlich besitzt auch Du, wie jeder Mensch, die Fähigkeit zu visualisieren oder in Bildern zu denken.

Die Methode, die ich in diesem Buch vermittle, basiert auf inneren Bildern. Entweder Du öffnest Dich dafür und übst es eine Zeit, bis es Dir vertrauter wird. Dann können die Bilder Dir von großem Nutzen sein. Oder Du entscheidest Dich, die spirituelle Verhütung rein mental, geistig zu machen. Dann wendest Du Dich ausschließlich der Welt Deiner Gedanken und Gefühle zu. Beide Wege sind gleich gut und führen zum Ziel.

Wenn Du Dich für die erste Möglichkeit entschieden hast, nutze die Übungen in diesem Buch und öffne Dich für die Welt der Bilder. Es ist die Bilderwelt eines Kindes. Lass Dir genügend Zeit. Übe das Visualisieren zunächst mit einfachen Bildern, wie dem Lichtkreis, und geh später zu komplexeren Bildern über. Sei geduldig mit Dir. Du wirst bald merken, dass es spielerisch und leicht geht. Es bereitet Freude, Bilder mit einzubeziehen. Du wirst es schaffen!

Was ist, wenn die Seele nicht antwortet?

Die Seele will Dir gern etwas mitteilen. Alle anklopfenden Seelen lieben die bewusste Beziehung und möchten von uns wahrgenommen werden. Die Frage ist, ob Du ihre Antwort auch wirklich hören willst. Wenn Du nichts von ihr hörst, liegt es nicht in erster Linie an der Seele, sondern an bestimmten emotionalen Blockaden in Dir selbst. Sind die Blockaden tieferer Natur, solltest Du sie zunächst auflösen, bevor Du später den Kontakt wieder aufnimmst. Vielleicht ist Dir auch die Vorstellung einer „sprechenden Seele“ noch fremd. Nimm Dir Zeit, sie in Dein Weltbild aufzunehmen.

Es kann jedoch ebenfalls sein, dass es zwischen Dir und der Seele aufgrund eines gemeinsamen Karmas noch Stolpersteine gibt. Vielleicht empfindet die Seele noch eine Verletzung aus einem gemeinsamen Leben mit Dir. Sie grollt Dir oder hat Angst vor Dir und kann deshalb noch nicht sprechen. Bleibe in Kontakt mit ihr. Frage sie, ob es etwas gibt, das es ihr schwer macht zu sprechen. Dann hör wieder zu. Du kannst den Kontakt nutzen, um Eure karmische Beziehung zu reinigen und zu klären. Das ist eine große Chance. Nutze sie!

Wie kann ich eine karmische Beziehung zu einer anklopfenden Seele lösen?

Wenn Du sehr ärgerlich bist oder verzweifelt, weil Du keinen Kontakt zur Seele findest, dann ist das bereits Karma. Wenn Du spürst, dass eine Seele um Dich ist, Du aber nicht mit ihr sprechen kannst und es Dich tieftraurig macht, dann ist das auch Karma. Wenn eine Frau schließlich schwanger wird, obwohl sie nicht schwanger werden will, dann ist das heftiges Karma.

Karma ist der spirituelle Begriff für einen seelischen Vorgang, der auf der Bühne der Welt als „Drama“ inszeniert wird. „Karma“ und „Drama“ klingen nicht nur ähnlich, sie sind nahezu identisch. Das Drama von ungewollten Schwangerschaften spielt sich heute jedes Jahr millionenfach in allen Ländern der westlich orientierten Welt ab. Der Grund ist die Unbewusstheit der Frauen, die damit viel Leid erzeugen. Dieses Leid können Frauen durch eine bewusste spirituelle Verhütung vermeiden und überdies Freude, Verständnis, Liebe und Harmonie in die Welt bringen. Viele Frauen gehen bereits diesen Weg.

Karma heißt, dass Du aufgrund Deiner Unbewusstheit geistig Ursachen erschaffst, die als Wirkung Leiden hervorrufen, Leiden bei Dir selbst und Leiden bei der Seele, die Du angezogen hast. Wenn Du in einem Konflikt bist, leidest Du bereits. Du fühlst Dich innerlich unter Zwang und kannst nicht frei entscheiden. Diesen Konflikt oder dieses Leid kannst Du zu Deiner Bewusstwerdung nutzen. Immer wenn Du heftige emotionale Reaktionen empfindest, steckst Du im Karma Deiner Unbewusstheit. Achte auf Emotionen, auf körperliche Reaktionen und Gedanken.

Erklären wir es konkret: Du möchtest spirituell verhüten, weil Du nicht ungewollt schwanger werden willst. Du nutzt die Lichtspirale, um den Kontakt zur geistigen Welt aufzubauen. Du merkst, dass ein Wesen um Dich ist, das zu Dir möchte. Aber es herrscht große Unsicherheit im Kontakt, Zweifel, ob alles wirklich so stimmt, wie Du es fühlst. Du fragst Dich, ob Du überhaupt das Recht hast, eine Seele wegzuschicken, denn sie wurde Dir ja „von Gott geschickt".

All diese Gedanken sind ein Trick Deines Ego, das Dich davon abhalten möchte, wirklich in Deine Kraft zu kommen. Hinter dieser geschickten Vermeidungsstrategie liegt die Welt Deiner Gefühle. Es gilt, genau dahinter zu schauen, tief in das Dunkel Deiner Unbewusstheit hinein. Vielleicht entdeckst Du dort unten Angst oder Ärger. Was auch immer da ist, nimm Kontakt mit dem Gefühl auf. Wo genau sitzt es in Deinem Körper? Wie fühlt es sich an? Heiße das Gefühl willkommen. Vielleicht hat es schon lange auf Dich gewartet, damit Du es endlich wahrnimmst. Nimm es jetzt an. Atme dabei und geh ganz hinein. Verweile eine Zeit und geh weiter hindurch, bis es leichter wird.

Dann nimm erneut Kontakt zur Seele auf. Wie fühlst Du Eure Beziehung jetzt? Was möchtest Du ihr sagen? Drücke alles aus, was Du fühlst. Du hast gerade emotionale Reste eurer gemeinsamen Seelengeschichte aufgelöst. Das ist gut so. Vielleicht merkst Du, dass die Seele Dir etwas sagen möchte. Lass sie sprechen, lass dich vor allem berühren von ihrer Energie. Ihr kennt Euch und Ihr begegnet Euch jetzt wieder. Klärt alles, was es zu klären gibt. Drückt es aus, fühlt die Emotionen und geht weiter, immer weiter, bis es leichter wird.

Irgendwann ist es so weit. Spontan stellt sich Leichtigkeit ein. Freude und Dankbarkeit tauchen auf. Ihr habt es geschafft, Euer Karma ist aufgelöst. Die Seele muss nun nicht mehr kommen, weil sie durch ungelöste Emotionen mit Dir verstrickt war und dachte, sie bräuchte dieses Leben, um das aufzulösen. Nein, das braucht es nicht mehr.

Vielleicht kam die Seele sogar bewusst, um mit Dir die Klärung zu vollziehen. In vielen Fällen ist dieses Motiv der Grund für das Kommen einer Seele. Jetzt ist der Sinn ihrer Kotaktaufnahme erfüllt und sie kann befreit und erleichtert weiterziehen. Wunderbar, welchen Segen die Klärung mit sich bringt. Nutze sie! Sie wird Dich mit Freude erfüllen.

Wenn Du merkst, dass Du und Dein Partner die Seele aus Freude einladen wollt, und Du spürst, dass sie das auch will, dann bitte sie herzlich, zu Euch zu kommen. Vielleicht wirst Du bald merken, dass Du schwanger bist. Dann freue Dich und genieße den gesegneten Zustand im Leben einer Frau. Wir leben in einer Zeit, in der die Seelen immer mehr aus Liebe und Bewusstheit zusammenkommen, um gemeinsam Neues und Schönes zu erschaffen. Das alte Leidensskript des Karmas geht langsam zu Ende.

Ich habe es mehrfach zu Hause mit der Lichtspirale versucht, aber es hat nicht geklappt. Ich kriegte keinen Kontakt zur Seele. Habe ich etwas falsch gemacht?

Nein, die Seele hat sich bestimmt über Deine Kontaktversuche gefreut. Sie hat natürlich alles mitbekommen. Vielleicht ist es Dir eine Hilfe, bestimmte weitere Bilder mit einzubeziehen, die Deinen Zugang über die Lichtspirale erweitern: Stell Dir in der Nähe vom oberen Trichter einen weiten lichten Raum vor. Fülle den Raum geistig mit einer freundlichen, zärtlichen Energie. Du kannst ihn auch schmücken mit etwas, das Du der Seele schenken möchtest: ein schönes Foto von Dir und Deinem Partner, Licht und Farben oder eine Rose. Lade nun die Seele ein, in diesen Raum zu kommen. Sprich kraftvoll und klar und glaube an das, was Du sagst. Lass Ängste und Zweifel los.

Schau dann in alle Bereiche des Raumes hinein, ob die Seele schon gekommen ist. Manchmal hilft auch das Bild von **Stufen,** auf denen die Seele in den Raum geht, oder von **Türen oder Portalen,** durch die sie kommt. Probiere die zusätzlichen Hilfen aus und glaube an das, was Du tust. Die Bilder sind vor allem für Dich selbst, für den skeptischen Teil in Dir, und können eine Hilfe dabei sein, um Zweifel aufzulösen und genügend Vertrauen für den Kontakt aufzubauen. Sie können aber auch für die Seele eine Unterstützung sein, um sich Dir zu nähern. Nutze die Bilder.

Ich kann den Kontakt mit der Seele immer nur kurz halten. Dann verliere ich ihn wieder. Was kann ich da tun?

Es ist schön, dass Du den Kontakt hergestellt hast. Das Wesen hat sich darüber gefreut. Dass Du den Kontakt zur Seele nur kurz halten kannst, hat damit zu tun, dass Du im Kontakt zu Dir selbst noch zu unsicher bist. Die Qualität der Beziehung zur Seele spiegelt immer die Beziehung wider, die wir zu uns selbst haben.

Übe Dich darin, den Kontakt zu Dir selbst intensiver zu spüren. Meditiere regelmäßig. Plane Zeiten der Stille in Deinem Alltag ein, damit Dein Geist ruhiger wird. Wenn Du lernst, mit Dir selbst, mit Deinem innersten Wesen, in Kontakt zu sein, wirst Du den Kontakt zur Seele länger halten können. Natürlich kannst Du die Seele auch selbst fragen, ob sie vielleicht eine Idee hat. Findet gemeinsam heraus, was Dir hilft. Es darf Spaß machen!

Ich finde das Bild mit der Lichtspirale schön. Aber ich glaube nicht daran, dass es so einfach ist mit der Verhütung. Das kann doch nicht sein. Warum haben Frauen es sich jahrhundertelang so schwer gemacht und so viel Leid damit erfahren?

Leid entsteht aus der Kompliziertheit des Denkens. Alles Wirkliche ist einfach. Probiere aus, wie es für Dich ist, schwer oder einfach? Das Leid der Frauen ist Vergangenheit. Was bedeutet die Einschätzung für Dich persönlich? Was ist Deine Frage?

Meine Frage ist: Wie kann ich erkennen, ob die Stimme, die ich höre, wirklich von der Seele ist oder ob ich sie mir selbst nur einbilde? Es könnte doch meine Phantasie sein, die diese Stimme produziert! Vielleicht ist es die Stimme meines inneren Kindes, das sich meldet. Wie kann ich all das unterscheiden?

Deine Überlegungen sind wichtig. Sie zeigen, dass Du den Vorgang genau verstehen willst. Deine Fragen verstehe ich gut. Ich habe sie in den verschiedenen Phasen meiner Erfahrungen mit dem Thema ähnlich gestellt.

Wenn eine Frau Kontakt aufnimmt zu einer Seele, kann es sein, dass am Anfang ihre Einbildung oder Phantasie an der Kommunikation mitbeteiligt ist. Das darf sie auch sein. Es wird nicht beabsichtigt, das zu vermeiden. Ebenfalls ist es möglich, dass sich ihr inneres Kind meldet. Auch das ist in Ordnung. Am Anfang mag es durchaus ein Gemisch unterschiedlicher Quellen sein, aus denen sich diese eine Stimme zusammensetzt.

Irgendwann kommt der Moment, wo die Frau im Gespräch mit der Seele loslässt. Das hat viel damit zu tun, wie frei sie ihre eigene Lebendigkeit ausdrückt. Der Kopf schweigt dann und ihr Herz wird immer weiter, bis sie sich schließlich ganz der Erfahrung der Kommunikation hingibt. Besonders intensiv bei diesem Prozess können Phasen der Stille sein. Die Frau teilt sich direkt und ehrlich von innen her mit und gestaltet dadurch

die Beziehung. Allmählich wird sie Teil eines feinen Beziehungsgeflechtes. Sie empfindet und weiß intuitiv genau, was wahr ist.
Jetzt wird es spannend: Der Moment des Erkennens, dass da wirklich ein anderes Wesen Dir gegenüber ist, das mit Dir spricht, ist die Erfahrung eines tiefen Glücksgefühls. Das Gefühl spürt, weiß und sieht ganz klar. Es nimmt das Gegenüber deutlich wahr, egal wie der Verstand die Erfahrung später interpretiert. Da gibt es keine Fragen mehr. Zweifel sind verschwunden. Das Glücksgefühl liegt vielleicht sogar unterhalb der schwierigen emotionalen Schichten, mit denen Ihr kommuniziert. Deutlich spürst Du, dass da jemand ist, der nicht Du bist. Er spricht mit einer eigenen Kraft. Ihr begegnet Euch und bewegt Euch in der Kommunikation langsam aufeinander zu, bis Ihr zunehmend Eure Verbundenheit spürt, Euer Einssein.

Dein Verstand wird diese Vorgänge natürlich nicht verstehen können, weil sie weit jenseits seines engen Bezugsrahmens liegen. Wenn Du Dich wirklich für die Erfahrung öffnest, Dein Verstand sollte dabei überwiegend schweigen, dann weißt Du, was Du erlebst. Du vertraust völlig Deinen Erfahrungen, die niemand anders Dir vermitteln kann. Den Weg der Erfahrung musst Du allerdings selbst gehen, oder eben nicht. Es ist Deine Entscheidung und Deine Verantwortung.

Du sagst, dass ich durch ein Glücksgefühl erkennen kann, ob wirklich ein Wesen mit mir spricht oder ob es die Stimme meines inneren Kindes ist. Was genau ist das Glücksgefühl?

Das ist schwer zu beschreiben. Glück lässt sich nicht beschreiben. Na ja, ich will´s versuchen. Oh je, ob ich das wohl schaffe?

Ich will es wirklich wissen, was ist das Glücksgefühl?

Glück ist, wenn Du fühlst, dass Du geliebt wirst. Es setzt voraus, dass Du Dich selbst liebst, in der Gegenwart lebst und Dich so annimmst, wie Du bist. Wenn Du dann einem Wesen begegnest, das Du vorher nicht kanntest, und dabei spürst, dass dieses Wesen Dich liebt, ist es Glück. Ich könnte es auch Frieden, Liebe oder Angenommensein nennen. Im Augenblick des Glückes weißt Du, dass Du das Wesen bereits kennst, und Du freust Dich, dass Ihr wieder zusammen seid. Das Empfinden von Glück ist immer still. Es ereignet sich im Schweigen, im Frieden, den Du mit Dir selbst empfindest.

Ein Kurs in Wundern nennt es den „heiligen Augenblick“. Das ist der Moment, in dem Du keinen Widerstand mehr leistet gegen das, was ist. Der Ego-Verstand schweigt. Du bist einverstanden mit Dir und mit allem. Es gibt nichts mehr, was Dich stört. Das ist Glück. Es ist nicht abhängig vom Kontakt zu irgendjemandem außerhalb von Dir. Der Kontakt zu Dir selbst, zu Deinem Höheren Selbst, macht Dich glücklich. Wenn Du diesen Kontakt zu Dir selbst mit einem anderen Wesen teilst, dann ist das noch mehr Glück, noch mehr Frieden und Harmonie.

Wenn ich mit der geistigen Welt Kontakt aufnehme und ich dieses Glücksgefühl nicht habe, mache ich dann etwas verkehrt?

Nein, Du machst nichts verkehrt. Mach Dir keinen Stress mit dem Glück. Jede Beziehung zwischen zwei Menschen ist unterschiedlich und einzigartig. Auch jede Beziehung zwischen einem Menschen auf der Erde und einem Wesen in der geistigen Welt ist sehr persönlich und einzigartig. Die Wahrheit dessen, was zwischen Dir und der Seele geschieht, liegt in Dir und in der Seele verborgen. Durch Euren Kontakt offenbart Ihr diesen Schatz, Euren **Beziehungsschatz.** Wie auch immer er aussieht, nimm das an, was in Dir ist. Fühle es, drücke es aus und lausche nach innen, was Dir Dein Gegenüber zu sagen hat. Es kann sein, dass Ihr gemeinsam Angst und Trauer erlebt und umwandelt. Möglich ist auch, dass Ihr Ärger und Wut erlebt und transformiert. Vielleicht ist das Thema zwischen Euch, dass Du Dich einfach abgrenzt und der Seele mitteilst, dass Du nicht willst, dass sie kommt. Dann nimm ihren Schmerz und ihre Trauer wahr. Gib ihr genügend Raum, sich auszudrücken. Hab Verständnis und Mitgefühl. Geht gemeinsam hindurch, bis es leichter wird.

Unter all diesen Emotionen aber ist Freude und Glück, weil Ihr Euch der Wahrheit verpflichtet habt. Diese Freude, dieses Glück, wirst Du spüren. Vielleicht nicht im gleichen Augenblick, sondern später. Es kommt möglicherweise in der folgenden Nacht zu Dir, wenn Du über alles nachdenkst und wach daliegst. Oder es kommt in einem freien Augenblick. Es wird kommen.

Brauche ich die Lichtspirale oder kann ich auch ohne sie spirituell verhüten?

Du brauchst sie nicht unbedingt. Entscheidend ist die konsequente Ausrichtung Deiner geistigen Kraft. Aber Du kannst Deine Verhütungspraxis mit der Lichtspirale vereinfachen. Nimm sie als Hilfe. Sie ist vor allem eine energetische Realität Deines feinstofflichen Körpers als Frau. Warum solltest Du dieses großartige Geschenk nicht nutzen?

Wie kann ich mit der Lichtspirale verhüten? Kannst Du das noch mal zusammenfassen?

Das Wissen und die persönlichen Erfahrungen mit der Lichtspirale stärken Dein Gefühl des verantwortlichen und schöpferischen Umgangs mit Verhütung. Du kannst mit ihr prüfen, ob Seelen zu dir kommen wollen und ob Du bereits eine Beziehung zu einer Seele aufgenommen hast. Falls ja, kannst Du diese Beziehung klären: Willst Du schwanger werden oder nicht? Wenn Du die Seele zu Dir einladen möchtest, kannst Du das mit der Lichtspirale tun. Sie verfeinert und intensiviert Deinen Kontakt zur Seele und ganz allgemein Deinen „Draht nach oben“. Wenn Du nicht schwanger werden willst und verhüten möchtest, kannst Du auch das mithilfe der Lichtspirale tun. Du kannst der Seele in einem Gespräch Deine Absicht mitteilen und sie bitten, wieder zu gehen.

Anschließend – und das ist ganz wichtig – fährst Du die Lichtspirale herunter und versiegelst sie an der Lichtplatte am Bauchnabel. Du kannst in Gedanken einen Siegellack aus Licht oder Farben auftragen. Wenn es Schwierigkeiten oder Widerstände beim Versiegeln der Lichtspirale gibt, kannst Du sicher sein, dass in Dir weiterhin ein unbewusster Kinderwunsch vorhanden ist. Dem musst Du Dich erst zuwenden, sonst wirkt Deine Verhütung nicht. Eine Frau, die sicher ist, dass sie verhüten will, freut sich darüber, die Lichtspirale einzurollen und am Bauch zu versiegeln. Das gibt ihr ein Gefühl von Autonomie und Sicherheit.

Kann mich mein Partner im Gespräch mit der Seele unterstützen? Wenn ja, was kann er tun?

Du als Frau prägst den innersten Gehalt der Kommunikation zwischen Dir und der Seele. Das ist etwas sehr Persönliches, ja Intimes zwischen Euch beiden. Es ist wichtig, dass Du Dir dieser Bedeutung und Verantwortung bewusst wirst. Achte darauf, was Dich unterstützt. Wenn Du das Gespräch allein führen möchtest, mach es allein. Wenn Du Dich wohler fühlst mit Deinem Partner, macht es zu zweit. Du bist der Mittelpunkt. Dein Partner stützt Dich, wenn Du das möchtest. Es hängt ganz von Dir ab und wird sehr unterschiedlich von Frau zu Frau erlebt. Vielleicht magst Du das Gespräch auch mit einer guten Freundin führen. Horche in Dich hinein, was für Dich passt.

Ich habe einige Männer erlebt, die einen guten Draht zur Seele hatten und den Frauen wertvolle Hinweise und Hilfen gegeben haben. Wenn Dein Partner sensitiv und sensibel ist und Du seine Unterstützung möchtest, dann sag es ihm und findet gemeinsam heraus, wie Ihr Euch am besten unterstützen könnt. Der eigentliche Kontakt geht immer von der Frau zur Seele. Ein Wesen würde nicht wieder gehen, wenn die Frau es will und der Mann es nicht will. Aber wenn die Frau die Unterstützung des Mannes braucht, um den Kontakt mit der Seele halten zu können, kann sich sein „Nein“ auch auf die Frau auswirken, wenn auch nur indirekt.

Heißt spirituelle Verhütung „Seelen wegschicken"? Dürfen wir denn Seelen wegschicken? Sie sind uns doch von Gott geschickt.

Hinter Deinen Worten steckt eine Deutung, ein bestimmtes Bild. Es steckt das Bild dahinter, wie sich der christliche Glaube den Vorgang einer Inkarnation vorstellt. Das christliche Weltbild sagt, dass Seelen im Moment der Zeugung von Gott erschaffen werden, dass er sie uns schickt und dass sie im Tod wieder hinüber zu Gott gehen und bei ihm bleiben.

Dieses christliche Weltbild basiert auf dem Denken des Verstandes, des Körpers und seiner Sinne. Es ist auf die materielle irdische Welt begrenzt und kann sich Phänomene, die nicht in dieses Schema hineinpassen, nicht vorstellen und lehnt sie deshalb ab.

Um den Vorgang der Inkarnation zu verstehen, müssen wir weit über die Grenzen des Verstandes hinausgehen. Wir müssen den Verstand und den physischen Körper verlassen und uns in die Welt der Seele und ihrer feinen Empfindungen begeben. Die Inkarnation einer Seele lässt sich nur von einem feinstofflichen Weltbild aus begreifen.

Die Seele weiß, dass sie lebt, schon immer lebte und immer leben wird. Wenn sie sich inkarniert, schafft sie sich ein Erdenkleid, das wir als den physischen Körper kennen. Was ich eine „anklopfende Seele" nenne, ist eine Seele, die dabei ist, auf die Erde zu kommen. Das kann sie nur, wenn sie eine Frau findet, die erstens bereit ist, einen neuen Körper für die Seele in ihrem Leib wachsen zu lassen, und zweitens bereit ist für eine lebenslängliche Beziehung. Anklopfende Seelen sind ganz und gar auf die Frauen angewiesen. Die Frau ist das Tor zur Erde. Als Tor hat sie die Verantwortung, ob sie eine Seele einlässt oder nicht. Das hat mit Gott nichts zu tun. Gott schickt keine Seelen. Er weiß gar nichts von Inkarnationen. Er nimmt Dich nur als unveränderliches, reines, formloses und ewiges Licht wahr. Gott nimmt Dich so wahr, wie er selbst ist. Alles andere ist menschliche Projektion. Sehr wohl aber bereitet eine Seele selbst ihre Inkarnation vor, und wenn sie vorbereitet ist, möchte sie natürlich gern kommen.

Handelt eine Frau wirklich bewusst und verantwortlich, dann entscheidet sie sich frei dafür, ob und wann sie eine Seele zu sich einlädt oder nicht. Sie hat das Recht, eine Seele wegzuschicken. Sie ist nicht verpflichtet, sich als Mutter zur Verfügung zu stellen. Diese Freiheit besitzt jede Frau! Alles andere wäre abhängig und würde nur Dramen produzieren.

Spirituelle Verhütung heißt, klar darüber zu sein, was ich wirklich will. Ich hoffe und wünsche mir, dass Frauen lernen, bewusst zu empfangen und bewusst zu verhüten. Es ist mein tiefer Wunsch, einen Beitrag zu leisten, dass das oft damit verbundene Leid noch in unserer Zeit beendet wird.

Spirituelle Verhütung bedeutet vor allem, einen klaren Geist zu besitzen. Das kann bedeuten, dass ich eine Seele wieder wegschicke.

Ein klarer Geist,

Je klarer mein Geist,
umso weniger brauche ich
eine Seele wegzuschicken,
denn sie spürt meine Klarheit,
das damit verbundene Kraftfeld
und kommt erst gar nicht näher zu mir.
Sie geht gleich in das Kraftfeld einer Frau,
die „Ja" sagt
und wird mit Freude von ihr angenommen.
So einfach ist das.

16
Der Kontakt mit den geistigen Helfern

Jeder Mensch ist von geistigen Wesen umgeben, die ihm helfen wollen, ein Leben voller Sinn und Freude, voller Harmonie und Schönheit zu erfahren. Diese Wesen werden „geistige Helfer“ genannt und bleiben von Geburt an bis zum Tod hier auf der Erde seine wichtigsten spirituellen Lebenspartner. Leider wissen im westlichen Kulturkreis immer noch wenige Menschen von der Existenz ihrer Helfer, und wenn sie es wissen, bleibt es oft nur eine Idee in ihrem Kopf, ein vorübergehender Gedanke oder eine Theorie ohne Auswirkungen für ihr praktisches Leben. Doch erfreulicherweise wächst in den letzten Jahren auch bei uns der Kreis von Menschen, die sich diesen wunderbaren Wesenheiten wirklich zuwenden und sie ganz konkret um Hilfe und Führung bitten.

So wie für jede Frage des Lebens können wir diese Wesen auch um Unterstützung für Klarheit und Sicherheit bei der spirituellen Verhütung anrufen. Wie geht das? Auf welche Weise kann ein liebendes Paar den Kontakt zu den geistigen Helfern nutzen, um seine Verhütung wirksam werden zu lassen?

Aber fragen wir uns zunächst, wer sind diese Wesen? Die geistigen Helfer bestehen zumeist aus einer Gruppe von Geistwesen, die jeweils einem Menschen zugeordnet sind und seinem Leben dienen. Sie sind ihm in reiner Liebe zugetan und versuchen alles Erdenkliche, um mit ihm in Kontakt zu kommen. In erster Linie sind die Helfer *Engel* und *Geistführer* des Menschen. Ebenso können Wesen in der Gruppe sein, die der Mensch in seinem bisherigen Leben bereits kannte. Sie sind gegangen, fühlen sich mit ihm jedoch weiterhin verbunden und möchten bei ihm bleiben. Je höher ein Mensch entwickelt ist, umso mehr und reifere Helfer weilen bei ihm. *Ein Kurs in Wundern* spricht von den „mächtigen Gefährten an seiner Seite“.

Nach meiner Erfahrung handelt es sich in der Regel um die vier Engel, die jeder Mensch bei seiner Geburt bekommt. Sie sind zuständig für den Schutz seines Lebens, die Bewältigung seines Alltags, seine spirituelle Entwicklung und seine Lebensaufgabe. Daneben sind es seine persönlichen „Freunde im Licht", die als seine speziellen Geistführer wirken. Mit ihnen hat er in anderen Inkarnationen und auf anderen geistigen Ebenen bereits einiges gemeinsam bewältigt. Sie kennen sich gut und sind lang vertraute, treue und zuverlässige Freunde. Auch *spirituelle Lehrer und Lehrerinnen* wirken häufig mit ihrer Liebe und Verbundenheit in die Gruppe hinein.

Wenn der Mensch sich individuellen Aufgaben zugewandt hat, wie zum Beispiel dem Heilen oder der Kunst, können sich von Fall zu Fall auch spezielle Engelwesen hinzugesellen. Für besondere Aufgaben auf der Erde und für den Transfer zwischen Himmel und Erde gibt es spezielle Helfer- oder Engelgruppen. Für die Übergänge im Leben des Menschen von der geistigen Welt zur Erde und umgekehrt sind die *Elohim* zuständig. Bei allen Angelegenheiten des Lebens einer Frau, des weiblichen Körpers und der Heilung des individuellen und kollektiven weiblichen Schmerzkörpers helfen die Engel der Heilung des Weiblichen, die *Malachim.* Sie sind uns behilflich bei den Themen: Sexualität, Verhütung, Abbruch, Kinderwunsch, Schwangerschaft und Geburt.

Für die spirituelle Verhütung dürfen wir direkt die *Große Göttliche Mutter* und ihre Helfer anrufen. Bei allen Fragen des Frauen- und Mutterlebens ist sie die größte kosmische Kraft.

In jüngerer Zeit wirkt zunehmend eine spirituelle Meisterin in das Bewusstsein vieler Frauen hinein: *Maria Magdalena,* die große liebende Frau. Viele kennen sie bereits unter ihrem hebräischen Namen „Miriam". In Frankreich wird sie seit Langem als die große Mutter „Madeleine" verehrt. Viele Kirchen und heilige Orte sind ihr geweiht. Zusammen mit ihren Helferwesen unterstützt sie alle Aspekte von weiblicher Kraft in der heutigen Zeit: Körper, Sexualität, Weisheit und spiritueller Aufstieg.

Für Inspiration und Intuition können wir natürlich das große kosmisch-weibliche Prinzip, die *Heilige Sophia,* anrufen. Nach meinem Verständnis ist sie identisch mit dem Heiligen Geist der christlichen Trinität. Als göttliche Quelle der Weisheit ist sie zugleich die Mutter aller Engel. Ihre kosmische Antriebskraft bewirkt heutzutage, dass die Transformation des menschlichen Bewusstseins schneller und sanfter verläuft.

Maria Magdalena und die Gottesmutter Maria sind irdische Manifestationen des kosmisch-weiblichen Prinzips der Sophia. Maria Magdalena wird eher angerufen bei Fragen der Weiblichkeit, der Verbindung von Spiritualität und Sexualität und der Erleuchtung von Frauen. Die *Göttliche Mutter Maria* können wir vor allem als Mutter in unserem Leben anrufen. Sie hilft uns sofort, wenn wir Unterstützung brauchen für unsere mütterliche Kraft, weibliche Hingabe, Empfänglichkeit und Reinheit. Bedingungslos und ganz persönlich widmet sie sich jedem Menschen, der um Hilfe bittet, und segnet ihn mit der Liebe der Großen Kosmischen Mutter.

Wie bittet ein Liebespaar um geistige Unterstützung für die Verhütung?

Vorbereitungen

Der Kontakt zu den Helfern sollte grundsätzlich von Frau und Mann gemeinsam aufgenommen werden, am besten vor ihrer sexuellen Vereinigung. Die Energie, die beide dadurch in sich selbst und in ihrem Beziehungsfeld aufbauen, wird um ein Vielfaches verstärkt:

- Ihre Bereitschaft zur Hingabe wächst.
- Sie wird um die spirituelle Dimension bereichert.
- Mann und Frau laden ihre Lichtkörper zu einer inneren Vereinigung ein.
- Die Frequenz ihrer Liebesschwingung erhöht sich deutlich fühlbar.
- Das steigert das Empfinden von Einheit, Freude und Genuss.

Der gemeinsame Wille, im sexuellen Zusammensein keine Seele anzuziehen, wird durch die Helferwesen geistig gerichtet, gegründet und verstärkt, so dass er sein Ziel, das Herz der anklopfenden Seele, erreichen wird. Zwischen dem Liebespaar auf der Erde und der suchenden Seele im Jenseits entsteht ein bewusstes Liebesfeld, in das Verständnis, Respekt und Liebe einfließen können.

Wenn Du Dich nach innen wendest und Dich ehrlich befragst, spürst Du eine Beziehung zu einem speziellen Helfer. Dies kann am Anfang nur eine Ahnung oder ein undeutliches Gefühl sein. Im Laufe der Zeit wird es wachsen.

Ob es für Dich nun die Engel, die Himmelskönigin Maria, Jesus, Buddha oder Deine verstorbene Großmutter sein mögen, wichtig ist, dass Du Dich in dieser ganz persönlichen Art von geistiger Ausrichtung entspannen kannst und Dich wohlfühlst. Vielleicht ist die Beziehung für Dich bereits zu einer alltäglichen Realität geworden, vielleicht ist sie etwas ganz Neues. Wenn Du bisher noch keinen bewussten Kontakt zu Deinen geistigen Helfern aufgenommen hast, dann nimm Dir jetzt Zeit dafür, dass sich diese Beziehung langsam von innen her entfalten kann. Öffnest Du Dich wirklich, werden sich Deine geistigen Helfer bald zeigen. Sie tauchen plötzlich als Gefühl oder Bild in Deinem alltäglichen Leben oder in Deinen Meditationen auf. Sind sie einmal da, bleiben sie, wenn Du es willst. Hab Geduld und Vertrauen.

Den Kontakt aufnehmen

Erster Schritt: Reinigung

Mann und Frau sitzen mit einem passenden Abstand voneinander entfernt in einem Raum. Beide machen die Übung zunächst allein. Die Anleitungen gelten deshalb für jeden persönlich:

Reinige vor der Kontaktaufnahme mit Deinen Helfern zuerst Deinen Geist. Du kannst den Atem zu Hilfe nehmen und alle unklaren und disharmonischen Gedanken, Gefühle und Energien in Dir ausatmen. Mit dem Einatmen nimmst Du lichtvolle, sanfte, beruhigende und liebevolle Energie in Deinen Körper auf. Richte Deine Aufmerksamkeit in das Innere Deines Körpers und suche Dir einen Ort der Ruhe und Geborgenheit. Beobachte einige Minuten, wie es Dir hier geht. Verweile so lange, bis Du Dich ganz entspannt fühlst.

Zweiter Schritt: Der goldene Lichtkreis

Bilde einen goldenen Lichtkreis um Dich. Visualisiere vor Dir auf dem Boden, im Abstand Deines ausgestreckten Armes, eine kleine goldene Lichtkugel. Sie sieht aus wie eine leuchtende Sonne am Mittagshimmel. Aus der strahlenden Kugel fließt ein goldener Lichtstrahl nach links am Boden entlang und bildet langsam um Dich herum, wieder im Abstand Deines ausgestreckten Armes, einen Kreis aus goldenem Licht. Schau Dir mit Deinen inneren Augen diesen Kreis noch einmal an und achte auf Folgendes:

Bin ich genau in der Mitte des Kreises? Ist das Licht rechts und links, vorn und hinten, gleich weit von mir entfernt? Gibt es Unregelmäßigkeiten in Form von Löchern, kleinen Dellen oder Ausbuchtungen? Vor allem, ist der Raum hinter meinem Rücken exakt so weit wie der Raum vor mir?

Wenn Du Unregelmäßigkeiten feststellst, korrigiere sie eine nach der anderen. Stell Dir dabei vor, dass Du mit Deinen Händen an die betreffende Stelle gehst und das Licht wie eine Knetmasse formst, bis ein wunderschöner, regelmäßig geformter, strahlender Lichtkreis um Dich herum entsteht.

Dann stell Dir vor, wie sich außerhalb Deines Kreises ein tiefes Loch in der Erde befindet, ähnlich wie der Lichtschacht nach der Methode von Phyllis Krystal. Er ist ganz gefüllt mit goldenem, lavaartigem Licht. Schau mit Deinen inneren Augen nach, ob es in Deinem Körper oder im Raum um Dich herum disharmonische und unklare Energien gibt. Vielleicht nimmst Du graue Nebelschleier oder Ähnliches wahr. Zupfe diese Energien aus Deinem Körper oder fege sie in Deiner Vorstellung aus Deinem Kreis hinaus. Dann wirf sie energisch in den Lichtschacht neben Dir. Schau zu, wie das Licht alles in Wärme und neutrale Energie umwandelt. Zentriere Dich in Deinem Kreis, Deinem inneren Zuhause, und fühle Dich wohl und entspannt darin.

Dritter Schritt: Das Lichtnetz zu Deinen Helfern

Jetzt nimm mit Deinem Herzen Kontakt auf zu den geistigen Helfern, mit denen Du Dich verbunden fühlst, und bitte um ihre Anwesenheit. Öffne Deinen ganzen Körper für ihre Kraft und Liebe und lass sie einströmen. Dehne Dich dabei über Deine Körpergrenzen aus. Fühle, wie im Innern Deines Herzens eine Sonne aufgeht und Dein Herz ganz sanft mit ihren goldenen liebenden Strahlen ausfüllt, bis Herz und Sonne immer mehr eins werden.

Lass Licht und Wärme der Herzenssonne sanft in Deinen ganzen Körper einströmen, nach oben in den Scheitel und tief hinunter bis in die Zehenspitzen. Fühle, wie der gesamte Körper von Wärme durchdrungen wird. Visualisiere jetzt, wie von Deinem Herzen feine goldene Fäden in alle Himmelsrichtungen wachsen, nach vorn und hinten, nach rechts und links, nach oben und unten. Um Dich herum entsteht langsam ein filigranes goldenes Lichtnetz, das Dich sicher hält und trägt.

Die Lichtfäden dehnen sich weiter aus und gehen direkt in das Herz Deiner Freunde hinein. Fühle, dass große und weitreichende Helfer da sind. Sie umgeben Dich wie ein zweiter liebender Kreis aus Sanftheit und Licht. Lass all Deine Hingabe in den Kontakt zu ihnen fließen, so dass Du sie immer sicherer spürst.

Vielleicht erlaubst Du Dir zu fühlen, wie der Flügel eines Engels sanft Deine Schulter berührt. Mit dieser Geste möchte er Dich seine Liebe spüren lassen, sich mit Dir vereinigen. Lass die Berührung zu und genieße sie. Vielleicht spürst Du den Kontakt eines lieben Wesens, indem Du einen kühlen Lufthauch im Nacken wahrnimmst oder ein angenehmes Kribbeln im Bauch. Sei ganz da und öffne Dich für den unendlich sanften und liebevollen Kontakt. Genieße ihn so lange, wie es dir guttut.

Vierter Schritt: Die Bitte an die Helfer

Jetzt wendet Ihr Euch, Mann und Frau, einander zu. Schaut Euch lange in die Augen und taucht langsam in das Wesen Eures Gegenübers ein. Spürt seine vertraute Energie. Öffnet Eure Herzen und nehmt die Liebesschwingung in und um Euch wahr. Genießt diesen Augenblick.

Anschließend sprecht Ihr Euer Anliegen gemeinsam laut aus:

> Wir ... (Vornamen einsetzen) bitten darum, dass unsere Absicht, kein Kind empfangen zu wollen, geistig unterstützt wird, um wirksam zu werden. Wir bitten unsere geistigen Freunde um Hilfe, damit unser sexuelles Zusammensein ausschließlich unserer Vereinigung und dem Wachstum unserer Liebe dient. Wir erlauben keiner Seele, in unsere Nähe zu kommen und sich mit unserem Energiefeld zu verbinden. Wir bitten Euch, geistige Freunde und Helfer, bei uns zu sein und uns in diesem Anliegen zu unterstützen. Wir danken Euch für Eure Anwesenheit und Liebe!

Ihr beide, Mann und Frau, seid nun behutsam in Eurer Liebe. Seid ehrlich, vertraut Euch einander ganz an und lasst los, so dass die Liebe mit Euch spielen kann. Eure Verhütung ist vollkommen sicher. Ihr werdet keine Seele anziehen. Fühlt die Kraft und Klarheit, mit der Ihr Euren Willen ausgerichtet habt.

Eure Freunde im Licht und so mancher fröhliche Gesell, der es gut mit Euch meint, sind nun bei Euch. Sie freuen sich an Eurem Fest der Liebe. Sie feiern mit und unterstützen Euren Willen zur Verhütung. Seid ganz sicher!

17
Die goldene Lichtkugel um das Bett

Die goldene Lichtkugel um das Bett ist eine wirksame spirituelle Verhütungsmethode, die inzwischen von vielen Paaren im deutschsprachigen Raum angewandt wird. Ihre beste Wirkung entfaltet sie, wenn sie von Frau und Mann gemeinsam durchgeführt wird. Sie erschafft ein wunderbares kraftvolles Lichtfeld um das liebende Paar, und zudem klärt und stärkt sie die Hingabe.

Liebe Leserin und lieber Leser!

Ich stelle Euch nun die Übung der goldenen Lichtkugel vor. Seid achtsam mit Euch selbst und miteinander und geht so vor:

Setzt Euch in das Zimmer, in dem Ihr Euch lieben wollt. Am besten ist es, wenn Ihr Euch in einigem Abstand gegenübersetzt und das Bett zwischen Euch habt. Der Abstand sollte als angenehm empfunden werden. Wenn es Euch jedoch lieber ist, an der gleichen Bettseite nebeneinanderzusitzen, ist das auch in Ordnung. Bei allen Übungen gibt Euer persönliches Wohlgefühl die Richtung vor.

Die einzelnen Schritte kann jeder für sich in Stille tun. Ihr könnt sie ebenfalls miteinander abstimmen, indem Ihr während der Übung kurz miteinander sprecht. Findet die Form heraus, die für Euch am besten passt.

Schaut Euch lange in die Augen. Atmet dabei bewusst und taucht in das Wesen Eures geliebten Gegenübers hinein. Das nährt Eure Seelen und schafft den inneren Boden, damit Ihr ehrlich, offen und rein miteinander seid. Schließt dann die Augen und geht noch tiefer in den Atem hinein. Der Atem bringt Euch stets aufs Neue in den Kontakt mit Euch selbst. Atmet mehrere Male tief ein und aus.

Geh mit der Aufmerksamkeit nun in Deinen Körper hinein und spüre nach, ob es dort Emotionen gibt wie Unruhe, Ungeduld, Zweifel, Ängste oder Ärger. Verabschiede diese mit langen Ausatemzügen. Bei jedem Einatmen lass ein tiefes Gefühl von Ruhe, Geborgenheit und Sicherheit in den Körper einströmen. Lass den Körper schwer werden und vertraue

Dich ganz dem Boden des Raumes und der Erde darunter an. Fühle, wie der ganze Bauchraum, der Beckenboden schwerer wird und sich immer mehr der Erde anvertraut. Öffne Dich für das Gefühl, dass die Kraft von Mutter Erde von unten in den Körper einfließt und diesen wohltuend hält.

Konzentriere Dich nun auf Dein physisches Herz. Nimm wahr, wie es gleichmäßig schlägt, und verbinde Dich mit seinem kraftvollen Rhythmus. Fühle die Lebendigkeit und das pulsierende Leben in Deinem Herzen. Mach Dir bewusst, dass Dein Leben mit allem Lebendigen in der Schöpfung verbunden ist. Stell Dir jetzt vor, dass sich tief im Innern Deines Herzens eine Quelle aus Licht befindet. Lass strahlendes goldenes Licht aus dieser Quelle in kleinen Wellen allmählich in Dein ganzes Herz hineinfließen, bis es vollständig davon gefüllt ist und beginnt, selbst wie eine goldene Sonne zu strahlen.

Nimm innerlich Kontakt zu Deinem Höheren Selbst auf. Als Hilfe kannst Du dafür Deine eigene Methode verwenden oder als Partnerübung das Lichtdreieck nach Phyllis Krystal zwischen Euch errichten. Eine andere Möglichkeit besteht darin, den Maibaum, ebenfalls nach der Methode von Phyllis Krystal, im Zimmer zu visualisieren. Ich empfehle, diese Übungen vorher in ihrem Hauptwerk *Die inneren Fesseln sprengen* nachzulesen und genau nach ihren Anweisungen aufzubauen.

Nimm jetzt vom Maibaum ein farbiges Band, das von selbst auf Dich zukommt, in Deine linke geöffnete Hand. Es ist das Zeichen der Verbundenheit mit Deiner inneren Führung. Bitte darum, dass Du geistig begleitet wirst und alles bekommst, was Du dazu brauchst.

Übergib den Ablauf dieser Übung bewusst der Führung Deines Höheren Selbst. Es allein weiß, was gut für Dich ist und wie Du vorgehen sollst. Überlass Dich ganz seiner Führung, wie ein kleines Kind, das sich voller Vertrauen in die Arme seiner Mutter schmiegt.

Bitte nun um die Offenheit, die Präsenz Deiner Engel und geistigen Helfer im Schlafzimmer wahrzunehmen. Werde zunehmend offen für ihre Anwesenheit. Spüre, wie sie schon ganz nah bei Euch sind. Sie unterstützen Dich gern. Fühle, wie sie Dir voller Hingabe ihre Liebe und Kraft zuströmen lassen. Genieße ihre Sanftheit und Verbundenheit mit Dir. Verweile in diesem Kontakt.

Richte nun Deine ungeteilte Aufmerksamkeit auf die Absicht, eine große Kugel aus goldenem Licht um Euer Bett herum aufzubauen. Stärke Dich in Deiner Absicht und fühle tief in Dir die Freude, dies jetzt tun zu dürfen.

Beginne nun mit dem goldenen Licht aus Deinem Herzen eine große Kugel um das Bett herum aufzubauen. Konkret gehst Du dabei so vor: Lass zunächst einen goldenen Lichtstrahl aus Deinem Herzen an eine beliebige Stelle am Boden in der Nähe des Bettes fließen. Fixiere das Licht an dieser Stelle, sie ist die Eintrittsstelle für das Licht. Von dort lass das Licht sich flächig und rund ausbreiten, bis es allmählich die Form einer gleichmäßig geformten Kugel annimmt. Je mehr Licht in die Kugel strömt, umso mehr kommt aus der Quelle in Deinem Herzen hervor. Vielleicht errichtest Du zunächst die Halbkugel oben und dann unten. Du kannst ebenfalls umgekehrt vorgehen. Das Ausbreiten des Lichtes kannst Du Dir auch in Form von kreisenden oder spiralförmigen Bewegungen vorstellen.

Die Kugel sollte so groß werden, dass sie Euer Doppelbett großzügig und locker umfasst. Wenn das Bett zwei mal zwei Meter groß ist, lass mindestens auf jeder Seite einen Meter Platz. Oben und unten gib ebenfalls jeweils zwei Meter Raum hinzu, so dass die gesamte Kugel einen Durchmesser von ungefähr vier Metern aufweist.

Ist es Dir angenehmer, das Licht vom Universum oder direkt vom Höheren Selbst fließen zu lassen, so wähle diesen Weg. Entscheidend ist auch hier, dass Du Dich damit wohlfühlst. Bemerkst Du jedoch an dieser Stelle der Übung ein Unwohlsein oder gar eine körperliche Reaktion wie Anspannung, Unruhe oder Widerstand, dann geh nicht weiter. Halte erst einmal inne und wende Dich der Emotion im Körper zu. Atme die beklemmenden Gefühle einfach und direkt aus. Spüre, was Du brauchst, um wieder entspannt zu sein. Dann lass es Dir geben und fahre mit der Übung fort.

Schau jetzt nach, ob das Licht überall gleichmäßig vorhanden ist, und korrigiere falls nötig Stellen, die noch Löcher oder Unterbrechungen aufweisen. Es ist sehr wichtig, dass die Kugel keine dünnen oder offenen Stellen aufweist. Sie sollte vollkommen und gleichmäßig dicht sein. Es ist nämlich möglich, wie mir Frauen berichteten, dass Seelen über undichte Stellen eintreten. Geht deshalb bitte sorgfältig vor.

Diese Sorgfalt erfordert Deine ganze Konzentration, Deine Ausdauer und Konsequenz. Gleichzeitig ist sie eine wunderbare Übung, Deine schöpferische Kraft auszurichten, in Deine komplette Verantwortlichkeit hineinzuwachsen.

Werde aber bitte nicht allzu ernst dabei. Bleibe in der Haltung von Freude und spielerischer Leichtigkeit. Stell Dir immer wieder vor, dass Du ein Kind bist, ein spielendes Kind, und lass Dich dabei unterstützen von Deinem Höheren Selbst, von Deinen Engeln und geistigen Helfern. Bitte darum, dass sie Dir die dünnen oder offenen Stellen zeigen. Füllt sie gemeinsam vollkommen mit Licht aus.

Als Nächstes stellt Euch gemeinsam einen Dimmer in der Nähe vor. Dreht in Gedanken an diesem Dimmer und verstärkt damit die Lichtwirkung der Kugel. Lasst sie so hell und kräftig leuchten, bis sie wunderbar strahlt in ihrem eigenen goldenen Energiefeld. Jetzt ist es gut.

Dann imprägniert das goldene Licht mit Eurer Absicht, dass es keine Seele durchtreten lässt. Eure Absicht ist eine deutlich fühlbare mentale Energie, eine Energie der Klarheit und Entschlossenheit. Stellt Euch dabei genau vor, wie die Energie der Absicht aus Euren Körpern ausströmt, wie das Licht sie aufsaugt und gleichmäßig verteilt, so dass sie überall vorhanden ist. Bittet zusätzlich die Engel und geistigen Helfer, dass sie die Kraft und den Schutz der Kugel hüten. Ihr könnt sicher sein, dass sie das gern tun. Sie freuen sich auf gemeinsame Unternehmungen, insbesondere wenn sie der Liebe und dem Wohle aller gewidmet sind. Euer Kraftfeld ist nun errichtet. Die goldene Lichtkugel um das Bett wirkt als sicherer Schutz vor anklopfenden Seelen.

Eine wichtige Information gebe ich hier noch gern weiter: Eine Frau erzählte mir, dass sie die Lichtkugel als spirituelle Verhütungsmethode praktiziert habe. Damit habe sie sich sehr sicher gefühlt und dennoch sei sie schwanger geworden. Als sie sich später den Vorgang noch einmal deutlich vor Augen führte, sah sie, dass eine Seele, bevor sie die Kugel mit ihrem Partner errichtet hatte, sich bereits unter dem Bett als kleines Lichtlein versteckt hielt. Während des Liebesaktes schlüpfte diese Seele lediglich in den Bauch der Frau hinein. Ich muss hinzufügen, dass diese Frau, eine Mutter von zwei Kindern, sich damals in einem heftigen ungelösten Konflikt darüber befand, ob sie noch ein weiteres Kind wollte oder nicht. Sie teilte mir ihre Erfahrung mit und bat mich, sie weiterzugeben. Ich danke ihr für den Mut und die Offenheit.

Ihre Erfahrung bedeutet: Bevor Ihr die Kugel errichtet, schaut oder spürt nach, ob sich in der Nähe des Bettes oder im Zimmer bereits eine anklopfende Seele aufhält. Ihr könnt das spüren, wenn Ihr Euch ehrlich darauf einlasst. Wenn Ihr eine Seele wahrnehmt, dann bittet sie, wieder zu gehen. Dabei könnt Ihr Euch von dem weiter oben beschriebenen Vorgehen inspirieren lassen. Fangt mit der Übung der Lichtkugel erst dann an, wenn keine Seele mehr im Raum ist. Achtet besonders darauf, dass Ihr die Lichtkugel nicht nur als eine Halbkugel oberhalb des Bettes errichtet, wie es einige Paare früher praktizierten, sondern wirklich als eine volle ganze Kugel oberhalb und unterhalb des Bettes. Beide Halbkugeln sollten vollkommen miteinander verbunden sein zu einer ebenmäßigen ganzen Kugel.

Nun geht durch das Licht der Kugel in Euer Bett hinein und liebt Euch. Seid frei und vertraut einander vollkommen. Ihr seid behütet. Keine

Seele vermag durch diese Lichtkugel hindurchzudringen. Falls Ihr Euch während des Liebesaktes aus dem Bett herauskugelt und Euch auf dem Boden oder wo auch immer weiterliebt, dann nehmt in Gedanken die Lichtkugel einfach mit. Sie geht mit Euch und der Schutz bleibt erhalten, denn sie ist in erster Linie mit Eurem Energiefeld und nicht mit dem Ort verbunden.

Nach dem Liebesakt dankt dem goldenen Licht der Kugel für seinen Schutz. Bedankt Euch auch bei Eurem Höheren Selbst und Euren geistigen Helfern. Lasst keinen Gedanken von Zweifel oder Skepsis, ob nicht doch etwas passiert ist, aufkommen. Das schwächt nur Eure Absicht. Lasst die Gedanken sofort weiterziehen.

Es soll noch erwähnt werden, dass es am Anfang sinnvoll ist, die Lichtkugel bei jedem sexuellen Zusammensein wieder neu zu errichten. Von Mal zu Mal wird ihr Energiefeld, besonders wenn es sich immer um den gleichen Ort handelt, kraftvoller und klarer werden. Wenn Ihr die Übung eine Zeit lang regelmäßig praktiziert, steht irgendwann die goldene Lichtkugel als eine eigenständige energetische Gestalt im Raum. Dann braucht Ihr sie nur noch gedanklich anzuklicken und schon ist sie wieder da. Natürlich könnt Ihr sie auch in den Urlaub mitnehmen oder in eine neue Wohnung.

Solltet Ihr das Gefühl haben, dass Ihr in der Kugel eingeschlossen seid, so schaut zunächst in Eurem Körper nach, ob es da vielleicht ein Gefühl der Enge gibt. Wenn ja, atmet es aus, bis die Energie ganz aus dem Körper entlassen ist. Sollte es bleiben, hinterfragt Euch ehrlich, ob sich vielleicht nicht doch ein Kinderwunsch bei Euch geregt hat. Das betrifft vor allem die Frau. Setzt Euch mit dem Wunsch in ganzer Tiefe auseinander, bis Ihr wieder eine eindeutige Position gefunden habt. Eines ist klar:

Ein Kinderwunsch im Hintergrund, verborgen im Unterbewusstsein der Frau, vereitelt die spirituelle Verhütung. Da wird die goldene Lichtkugel um das Bett nichts bewirken können.

Wenn Ihr es geklärt habt und Euch vollkommen sicher seid, dass Ihr kein Kind wollt, doch das Gefühl von Enge in der Lichtkugel bleibt, dann gibt es zwei Möglichkeiten: Entweder stimmt die Übung der Lichtkugel nicht für Euch, und in diesem Fall empfehle ich Euch, zu einer anderen Methode überzugehen; oder Ihr habt die Möglichkeit, die Kugel mit dem Wunsch nach Weite neu zu imprägnieren. Schaut innerlich genau nach, was für Euch stimmt, und entscheidet Euch dann für eine Lösung.

Solltet Ihr Euch für das Neuimprägnieren entscheiden, geht sorgfältig nach der obigen Anleitung vor. Überprüft, ob sich etwas verändert hat. Grundsätzlich gilt, dass sich ein Gefühl von Weite und gleichzeitig von Schutz vor anklopfenden Seelen nicht ausschließt, sondern eher gegenseitig fördert. In der Weite des Bewusstseins entsteht die klare Absicht, für keine Seele als Eltern (mehr) zur Verfügung zu stehen.

18
Der Lichtpfropf am Gebärmutterhals

Auf der physischen Ebene produziert die Frau den Schleimpfropf am Gebärmutterhals. Außer an ihren fruchtbaren Tagen und während der Menstruation bildet er eine natürliche Barriere für Spermien und Keime. Was die Frau körperlich erschafft, kann sie ebenfalls auf der geistigen Ebene manifestieren. Dabei wird die Funktion des Pfropfes als Schutz und Grenze lediglich ins Geistige übertragen. Aus dem körperlichen Schleimpfropf wird ein geistiger Lichtpfropf. Die Übung „Lichtpfropf am Gebärmutterhals“ hilft der Frau, eine energetische Grenze aufzubauen, die das unerwünschte Eindringen von Spermien wirksam verhindert.

Natürlicherweise ist diese Übung nur für die Frau bestimmt. Sie kann jedoch ihren Partner in die wunderbare Welt ihrer Weiblichkeit mit hineinnehmen, indem sie ihm von der Übung und ihren Erfahrungen damit erzählt.

Durch behutsames Kommunizieren mit weiblichen Themen wächst beim Mann das Verständnis für die tiefere Motivation seiner sexuellen Hinwendung zur Frau. Wenn er als bewusster Mann schließlich erkennt, dass es sein ganzes Verlangen ist, die urweibliche Kraft der Frau tief im Scheidengewölbe und am Muttermund zu erwecken, kann er vielleicht seine Angst loslassen, der Schleimpfropf könne seine Spermien blockieren. Eine gute Zentrierung, tiefes gegenseitiges Verständnis und Achtsamkeit sind hierfür im Kontakt zwischen Mann und Frau nötig.

Die geistige Bedeutung des Gebärmutterhalses

Das medizinische Wissen über Aufbau und Funktion des Gebärmutterhalses habe ich bereits in Kapitel 11, „Der Einfluss geistiger Kraft auf körperliche Funktionen“, vorgestellt. Wenn es Dir, liebe Leserin, nicht mehr präsent ist, lies es bitte noch einmal durch. Lebendiges Wissen kann Dein Vertrauen stärken, einen Dir vielleicht noch unbekannten Körperbereich für Deine Verhütung zu nutzen.

Hier ein Überblick über die geistige Bedeutung des Gebärmutterhalses und der mit ihm zusammenwirkenden Organe:

In alten matriarchalisch geprägten Kulturen war der Gebärmutterhals der wichtigste Ort für die Zentrierung von sexuell-weiblicher Kraft und für die spirituelle Verhütung der Frau. Bereits in jungen Jahren wurden Mädchen darin eingeweiht, ihre Energie in die Scheide und in den Gebärmutterhals zu lenken und sie dort halten zu können.

Die *Klitoris* ist das erste Zentrum der Lust, doch sollte sie nicht überbetont werden. In der sexuellen Lust der Klitoris erlebt die Frau nicht den eigentlichen Höhepunkt ihrer Vereinigung. Hier findet eher eine Vorbereitung darauf statt, eine Art von energetischer Erfrischung ihres ganzen Körpers.

Die *Scheide* ist der Ort der Vereinigung zwischen männlicher und weiblicher Kraft, sowohl in der Frau selbst als auch zwischen Mann und Frau. Die Scheide ist auch der Ort der Ent-Scheidung. Hier entscheidet eine Frau über die Fragen: mit wem, wann und wie? Je klarer sie diese Entscheidungen trifft, umso schöner erlebt sie den Ort der Entscheidung. Damit sind natürlich innere Entscheidungen gemeint: bei sich bleiben, die eigenen Gefühle annehmen und sich in immer tiefere Schichten der Hingabe hineinfallen lassen, denn zuallererst ist die Vagina ein Ort der Hingabe an die weibliche Lust und Essenz.

Der wirkliche sexuelle Höhepunkt der Frau wird in, durch und mit der Energie im *Gebärmutterhals* aktiviert und dann an die Gebärmutter weitergegeben. Der Gebärmutterhals mit seinem Kanal, dem innerem und äußerem Muttermund ist die große Quelle der Lust für jede Frau. Ist das zweite Chakra geöffnet, ergießt sich seine Energie an diesen Ort, fließt in die weiblichen Sexualorgane und von hier weiter in den gesamten Körper. Gleichzeitig vollzieht sich hier der entscheidende innere Wandel von der körperlichen Lust in die geistige Freude, in die Ekstase der weiblichen Essenz hinein.

Wie vollzieht sich im Einzelnen die innere, für Mann und Frau gleichermaßen bedeutsame Transformation? Gebärmutterhals und Scheidenhöhle sind energetisch direkt mit dem zweiten Chakra verbunden. Es gibt feine Energiebahnen, die vom Zentrum des zweiten Chakras am Kreuzbein direkt durch den Unterleib der Frau zu ihrer Portio verlaufen. Indem die Frau ihrem Wurzelchakra und damit der Erde vertraut und sie gleichzeitig ihr Sexualchakra öffnet, sammelt und konzentriert sich weibliche sexuelle Urenergie.

Wie geht der Weg der sexuellen Kraft weiter? Der Wandel von der körperlichen Lust in die geistige Ekstase geschieht, indem die Frau gefühlvoll die Energie von oberer Vagina und Portio aufnimmt und durch den Gebärmutterhalskanal in die Höhle der Gebärmutter weiterleitet. Oben an der Kuppel des Uterus gibt es feine, von der Schulmedizin noch nicht entdeckte Nervenzellen, die als Auffangtor für die Energie des Herzchakras wirken. Uterus und Herz arbeiten in der Sexualität der Frau immer eng zusammen! Sie sind die beiden Hauptzentren der Frau und pulsieren in einem gemeinsamen Rhythmus.

Warum war in den alten, weiblich geprägten Kulturen der Gebärmutterhals der zentrale Ort für die spirituelle Verhütung der Frau? Weil sie hier mit ihrem Lebensplan verbunden war, weil sie hier ihre weibliche Essenz spürte und weil sie sich hier ihrer selbst als Frau bewusst war. *Als Frau ihrer selbst bewusst sein heißt, dass sie spürt, ob sie eine Seele empfangen will oder nicht.* Da gibt es keine Unbewusstheit. Weil sie in sich selbst ruhte, gab es keine Überraschungen. Sie schuf ein natürliches Kraftfeld, das alle Seelen, die inkarnierten und nicht inkarnierten, intuitiv erspürten, respektierten und verehrten. Da gab es keine Verirrungen von anklopfenden Seelen, die sich einen Mutterkörper suchen, oder Verirrungen von Frauen, die nicht wissen und spüren, ob sie ein Kind wollen oder nicht.

Wenn eine Frau ganz bei sich ist, zutiefst seelisch und körperlich mit sich selbst verbunden, gibt es keine Zufälle in Form von nicht gewollten oder unbewussten Schwangerschaften.

In den alten Kulturen spürte jede Frau, wann sie ein Kind wollte oder nicht. Erst als der Ego-Verstand zu dominieren begann und das Verbundensein mit dem inneren Körper sich langsam auflöste, verloren Frau und Mann ihre Unschuld. Fortan beherrschte der Kopf den Menschen, die Einheit des Empfindens mit sich selbst zerbrach. Von nun an gab es ungewollte Schwangerschaften. Großes Leid und viele emotionale und körperliche Dramen entstanden aufgrund der Unbewusstheit der Frauen.

In den alten Kulturen gab es keine, im modernen Sinne bewusste Verhütung, weil es eben nichts zu verhüten gab. Die Präsenz im Gebärmutterhals, im ersten und zweiten Chakra, hielt den Kontakt zu sich selbst und schuf damit ein natürliches Feld der Kommunikation mit anderen Wesen.

Wohlgemerkt, eine Frau verhütet, solange sie sich ihrer selbst noch nicht voll bewusst ist, sie eigene Anteile abspaltet und auf einen fremden Willen, wie zum Beispiel eine ungewollte Seele, projiziert. Wenn sie sich zunehmend ihrer selbst bewusst wird, baut sie ein einheitliches Kraftfeld auf, das ganz natürlich und harmonisch mit ihrem persönlichen Wachstum mitschwingt. Da gibt es keine Kollisionen von unterschiedlichen Interessen, weil sie mit sich eins geworden ist. Da gibt es auch keine Konflikte mit anderen Wesen, weil es in ihr selbst keine Konflikte mehr gibt.

Heute befinden wir uns an einem Wendepunkt. Viele Menschen haben erkannt, dass es notwendig ist, sich von der Dominanz des Ego-Verstandes zu befreien und sich wieder auf die Ganzheitlichkeit der Erfahrungen hinzubewegen. Für die Frau spielt der Gebärmutterhals eine zentrale Rolle bei der Vereinigung mit sich selbst. Deshalb kann die Übung „Lichtpfropf am Gebärmutterhals" genutzt werden, um sowohl das Zentrum des weiblichen Empfindens wieder an die richtige Stelle zu bringen als auch, um klar und wirksam geistig zu verhüten.

Die Übung „Lichtpfropf am Gebärmutterhals"

Lege Dich bequem auf den Rücken. Wenn Du eine andere Position bevorzugst, nimm diese ein. Richte Deine ungeteilte Aufmerksamkeit auf Deinen Atem. Atme ruhig und bewusst einige Minuten lang ein und aus. Der Atem trägt Dich nach Hause, zu Dir selbst. Überlasse Dich ganz Deinem Atemstrom. Dabei kannst Du Dir vorstellen, dass Du mit dem Ausatmen all Deine jetzt nicht mehr benötigten Gedanken und Gefühle verabschiedest, die Erfahrungen der vergangenen Stunden und all das, was Dich innerlich noch beschäftigt. Lass es ganz los. Du brauchst es nicht mehr. Stell Dir beim Einatmen vor, dass neue Energie, Frische und Zuversicht in Dich einströmen und all Deine Körperzellen, Gewebe und Organe mit neuer Kraft versorgen. Lass Deinen Körper schwer werden und vertraue Dich ganz der Unterlage und der Erde an, die Dich trägt. Spüre deutlich die Stellen, wo dein Körper auf der Erde aufliegt, und schmiege Dich in sie hinein.

Wenn Du es als hilfreich empfindest, dann mach jetzt die Entspannungsübung „Der Lichtkörper", wie sie ## auf Seite XXX ## in Kapitel 14, „Die Lichtspirale der Frau", beschrieben ist.

Entspannung

Ich leite Dich nun durch die Wahrnehmung Deiner Scheide und des Gebärmutterhalses. Viele Frauen sind es nicht gewohnt, ihre inneren weiblichen Organe zu spüren. Als Hilfe und Ermutigung kannst Du am Anfang auch Vorstellungen, Bilder und Visualisierungen mit hinzunehmen.

Hab Geduld mit Dir, denn ein wirklicher Kontakt stellt sich häufig erst nach längerem Üben ein. Die weiblichen Organe haben sich, weil sie nie beachtet wurden, von unserer Wahrnehmung zurückgezogen. Behandle sie deshalb wie ein schüchternes kleines Kind, das lange vernachlässigt wurde. Es braucht Zeit, um wieder Vertrauen zu gewinnen. Am Anfang kann es auch gut sein, wenn Du Dich erst auf ein allgemeines Körpergefühl wie Wärme oder Vibration konzentrierst. Stresse Dich nicht mit dem Gedanken, dass Du gleich die Details der Organe wahrnehmen müsstest. Konzentriere Dich eher auf ein konkretes Gefühl in diesem Bereich und geh dann immer mehr in die Tiefe. Die Feinheiten der Wahrnehmung werden später hinzukommen.

Richte nun Deine Aufmerksamkeit in den oberen Bereich Deiner Scheide. Geh langsam zum Muttermund weiter. Spürst Du ihn? Vielleicht musst Du mehrmals probieren, dort hinzugehen, bevor Du ihn deutlich wahrnehmen kannst. Was spürst Du hier? Fühlst Du die Form des Organs oder eher das Leben in ihm? Ist es dort warm oder kalt, weich oder eher hart? Fühlt es sich angenehm oder unangenehm an? Ist dort ein Kribbeln, ein Druckgefühl oder ein leichtes Ziehen bemerkbar? Oder fühlst Du eine Leere? Oder gar nichts? Lass Dir genügend Zeit fürs Spüren.

Versuche jetzt behutsam vom Muttermund aus Deine Portio wahrzunehmen. Das ist der Teil des Gebärmutterhalses, der in die Scheide hineinreicht. Was fühlst Du in diesem Bereich? Spürst Du hier Wärme und Lebendigkeit, ein Druckgefühl oder Kribbeln? Ist es Dir angenehm oder unangenehm? Versuche nicht, Deine Wahrnehmung mit dem Kopf zu erfassen, bleib im Gefühl. Nimm Deine Empfindungen sanft und behutsam an. Geh langsam tiefer und immer tiefer in die Wahrnehmungen Deines weiblichen Körpers hinein. Vertraue dem, was Du wahrnimmst. Beurteile und bewerte es nicht und zweifle es vor allem nicht an. Jedes Gefühl – und sei es am Anfang noch so unsicher und vage – führt Dich zur Wahrheit tief in Dir selbst. Vertraue Dir! Vertraue dem, was Du jetzt fühlst. Wenn Dich Gedanken ablenken, geh wieder zum Gefühl zurück.

Geh nun mit Deiner Aufmerksamkeit vom vorderen Bereich der Portio in das Scheidengewölbe hinein. Es umgibt den Gebärmutterhals wie eine Manschette. Spüre die weiche feuchte Höhle des hinteren Bereiches Deiner Vagina. Spüre und genieße ihre Weichheit.

Geh jetzt mit Deiner Wahrnehmung wieder zurück in den Gebärmutterhals. Spüre vorn seine grübchenartige Öffnung, den Muttermund. Spürst Du ihn? Wandere langsam mit Deiner Aufmerksamkeit den Gebärmutterhals entlang, Deinen Zervikalkanal nach oben. Was kannst Du spüren? Lass Dir genügend Zeit, den ganzen Gebärmutterhals wahrzunehmen, als eigenständiges Organ, als Teil und unterer Bereich der Gebärmutter. Aber setze Dich nicht unter Druck. Was immer Du fühlst, nimm es an.

Visualisierung

Geh dann noch ein Stückchen tiefer in Dein Körpergefühl hinein. Halte Deine Konzentration eine ganze Zeit lang in diesem Bereich und lass jedes Gefühl der Anstrengung los. Vielleicht kannst Du Dir dabei vorstellen, dass Deine Achtsamkeit wie eine kleine Feder ist, die sanft und leicht alle Zellen und Gewebe dieses Organs streichelt. Lass Leichtigkeit und Freude zu. Ja, lass Lust zu und lass Dich von ihr berühren.

Stell Dir nun vor, dass an der Stelle, die Du am deutlichsten spürst, ein winzig kleines Körnchen aus Licht entsteht. Dieses Lichtkörnchen besteht aus strahlendem goldenem Sonnenlicht. Lass es zu einem goldenen Lichtkorn, einem *Lichtsamen* werden. Lass es kontinuierlich weiterwachsen, indem Du Dir vorstellst, dass sich im Innersten des Lichtkorns eine winzig kleine Lichtquelle befindet, die von innen heraus immer wieder neues Licht hervorsprudeln lässt. Visualisiere, dass das Lichtkorn zu einer kleinen Lichtkugel wird. Lass das strahlende goldene Licht der Kugel in alle Zellen und Gewebe Deines Gebärmutterhalses und Deines Scheidengewölbes hineinfließen. Dann stell Dir vor, dass die goldene Lichtkugel so lange weiterwächst, bis sie das gesamte Gebiet von Scheidengewölbe, Muttermund und unterem Gebärmutterhals umfasst und in sich einschließt.

Jetzt ist aus der goldenen Kugel ein Lichtschleimpfropf geworden. Die Größe dieses geistigen Schleimpfropfes hängt davon ab, wie groß Du ihn haben möchtest und brauchst. Es ist vorstellbar, den Schleimpfropf klein zu halten, so dass er den Gebärmutterhals genau von innen ausfüllt.

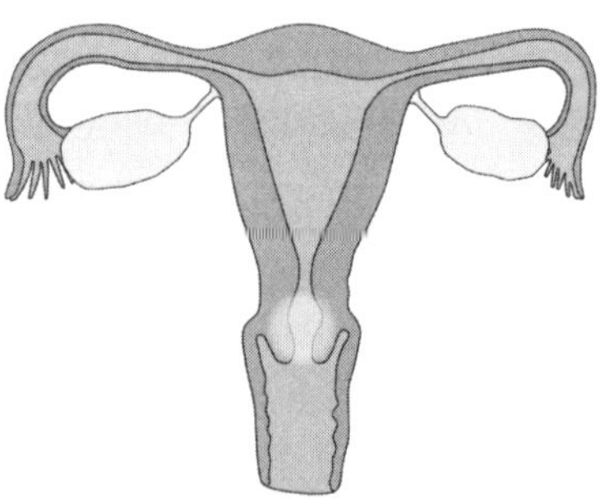

Lichtpfropf klein

Die zweite Variante ist eine Lichtkugel, die das Scheidengewölbe und die Portio umfasst.

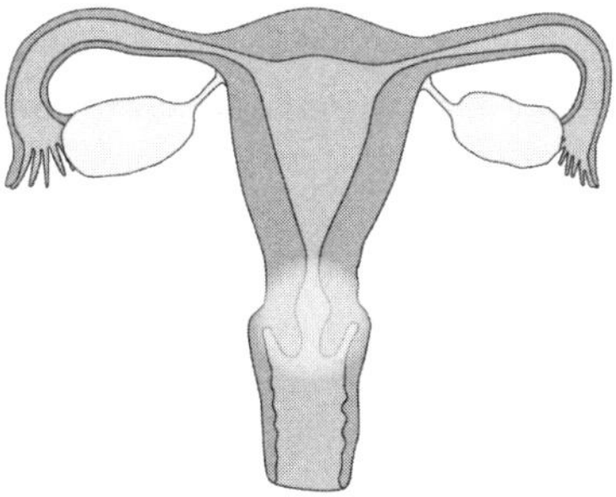

Lichtpfropf mittelgroß

Die dritte Möglichkeit ist eine große Lichtkugel, die den ganzen Bereich weiträumig einschließt.

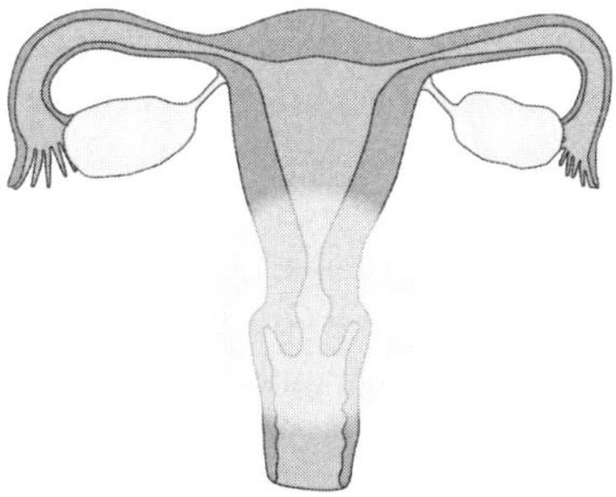

Lichtpfropf groß

Spüre nach, welche Variante für Dich richtig ist. Natürlich kannst Du auch alle Größen einzeln in Dir ausprobieren und dann entscheiden, welche am besten zu Dir passt.

Nachdem Du Deinen Lichtpfropf in der richtigen Größe geistig erschaffen hast, ist es jetzt wichtig, ihn mit der Absicht zu imprägnieren, die Du ihm geben möchtest. Eine Möglichkeit ist diese:

Der goldene Lichtpfropf an meinem Gebärmutterhals
gibt mir und meiner Gebärmutter vollkommene Sicherheit.
Er bildet eine klare Grenze
und ist für Spermien ganz und gar undurchlässig.
Der Lichtpfropf schützt mich sicher vor einer Empfängnis.

Übe die Visualisierung des Lichtpfropfes zusammen mit diesen oder ähnlichen Sätzen eine Zeit lang, bis Du langsam das schützende Kraftfeld im oberen Scheidenbereich spürst. Wenn Du mit der spirituellen Verhütung noch am Anfang stehst, empfehle ich Dir, die Übung des Lichtpfropfes zunächst in Kombination mit weiteren geistigen Übungen zu machen, wie der versiegelten Lichtspirale, der Lichtkugel um das Bett, dem Auraschutz oder anderen Methoden, die Dir besonders zusagen. Den Lichtpfropf allein zu visualisieren würde ich nur geistig sehr reifen Frauen empfehlen, die mit spiritueller Arbeit schon lange Zeit geübt und vertraut sind.

Es sei auch nochmals erwähnt, dass die geistigen Verhütungsmethoden am Anfang selbstverständlich alle zusätzlich zu den herkömmlichen materiellen Verhütungsmethoden eingeübt werden.

Variationen

Eine Variation der Übung mit dem Lichtpfropf wäre es, anstelle des goldenen Lichtes blaues Licht zu verwenden. Ebenfalls könntest Du Dir eine Art *Schutzgummi aus goldenem oder blauem Licht* vor dem Muttermund vorstellen, ähnlich wie das Diaphragma oder die Portiokappe. Dieses Lichtgummi könnte auch noch weiter in die Scheide hineinreichen, so dass es den oberen Scheidenbereich und den Muttermund großflächig abdichtet. Vielleicht fallen Dir selbst noch weitere Variationen ein?

Wichtig ist, dass Du viel übst, bis Dir die Übung vertraut und lieb geworden ist. Durch regelmäßige innere Konzentration erschaffst Du ein geistiges Energiefeld, das Deinen Willen, nicht empfangen zu wollen, abbildet. Es ist die mentale Form Deiner Absicht. Eigentlich bräuchtest Du diese Form nicht, doch überschätze Dich besser nicht. Du kannst sie nutzen, denn sie dient dazu, Dein Lernen zu erleichtern und Deinen Willen zu schulen.

Dein Wille, nicht empfangen zu wollen, wirkt als Energieimpuls von Deinem Mentalfeld über den Emotionalkörper in Deinen Ätherkörper hinein. Der Ätherkörper ist das ätherische Doppel des physischen Körpers und bildet all seine Organe exakt ab. Während der Übung verändert sich Dein Ätherkörper im Bereich der oberen Scheide und des Gebärmutterhalses und bewirkt eine klare Konzentration der Kraft sowie eine Ausrichtung nach innen. Das signalisiert eine Grenze nach außen, die besagt: „Hier darfst Du nicht weiter!" Diese ätherische Grenze beeinflusst den Ätherleib der Spermien. Die ätherische Kraft der Spermien wiederum überträgt sich auf die physischen Spermien und sagt ihnen „Stopp!" Sie kommen bis hierhin, werden aufgehalten und können nicht weiter vordringen. Das ist der innere Vollzug Deines Willens zur Verhütung.

Nutze Deinen Geist. Mit ihm kannst Du Dein Leben selbst gestalten. Die Übung des Lichtpfropfes verfolgt mehrere Zwecke: Sie dient der spirituellen Verhütung sowie der Schulung Deiner Geisteskraft. Darüber hinaus bietet sie Dir eine wunderbare Möglichkeit, Dich selbst und Deine weibliche Kraft in diesem wichtigen Bereich Deines Körpers kennen und lieben zu lernen.

19
Das Licht um Gebärmutter, Eileiter und Eierstöcke

Die Gebärmutter, die Eileiter und die Eierstöcke sind die Orte der weiblichen Fruchtbarkeit. Jeden Monat lässt der weibliche Körper in den Eierstöcken erneut eine befruchtungsfähige Eizelle heranreifen. Die körperliche Befruchtung oder Zeugung geschieht in der Regel in den Eileitern. Die Gebärmutter ist der Ort der Empfängnis. Hier manifestiert sich körperlich die bewusste oder unbewusste Entscheidung der Frau, ob sie einer anklopfenden Seele einen neuen Körper schenken will oder nicht.

Diese inneren Orte können Frauen für ihre spirituelle Verhütung nutzen. Im Unterschied zur Scheide und zum Gebärmutterhals, wo es konkret darum geht, eine körperlich-geistige Barriere aufzubauen, um die eindringenden Spermien aufzuhalten, geht es bei der Gebärmutter, den Eileitern und den Eierstöcken eher darum, den körperlich-geistigen Raum der Fruchtbarkeit bewusst und klar für sich selbst einzunehmen und eine geistig-energetische Grenze aufzubauen, welche die Seelen nicht durchdringen können. *Der tiefere Sinn dieser Übungen liegt darin, einen wirksamen geistigen Raum der Absicht zu schaffen, den die Seelen wahrnehmen und akzeptieren können.*

Eine Seele, die auf die Erde kommen will, sucht sich einen bestimmten Ort im Unterleib der Frau aus, um dort hineinzuschlüpfen. Sie muss sich mit dem Körper einer Frau verbinden, um sich inkarnieren zu können. Dieses Wort drückt den Vorgang treffsicher aus: *Inkarnieren* heißt „ins Fleisch gehen". Die anklopfende Seele geht in das Fleisch der Mutter, um von dort ihr eigenes Fleisch bilden zu können. Der energetische Vorgang, um die Brücke vom Jenseits ins Diesseits zu überqueren, geschieht über die Lichtspirale der Frau. Jede Seele inkarniert sich über die Lichtspirale. Von dort aus fließt ihre Energie meistens direkt weiter in die *Gebärmutter,* wo anschließend der Vorgang der eigentlichen körperlichen Empfängnis stattfindet.

Die Seele hat jedoch ebenfalls die Möglichkeit, in einen anderen Ort hineinzuschlüpfen. Das können die Eileiter oder sogar die Eierstöcke sein. In diese Organe hineinzugehen gelingt der Seele aber erst, nachdem sie sich über die Lichtspirale in das feinstoffliche Feld der Mutter hineingeschwungen und dem Ätherleib genähert hat.

Der nach der Gebärmutter für die Seelen nächst bevorzugte Ort für eine Inkarnation sind die *Eileiter.* Sobald auf der körperlichen Ebene der Vorgang der Befruchtung abläuft, fließt die Seele mit ihrer Energie von der Lichtspirale weiter in die befruchtete Eizelle im Eileiter hinein.

Diesen Vorgang haben viele Reinkarnationstherapeuten bei Rückführungen beobachten können. Hierzu gibt es zahlreiche Veröffentlichungen. Die dort häufig vertretene Meinung, dass die Inkarnation in jedem Fall während der körperlichen Zeugung im Eileiter stattfindet, ist jedoch falsch. Sie spiegelt eine vom Ego-Denken geprägte männliche Sichtweise unserer westlichen Kultur wider, die ihre Bedeutung in dem Geschehen sucht und aus Unkenntnis über die tieferen Zusammenhänge falsch bewertet.

Der Vorgang ist viel differenzierter: Die Inkarnation eines Menschen ist wie alle Vorgänge in der Natur ein graduelles Geschehen, das mehrere Monate braucht und nicht bereits mit dem Moment der Zeugung abgeschlossen ist. Erst die Empfängnis bildet den eigentlichen Beginn einer Inkarnation. Der Hauptort bleibt die Gebärmutter und hat mit den annehmenden weiblich-mütterlichen Kräften im feinstofflichen Feld einer Frau zu tun.

In dem eher seltenen Fall, wo sich eine Seele als Ort der Inkarnation die *Eierstöcke* ausgesucht hat, fließt die Seele von der Lichtspirale weiter in die Randschicht des Eierstocks zur sprungbereiten Eizelle, dem Graaf-Follikel. Sie verbindet ihre Energie mit dem reifen Follikel. Von dort verfolgt sie den Vorgang der Befruchtung. Manchmal kann dies sogar der Grund für einen spontanen Eisprung sein.

Wenn eine Seele unbedingt kommen will, setzt sie den normalen Zyklus einer Frau kurzerhand außer Kraft. Hier wirken weitaus stärkere Kräfte als körperliche Abläufe.

Höher entwickelte Seelen können sich ebenso in das Herz- oder Scheitelchakra einer Frau einschwingen. Von dort fließen sie weiter in die Sexualorgane der Frau hinein. Die Seele verbindet sich dann entweder mit der im Eierstock wartenden, im Eileiter befruchteten oder bereits in die Gebärmutter weitergewanderten Eizelle. Auch in diesem Fall hat die Seele die Lichtspirale der Frau genutzt, um bis auf die Ebene der Chakren, das heißt, in den Ätherbereich vorzudringen.

Aus diesem Wissen heraus ist es verständlich, dass die inneren Orte der weiblichen Fruchtbarkeit zur spirituellen Verhütung genutzt werden können. Die Übungen dienen alle dazu, die Absicht einer Frau, nicht empfangen zu wollen, systematisch aufzubauen, zu stärken und dauerhaft, solange sie es will, aufrechtzuerhalten.

Um die Übungen richtig praktizieren zu können, ist es wichtig, die mächtige Kraft dieser Organe zu kennen, ihre Wirksamkeit zu verstehen und sie zu würdigen. Deshalb soll ihre Psychosomatik noch einmal kurz skizziert werden.

Die spirituell-psychosomatische Bedeutung der weiblichen Organe

Die *Eierstöcke* sind die Orte der weiblichen sexuellen Kreativität, Ausgelassenheit und Freude. Sie sind mit einem wunderschönen Quellgebiet in der Natur zu vergleichen, in dem viele fröhlich sprudelnde Wasserquellen ständig lebendiges und frisches Wasser ausströmen. Entsprechend dem rechten und linken Eierstock gibt es ein rechtes und linkes Quellgebiet. Die rechte Quelle lässt aktiv gebende kreative Energie hervorsprudeln. Die linke Quelle bringt passiv annehmende kreative Energie hervor. Je weiter ein Follikel sich entwickelt hat, umso größer wird seine Quelle. So stellt der sprungbereite Graaf-Follikel die jeweils größte Wasserquelle dar.

Die ca. 250.000 weiblichen Eizellen (!) in einem Eierstock sind der wahre Kraftquell im Leben einer Frau. Hier werden die weiblichen Östrogene gebildet, die stofflich gewordene Information von weiblicher Kraft. Sie sind ein großer Schatz im Leben einer Frau und sollten mit Achtung und Respekt angesehen und behandelt werden. Schon deshalb sollte keine Frau synthetisch hergestellte weibliche Hormone einnehmen – es sei denn, sie befindet sich in akuter Gefahr.

Die massenhaft verordnete Einnahme von künstlichen weiblichen Hormonen schneidet die Frau in Wirklichkeit von ihrer eigenen urweiblichen kreativen Kraft ab und macht sie abhängig. Sie verstärkt alte Suchtmuster von Abhängigkeit in der Frau und baut neue in ihr auf. Anstatt sich selbst und ihrem Körper zu vertrauen, vertrauen die Frauen auf Produkte der Pharmaindustrie. Anstatt ihr spirituelles Selbst als göttliche Kraft im Innern zu verehren, machen sie Hormonpillen zu ihrem Götzen. Dies zeigt, wie weit viele Frauen von sich selbst entfernt sind. Sie spüren nicht, dass die künstlichen Hormone ihren feinstofflichen Körper schwer belasten. Vor allem der Ätherleib der Frau ist

betroffen, weil die künstlichen Hormonstoffe die empfangenden und weitergebenden Energiezentren verstopfen und den freien Fluss der Energiebahnen tiefgreifend und nachhaltig behindern. Die Einnahme von künstlichen weiblichen Hormonen ist eine individuelle und kollektive Verirrung, die schwer auf der Psyche der Frau lastet.

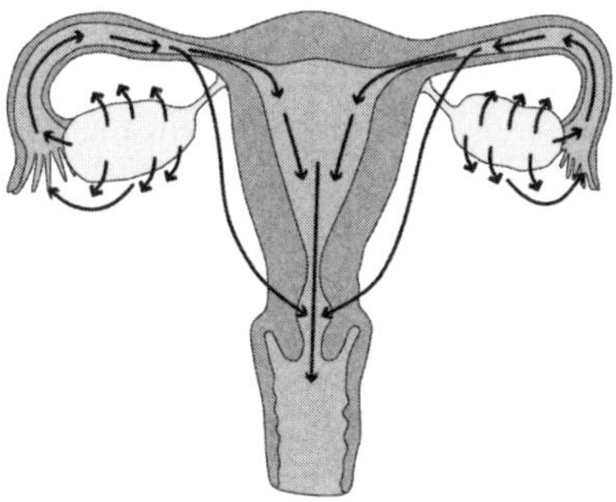

Die Quelle in den Eierstöcken

Das Quellwasser vom rechten und linken Eierstock fließt über die Öffnung zwischen Eierstock und Fransentrichter des Eileiters in den *Eileiter* hinein. In diesem Organ geht es um die geistigen Qualitäten von Fließen, Beweglichkeit und Flexibilität. Die Eileiter sind ein fein geordnetes eigenes Labyrinthsystem, in dem die Befruchtung zwischen Ei- und Samenzellen stattfinden kann. Ein Teil des Wassers wird von dort nach innen in die Gebärmutter geleitet, ein Teil fließt außen durch ein eigenes Kanalsystem um die Gebärmutter herum und von dort weiter über den Gebärmutterhals und die Scheide nach außen.

Die *Gebärmutter* selbst ist das innere Zentrum, der heilige weibliche Urraum. Jede Frau, die diesen geistigen Raum des Erwachens bewusst erschafft, ermutigt unzählige andere, es ebenfalls zu tun. Wir leben in einer Zeit, die das kollektive spirituelle Erwachen der Frauen fördert und beschleunigt.

Die *Scheide* ist der Raum der weiblichen Lust und Ekstase. Sie ist der Ort der Vereinigung von weiblicher und männlicher Kraft, der Vorraum der Befruchtung. Das Milieu der Scheide lässt den Samen des Mannes entweder in den Gebärmutterhals weiterfließen oder verhindert es.

Der eigentliche Vorgang der Befruchtung geschieht dann mithilfe der Eierstöcke in den beiden Eileitern. Die Empfängnis, das bewusste oder unbewusste „Ja" einer Frau zur Schwangerschaft, findet in der Gebärmutter statt. Sensible hormonelle Balancen bauen dort die empfangsbereite Schleimhaut auf. Das befruchtete Ei nimmt Kontakt auf und nistet sich dauerhaft ein. Durch diesen Vorgang erlaubt die Frau der Seele, in ihrem Innern einen Körper zu bilden und ihn heranwachsen zu lassen.

Die Organe der Fruchtbarkeit bilden einen Raum, den eine Frau nutzen kann, um eine Empfängnis spirituell zu verhüten. Die nun folgenden Übungen sind demnach nur für Frauen bestimmt.

Liebe Frau,

wenn Du Dich von einer dieser Übungen angesprochen fühlst, praktiziere sie eine Weile, bis Du ein Gefühl von Sicherheit und Leichtigkeit empfinden kannst. Teile Deinem Partner möglichst genau mit, was dabei in Dir vorgeht.

Lieber Mann,

Du kannst Deine Partnerin bei den nun folgenden Übungen unterstützen, indem Du Dich liebevoll mit ihr verbindest. Vielleicht meditierst Du gleichzeitig und schickst ihr dabei kraftvolle Gedanken. Sprecht am besten vorher ab, was für Euch stimmig ist.

Übung 1: Die goldene Lichtkugel um die Gebärmutter

Entspannung

Lege Dich lang hin und entspanne Deinen Körper. Spüre, wie die Luft durch die Nasenlöcher ein- und wieder ausströmt. Fühle das Heben und Senken Deines Brustkorbs. Beobachte Deinen natürlichen Atemrhythmus eine ganze Zeit lang und nimm dabei wahr, wie Deine Gedanken sich langsam beruhigen. Wenn Du noch angespannte Energien in Deinem Körper bemerkst, so lass sie mit dem Ausatemstrom abfließen.

Geh nun mit Deiner Aufmerksamkeit in Deinen Unterleib hinein und konzentriere Dich auf Deine Gebärmutter. Spüre nach, wie es ihr geht, und tauche immer mehr in die Gefühle dieses Körperbereichs hinein. Wenn Deine Gedanken Dich ablenken, mach es Dir bewusst und lass sie los. Geh mit Deiner ungeteilten Achtsamkeit wieder zurück in den Kontakt zu Deiner Gebärmutter. Wichtig ist: Denke nicht über sie nach, mach Dir keine Bilder von ihr, sondern *fühle* sie. Auch wenn es

Dir zunächst unvertraut erscheint und Du noch unsicher bist, vertraue Deinen Empfindungen. Vielleicht spürst Du am Anfang ein Gefühl der Wärme oder ein leichtes Kribbeln. Geh in die Gefühle hinein und lass Dich immer ein Stückchen tiefer in sie hineinsinken.

Als Nächstes horche neugierig in die Gebärmutter hinein und spüre nach, ob sie etwas braucht. Wenn ja, schicke es ihr mit Deinen Gedanken. Vielleicht braucht Deine Gebärmutter Entspannung, Entkrampfung, ein bestimmtes Licht oder Farben. Vielleicht braucht sie ein Gefühl der Freude, der Ermutigung oder Deine Dankbarkeit. Gib ihr das, was sie braucht.

Wenn Du merkst, dass Deine Gebärmutter jetzt zufrieden ist, bleibe weiter mit Deiner liebevollen Achtsamkeit bei ihr. Mach Dir bewusst, dass sie ein eigenes wunderbares Wesen ist, mit einem eigenen Auftrag und einem einzigartigen Energiefeld. Sie verrichtet ihre Aufgabe perfekt und harmonisch. Baue mit Deiner Aufmerksamkeit eine bewusste liebevolle Beziehung zu ihr auf. Vielleicht war sie lange schon unerkannt und ungeliebt in Deinem Unterleib. Sie ist das Zentrum Deiner urweiblichen Kraft. Je liebevoller und achtsamer Deine Beziehung zu ihr wird, umso harmonischer wird sie arbeiten und Dir vollkommen dienen.

Teile Deiner Gebärmutter dann mit, dass Du nicht willst, dass eine (weitere) Empfängnis in ihr stattfindet, dass Du sie schützen möchtest vor einer Schwangerschaft und dass Du deshalb Licht um sie herum visualisieren wirst. Achte nun darauf, was sie Dir mitteilt. Vielleicht verkrampft sie sich jetzt ein wenig oder Du spürst plötzlich ein unangenehmes Kribbeln im Unterleib.

Wenn sie Deine Absicht nicht teilt, dann drückt ihre spontane Reaktion Dir jetzt vielleicht noch unbewusste Anteile eines eigenen Kinderwunsches aus. Diese Gefühle musst Du Dir nun unbedingt anschauen und klären, bevor Du mit der Übung fortfährst, denn es ist nicht sinnvoll, gegen Deinen eigenen Widerstand zu arbeiten – und sei er auch noch so subtil.

Wenn Du merkst, dass Deine Gebärmutter mit keinem unangenehmen Bauchgefühl reagiert oder Du sogar Wärme und Akzeptanz von ihr empfindest, kannst Du sicher sein, dass sie mit Deinem Vorhaben einverstanden ist und nun Deine bereitwillige Partnerin sein wird.

Visualisierung

Beginne daraufhin mit der Visualisierung: Stell Dir zunächst an einem beliebigen Punkt um den Uterus herum eine kleine goldene Lichtkugel vor. Wenn diese Kugel hell erstrahlt, lass einen goldenen Lichtstrahl von ihr ausströmen und gegen den Uhrzeigersinn um die ganze Gebärmutter herumfließen, so dass ein Lichtkreis entsteht. Lass dann das goldene Licht sich flächig ausdehnen und jeweils eine Halbkugel vorn und hinten bilden, so dass allmählich eine komplette goldene Lichtkugel entsteht. Sie umfasst großzügig Deine Gebärmutter und hüllt sie warm und strahlend ein. Die Größe der Kugel hängt von Dir ab.

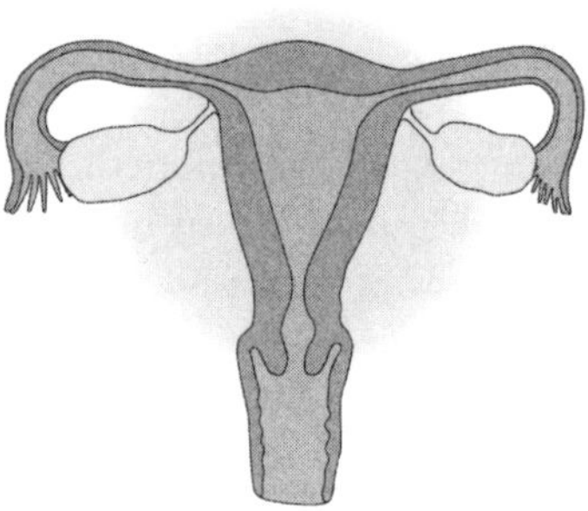

Lichtkugel um die Gebärmutter

Achte darauf, dass keine Unregelmäßigkeiten oder Löcher im Licht der Kugel vorhanden sind. Gibt es solche, korrigiere sie sorgfältig in Gedanken, bis eine makellose, gleichmäßige und strahlend goldene Lichtkugel entsteht. Jetzt imprägniere das Licht mit der folgenden Affirmation:

> Die goldene Lichtkugel um meine Gebärmutter
> gibt mir und meiner Gebärmutter vollkommene Sicherheit.
> Die Lichtkugel bildet eine klare Grenze.
> Sie ist für Seelen ganz und gar undurchlässig.
> Die Lichtkugel schützt mich sicher vor einer Empfängnis.

Verweile mit Deiner Aufmerksamkeit eine ganze Weile bei dieser Übung. Spüre die Energie Deiner Absicht, fühle die Kraft der Lichtkugel in Dir und wiederhole dreimal laut die Affirmation. Du wirst spüren, dass sich allmählich eine Kraft um Deine Gebärmutter herum aufbaut, ein schützendes Energiefeld, in das Deine Gebärmutter eingetaucht ist. Diese Energie ist die Kraft Deiner persönlichen Konsequenz und Klarheit. Wenn Du regelmäßig übst, wirst Du mit der Zeit lernen, dieser Kraft in Dir mehr und mehr zu vertrauen.

Genau dieses Energiefeld sehen und fühlen die Seelen im Astralreich, die zur Erde kommen wollen und auf der Suche nach einer Mutter sind:

- Sie sehen die Grenze aus Licht, die diese Frau um sich herum errichtet hat.
- Vor allem spüren sie die Konsequenz der Absicht dahinter und werden sie respektieren.
- Im Geistigen richtet sich kein Wille gegen einen anderen. Das wäre eine Verletzung.
- Die Seelen werden weitergehen und eine andere Frau suchen, die bereit ist, Mutter zu werden.

So einfach

So einfach ist das,
denn alle wahren Dinge im Leben sind einfach.
Und je einfacher Du selbst wirst,
umso mehr befreist Du Dich aus Deiner Abhängigkeit
von komplizierten und schädlichen Verhütungsmitteln.

Übung 2: Die blaue Lichtkugel um die Gebärmutter

Bei einer Variation der vorhergehenden Übung wird anstelle des goldenen Lichtes blaues Licht verwendet. Das blaue Licht steht für die Farbe der klaren Abgrenzung und Distanz. Es schafft einen sicheren Raum, indem es klare Grenzen setzt und eindeutige Signale nach außen gibt. Wenn es Dich eher zum blauen Licht hinzieht, dann praktiziere die Übung in den einzelnen Schritten genauso, wie sie oben beschrieben ist. Anstelle des goldenen Lichtes verwende nun ein **strahlendes mittelblaues Licht**. Wenn es Dir angenehm ist, kann die Farbnuance auch in Richtung Aquamarin oder Marienblau gehen. Im **Aquamarin** ist die Farbe und Seelenqualität des Meeres enthalten. In der Farbe **Marienblau** findet sich eine kleine Spur Rot. Es verbindet Dich mit dem sicheren Schutz und dem mächtigen Kraftfeld des weiten blauen Mantels der Himmelskönigin Maria.

Wenn Du fragst, welche Farbe für diese Schutzübungen wirksamer ist, so gibt es keine eindeutige Antwort darauf. Im *Gold* sind nicht nur alle Farbkräfte enthalten, Gold ist selbst keine Farbe mehr, weil es eine Oktave höher schwingt als alle Farben. Es enthält eine hohe geistige Qualität, die uns mit der Essenz unseres Christus-Selbst verbindet, das im Herzen wohnt. *Blau* ist dagegen eine alte schamanische Heilfarbe, die tief ins Unterbewusstsein hineinwirkt und dort Heilung von verletzten

Beziehungen und Klarheit hervorruft. Wichtig ist, welche Farbe Dich am meisten anspricht, Gold oder Blau, diese Farbe verwendest Du dann. Sie wird Deine innere Konsequenz am besten unterstützen.

Übung 3: Die goldene Lichtkugel um die Eileiter

Diese Übung konzentriert sich auf den Raum Deiner Eileiter. Wenn sie Dir zusagt, übe sie regelmäßig, bis sie Dir vertraut geworden ist und Du sie in Deine spirituelle Verhütungspraxis integrieren kannst.

Um Dich für die Übung zu öffnen, wird es wahrscheinlich nötig sein, Dir einen guten Anatomie-Atlas des weiblichen Körpers anzuschaffen. Schau Dir darin genau die Lage und den Aufbau der Eileiter an und übertrage die Information auf Deinen Bauch. Gewöhnlich haben die meisten Frauen durch ihre Erfahrungen mit Menstruation, Schwangerschaft und Geburt eine mehr oder weniger bewusste Beziehung zu ihrer Gebärmutter. Die wenigsten Frauen haben jedoch jemals ihre Eileiter gespürt, es sei denn, sie hatten mit ihnen eine schmerzhafte Erfahrung. Deshalb ist es sinnvoll, dass Du Dir weiteres, möglichst detailliertes Wissen über Aufbau und Funktion Deiner Eileiter verschaffst. Das verstärkt Deine Beziehung zu ihnen. Achte bei der Auswahl der Bücher darauf, dass die Autorinnen eine liebevolle Beziehung zum weiblichen Körper vermitteln.

Entspannung

Setze oder lege Dich bequem hin. Entspanne Deinen Körper und richte Deine Aufmerksamkeit auf Deinen Atem, bis Du ein Gefühl der inneren Ruhe empfindest. Geh mit Deiner Wahrnehmung tief in Deinen Unterleib hinein. Versuche in den Bereich Deiner Eileiter vorzudringen. Deine Eileiter sind zwei etwa bleistiftdicke muskuläre Schläuche, die eine Länge von 12 bis 15 cm haben. Sie liegen im unteren Drittel Deines Unterleibes, im kleinen Becken, und verbinden die Gebärmutter mit Deinen Eierstöcken. In ihrem Innern bergen sie ein wunderbares, fein strukturiertes Labyrinthsystem, in dem sie mithilfe von feinen Härchen, Flüssigkeit und Bewegung die Eizelle weitertransportieren.

Wenn Du diese Organe spürst oder erahnst, versuche sie zuerst einmal anzuerkennen. Gib ihnen Deine Wertschätzung und Dankbarkeit für die wunderbare Tätigkeit, die sie bisher so still und unbemerkt verrichtet haben. Versuche ein Gefühl für die Schönheit und das eigenständige Wesen „Eileiter“ in Deinem Innern entstehen zu lassen. Baue eine bewusste und liebevolle Beziehung zu ihnen auf. Wenn Du magst, kannst Du Deine Hände auflegen und ihnen vom Herzen aus Wärme, Licht, Sanftheit und Zärtlichkeit schicken. Welchen Impuls Du auch immer spürst, nimm ihn wahr und drücke ihn aus.

Wenn Du ein klares Gefühl für das eigenständige Wesen „Eileiter" gewonnen hast, kannst Du damit beginnen, ihnen ähnlich wie bei der Gebärmutterübung mitzuteilen, dass Du nicht möchtest, dass in ihnen eine (weitere) Befruchtung von Eizelle und Spermium stattfindet. Sei ganz da und achte jetzt auf ihre Reaktion. Ist das Wesen „Eileiter" damit einverstanden, wirst Du ein ruhiges angenehmes Gefühl im Unterleib spüren oder vielleicht etwas Neutrales. Wenn Du merkst, dass eine emotionale Reaktion von Unruhe, Krampf oder Unmut auftritt, sei sie auch noch so leise, musst Du Dir die Gefühle unbedingt genauer anschauen. Sie drücken möglicherweise Dir bisher unbewusste Anteile eines eigenen Kinderwunsches aus. Erst wenn sie geklärt sind, kannst Du mit der Übung weitermachen, vorher nicht.

Es ist Dir überlassen, ob Du bei der Übung die Eileiter als ein Organ behandeln oder sie getrennt als rechten und linken Eileiter ansprechen willst. Vielleicht merkst Du auch einen Unterschied zwischen beiden Seiten. Lass Dich auf Deine persönliche Erfahrung ein. Sie wird Dich leiten.

Visualisierung

Jetzt erkläre Deinen beiden Eileitern, dass Du ihren Raum einnehmen willst, um Deine Absicht zu manifestieren, kein Kind (mehr) zu bekommen. Visualisiere zwei kleine goldene Lichtkugeln in der Nähe Deiner Eileiter, eine Lichtkugel für den linken und eine für den rechten Eileiter. Du kannst die Lichtkugeln gleichzeitig visualisieren oder hintereinander, je nachdem, wie es sich richtig anfühlt.

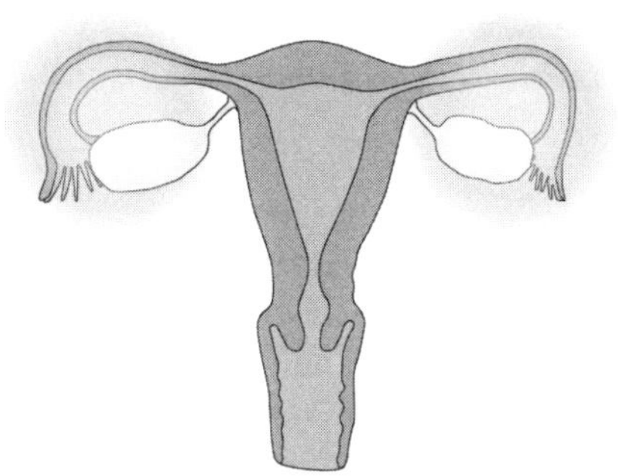

Lichtkugel um die Eileiter

Hier beschreibe ich den weiteren Verlauf der Übung für beide Eileiter gleichzeitig. Stell Dir nun vor, wie aus je einer Lichtkugel ein kleiner goldener Lichtstrahl strömt und langsam gegen den Uhrzeigersinn einen Kreis um den Eileiter bildet. Lass dann das Licht des Kreises sich langsam nach vorn und nach hinten ausdehnen, so dass allmählich zwei goldene Halbkugeln entstehen, die zusammen eine ganze Kugel aus Licht bilden. Die Lichtkugel ist so weit, dass sie den Eileiter großzügig umfasst. Schau nach, ob es nötig ist, das Licht zu intensivieren oder Unregelmäßigkeiten in Form von Löchern oder Dellen auszugleichen. Wenn ja, dann korrigiere das Licht, bis zwei golden leuchtende, wunderschön geformte Kugeln entstehen, die nun die beiden Eileiter sanft umgeben und einbetten. Imprägniere jetzt die Lichtkugeln mit der folgenden Affirmation:

Die goldenen Lichtkugeln um meinen rechten und linken Eileiter
geben mir und meinen Eileitern vollkommene Sicherheit.
Die Lichtkugeln bilden eine klare Grenze.
Sie sind für Seelen ganz und gar undurchlässig.
Die Lichtkugeln schützen mich sicher vor einer Befruchtung.

Verweile eine Zeit lang bei dieser Übung. Lass die Kraft sich langsam aufbauen. Die stille Konzentration Deiner Präsenz reicht aus. Keine Anstrengung ist erforderlich, nur Vertrauen und Hingabe. Fühle, wie Deine beiden Eileiter sanft in das Energiefeld der goldenen Lichtkugeln eingetaucht sind.

Dein Raum

Es ist Dein Raum, den Du einnimmst.
Es ist Dein Körper, den Du bewohnst.
Es ist Deine klare Absicht,
die sich nun in Deinem Körper manifestiert.

Deine klare Absicht, Dich nicht (mehr) als Mutter zur Verfügung zu stellen, wirkt tief in das Ätherfeld Deiner Eileiter hinein. Du errichtest eine Grenze aus Licht, welche die Seelen sehen und respektieren. Deine Eileiter sind nun undurchlässig geworden für die Schwingungen von Seelen, die eine Mutter suchen. Sie sind nicht länger ein unbewusster Raum, in dem Dinge passieren, die Du nicht willst. Deine Eileiter sind zu einem bewussten Raum geworden.

Dein ganzer weiblicher Körper wird zu einem Ort, der klar und deutlich Deine Absicht kommuniziert. Du vertraust Dir selbst und bist daher sicher.

Die Frage, wie lange Du üben solltest, bis Du einen sicheren Schutz aufgebaut hast, ist nicht für alle Frauen gleich zu beantworten. Die eine Frau braucht vielleicht nur einen Monat, damit sie in der Kraft ihrer inneren Konsequenz verweilen kann; die andere benötigt dagegen ein halbes Jahr oder länger. Das hat mit dem Grad an innerer Bereitwilligkeit zu tun. Auch hier gilt, überschätze Dich nicht, sei ehrlich und hab Geduld mit Dir! Durch konsequentes Üben wirst Du erreichen, dass Du um Deine Eileiter eine natürliche und sichere Barriere zwischen der Eizelle und der Seele aufbaust. Deine geistige Barriere wird wahrgenommen und die Seele zieht weiter.

Auf der körperlichen Ebene kann sich die geistige Kraft folgendermaßen auswirken: Es kann sein, dass es durch das Kraftfeld nicht zu einer Befruchtung kommt, weil entweder die Spermien nicht bis zum Ei gelangen oder weil das Ei die Spermien nicht aufnimmt. Es kann auch sein, dass es auf der körperlichen Ebene zu einer Befruchtung kommt, das Ei sich aber entweder schon im Eileiter oder in der Gebärmutter nicht mehr weiterentwickelt und es dann von der Gebärmutterschleimhaut mit der nächsten Monatsblutung als sogenannter Keimabgang wieder ausgestoßen wird.

Die körperlichen Vorgänge sind lediglich die Wirkung einer tieferen Ursache, die im Geist der Frau liegt: ihre klare Absicht zu verhüten.

Als Variation dieser Übung kannst Du blaues Licht anstelle des goldenen wählen. Lies bitte dazu die Ausführungen weiter oben in der Übung 3, die einzelnen Schritte sind dieselben wie dort. Bei der Wahl der Farben verlasse Dich ganz auf Deine Intuition. Die von Dir bevorzugte Farbe wird Dich am besten unterstützen.

Übung 4: Die goldene Lichtkugel um die Eierstöcke

Diese Übung konzentriert sich auf Deine beiden Eierstöcke. Damit Du ihren Sinn verstehst und nachprüfen kannst, ob sie für Dich infrage kommt, und damit Du sie dann auch richtig durchführen kannst, ist es notwenig, Dir vorher einige Ausführungen über die Bedeutung der Eierstöcke für den energetischen Vorgang der Befruchtung zu geben. Von unserem westlichen medizinischen Denken her, das sich ausschließlich auf die körperlichen Vorgänge beschränkt, sind wir es nämlich nicht gewohnt, die Eierstöcke in den eigentlichen Vorgang der Befruchtung mit einzubeziehen. Als wichtiges Organ, das den weiblichen Follikel heranreifen lässt, haben sie natürlich ihre Bedeutung, nicht aber als Ort der Befruchtung selbst. Für die Praxis der geistigen Verhütung können die Eierstöcke jedoch mit einbezogen werden, weil hier bereits ein erster Kontakt zwischen der Frau und der anklopfenden Seele geschehen kann.

Geistiges Wissen über die Eierstöcke

Die Eierstöcke sind wahre Energiespender für die urweibliche Kraft der Frau. Alte Hochkulturen im Osten, wie der Taoismus in China, wussten davon und beschreiben sie voller Respekt und Achtung. Leider haben westliche Frauen dieses Wissen verloren und sind dadurch vielfach von ihrer urweiblichen Kraft abgeschnitten. Ein Grund für die körperliche und geistige Schwäche der westlichen Frau ist die Verfolgung und Ausrottung von Millionen heilkundiger Frauen in ganz Europa. Tiefe dunkle Schleier des Nichtwissens und der Trennung von sich selbst legten sich dadurch auf den kollektiven weiblichen Schmerzkörper.

Liebe Leserin,

wenn Du jetzt beim Lesen eine emotionale Beteiligung an diesem Thema fühlst, ist es gut, die Geschichte Deiner eigenen Seele aufzuarbeiten und alte Verletzungen heilen zu lassen. Heutzutage erleben Frauen ihr Verhältnis zu den Eierstöcken zumeist unbewusst, belastet, angstvoll oder gar schmerzhaft. In gleicher Weise erfahren sie ihre Beziehung zur urweiblichen Kraft – unbewusst bis schmerzhaft. Durch Deine persönliche Heilung und die Veränderung Deines individuellen Bewusstseins heilen gleichzeitig alte Wunden im kollektiven weiblichen Schmerzkörper. Unbewusstheit und Schmerz werden in Bewusstheit und Liebe umgewandelt.

Im feinstofflichen Bereich der Eierstöcke befinden sich wichtige Energiezentren. Von hier aus sprudeln wie in einem Wasserquellgebiet ständig neue, wunderbar freie und freudige Energien in das Energiefeld der Frau hinein. Die kreative Essenz einer Frau wird hier gebildet und in ihr System eingespeist. Der bescheidene körperliche Abglanz dieser feinen Ur-Energien sind die Östrogene, die in den heranreifenden Eierstockfollikeln gebildet werden. Die Gefühlsqualität, die dieser Energie am nächsten kommt, ist Ausgelassenheit, Spontaneität, Lust und spielerische Freude.

Vor allem sind die Eierstöcke wahre Quellen von tiefer Lebensfreude. Unentwegt verströmen sie ein klares und freudiges „Ja“ zum Leben auf der Erde – und dies ganz im Unterschied zu der Sichtweise, die wir durch die Schulmedizin vermittelt bekommen haben.

Anklopfende Seelen in der geistigen Welt sind natürlich mit diesem spirituellen Wissen verbunden. Für sie bedeutet die Energie der Eierstöcke so etwas wie ein energetischer Anker oder eine erste Heimat, denn sie erleben das Herunterschwingen ihres feinstofflichen Feldes in die Atmosphäre der Erde vielfach als angstvoll, ernüchternd und freudlos. Die emotionale Schwingung der Eierstöcke ist der Energie, aus der sie kommen, sehr ähnlich und deshalb halten sich manche Seelen gern hier auf.

Ein Beispiel: Eine Seele aus dem Jenseits fühlt den tiefen Wunsch, zu bestimmten Eltern auf die Erde zu kommen. Sie liebt es natürlich, in der vertrauten Energie von Freude zu bleiben, und schmiegt sich deshalb stets aufs Neue in das Kraftfeld der Eierstöcke der von ihr gewählten Frau hinein. Aus ihrer weiten Perspektive weiß die Seele selbstverständlich genau, welcher Follikel im Eierstock gerade dabei ist zu reifen und sich auf den Sprung vorzubereiten. Eines Tages verbindet sie sich energetisch mit der Ausstrahlung oder Ätherenergie des reifen Graaf-Follikels und wandert dann mit ihm gemeinsam durch die Bauchhöhle und den Fransentrichter in den Eileiter hinein. In der Regel trifft es nun auf jenes Spermium, das den männlichen Wettlauf um das Ei gewonnen hat.

Nehmen wir an, dass jetzt der Moment der Befruchtung gekommen ist: jener Moment, der über eine bestimmte Zeitqualität verfügt, den die Seele für die Inkarnation braucht, und auch jener Moment, der vorbereitet, dass in neun Monaten genau der richtige Zeitpunkt für die Geburt da ist. Noch einmal, die Befruchtung ist die erste Verdichtung beim Herunterschwingen der Seele in die Atmosphäre der Erde hinein, nicht mehr und nicht weniger.

Neuere Forschungsergebnisse aus der Reproduktionsmedizin widerlegen das alte medizinische Bild, dass nun das Spermium in die Eizelle eindringt, und belegen es als eine männliche Phantasie. Die Wirklichkeit sieht anders aus: Wenn das Männliche in das Kraftfeld des Weiblichen hineingelangt, beeinflussen von jetzt an weibliche Gesetze die Lebensabläufe. Die äußeren Cumulus-Zellen der Zellmembran weiten sich durch das Enzym des Spermiums und lösen sich nach und nach auf. Die darunterliegende Hülle der Eizelle bildet dann eine Ausstülpung, umhüllt das Spermium und zieht es in sich hinein. Hier zeigt sich wunderschön das Urprinzip weibliches Lebens – Integration und Vereinigung.

Der Kopf des Spermiums mit seinen genetischen Informationen fließt zum Kern der Eizelle. Nun tanzen beide Chromosomen, bevor sie sich vereinigen, einen Tanz des Lebens. Weiblicher und männlicher Zellkern wandeln sich und verschmelzen miteinander. Neues Leben entsteht explosionsartig in einer kraftvollen, sich ausbreitenden Woge.

Die Seele ist von Anfang an mit dabei. In Ruhe verfolgt sie alles mit: das sexuelle Zusammensein von Frau und Mann, die energetischen und körperlichen Abläufe der Befruchtung, die rasanten Zellteilungen im Innern des Eies, die Wanderung des Eies durch den Eileiter weiter zur Gebärmutter.

Dabei hat sie den großen Wunsch, gehört zu werden, wahrgenommen zu werden und zu spüren, dass ihre Liebe, die sie zu dem Paar sendet, angenommen wird. *Wie in allen wichtigen Abläufen des Lebens geht es auch hier hauptsächlich um das Eine: Es geht um Liebe!*

Vor allen will die Seele, dass die Frau, mit der sie energetisch bereits verbunden ist, sie bewusst wahrnimmt. Sie möchte willkommen geheißen, begrüßt und gespürt werden. Dafür ist sie gekommen. *Zunächst einmal ist sie wegen des Kontaktes zur Frau gekommen.* Vielleicht hat sie eine Botschaft für die Frau oder den Mann. Vielleicht gibt es noch etwas zu klären zwischen den beiden, zwischen Frau und Seele, etwas, das ihre Beziehung aus der gemeinsamen Seelengeschichte noch belastet und deshalb ausgeräumt werden will. Hier gibt es ein weites Feld der inneren Begegnung und des seelischen Wachstums für beide Seiten.

Ist der erste Kontaktversuch der Seele mit der Frau gelungen und hat die Frau sie liebevoll wahrgenommen, so steht für beide nun an zu klären, ob sie eine weitere Beziehung mit dem Ziel einer gemeinsamen Inkarnation eingehen wollen oder nicht. Wollen beide das Gleiche, ein gemeinsames Leben oder einen Abschied, gibt es keine Probleme.

Die Probleme entstehen erst dann, wenn es unterschiedliche Interessen gibt: Die Seele will ein gemeinsames Leben, die Frau aber nicht, oder die Frau will ein gemeinsames Leben, die Seele aber nicht. Im ersten Fall wird die Frau sich vielleicht für einen Abbruch entscheiden, oder wenn sie bewusst und mutig genug ist, die Seele nach einem klärenden Gespräch mit der Kraft ihres Geistes wieder verabschieden, so dass überhaupt kein Abbruch nötig ist.

Will die Frau ein gemeinsames Leben, die Seele aber nicht, wird es bald zu einem Keimabgang, einige Wochen oder Monate später zu einer Fehlgeburt und wiederum Monate später zu einer Totgeburt kommen. Dies wird zumeist von beiden Seiten, von der Seele und der Mutter wie auch vom Vater, als sehr schmerzhaft erlebt. Es entsteht häufig und meist über einen langen Zeitraum tiefer Schmerz und großes Leid. Der Abschied und die Trauer wollen zunächst einmal gefühlt und ausgedrückt, dann verarbeitet und wieder integriert werden. Das alles braucht Zeit.

Wenn aber der Schmerz über Jahre nicht aufhört und vielleicht sogar heftige suizidale Phasen der Mutter nicht nachlassen, dann stimmt etwas nicht. Es kann sein, dass eine Weigerung in ihr vorhanden ist, bei sich selbst genau hinzuschauen und eine große Lebenslektion zu lernen. Die Lektion besteht darin, das Geschenk der Beziehung zu dieser Seele anzunehmen und zu spüren, dass die Beziehung weitergeht, selbst wenn der Körper nicht mehr da ist. Die Leidensphase kann erheblich gemildert und verkürzt werden, wenn alle Aspekte der Beziehung zwischen Mutter und Seele und der wichtige Schritt des Loslassens bewusst und in gegenseitiger Achtung angegangen werden. Von diesem intensiven Zusammensein können alle viel lernen und große Schritte bei ihrem inneren Wachstum vollziehen.

Wir kehren zurück zum Eileiter, zur Eizelle und zur Seele. Durch einen feinen Fluss von Sekreten im Labyrinthsystem des Eileiters, durch die Peristaltik der Wände und die Bewegungen der Flimmerhärchen wird die befruchtete Eizelle nun weiter in die Gebärmutter hineinbewegt. Hier entscheidet das Wachstum der Gebärmutterschleimhaut, ob es zu einer Empfängnis kommt oder nicht. Die Beschaffenheit der Schleimhaut wiederum hängt von hormonellen Faktoren und damit vom Geist der Frau ab, von der Frage, ob sie empfangen will oder nicht.

Der Geist der Frau ist das Tor für die anklopfenden Seelen. Der weibliche Körper bildet diesen Vorgang lediglich auf der materiellen Ebene ab. Ausschließlich der Geist der Frau entscheidet, ob eine Seele auf die Erde kommt oder nicht. Hierbei spielt es keine wesentliche Rolle, ob der Vorgang bewusst oder unbewusst abläuft.

Will eine Frau bewusst oder unbewusst keine Schwangerschaft, so geht, wie wir in unserem Beispiel annehmen, die befruchtete Eizelle als Keimabgang wieder aus ihrem Körper heraus. Die Seele spürt das „Nein“ der Frau, löst ihre energetische Verbindung zur Eizelle und geht in die geistige Welt zurück. Davon merken die meisten Frauen gar nichts. Die winzige Eizelle wird zusammen mit der Gebärmutterschleimhaut einfach ausgestoßen. Eine normale Regelblutung setzt ein.

Will eine Frau jedoch bewusst oder unbewusst eine Schwangerschaft, so nimmt die Gebärmutterschleimhaut die befruchtete Eizelle auf und das Ei darf wachsen. Die Seele verstärkt ihre Verbindung zur Eizelle und begleitet sorgfältig den Vorgang der Einnistung. Eine Empfängnis, das „Ja“ einer Frau zur Seele, hat stattgefunden und damit ist die Voraussetzung für eine Schwangerschaft gegeben.

Der Beginn neuen Lebens ist kein punktuelles Geschehen, sondern eine Entwicklung, die bis zur Geburt dauert. Die Zeugung, in der westliche Medizin, Theologie und Rechtsprechung den Beginn des Lebens sehen, wird falsch bewertet. Neues Lebens beginnt mit der Empfängnis, mit dem bewussten oder unbewussten „Ja“ einer Frau zur Schwangerschaft. Dennoch haben Mutter und Seele spätestens bis zur Geburt noch die Möglichkeit, sich anders zu entscheiden. Das gehört zur Freiheit jeder Seele.

Tiefes und anhaltendes seelisches oder körperliches Leiden während der Schwangerschaft hat immer etwas mit der Unsicherheit, der Angst oder dem Entscheidungskonflikt von Seele oder Frau zu tun. Schwanger zu sein ist ein natürlicher und freudiger Zustand, der eine Zeit des Segens und des Zu-sich-selbst-Kommens für eine Frau sein sollte. Dass viele Frauen diese Zeit noch immer als schwer und belastend erleben, hat vor allem mit dem Bewusstsein der Frau selbst, aber auch mit der oft lebensfeindlichen Einstellung der Umwelt zu tun. Hier gibt es noch viel Neues zu entdecken und Veraltetes auszuräumen, damit Frauen ermutigt werden, die Erfahrung von Schwangerschaft für ihr kollektives Erwachen zu nutzen.

Die Übung: Die goldene Lichtkugel um die Eierstöcke

Entspannung

Suche Dir einen ruhigen, schönen Platz und setze Dich bequem hin. Wenn es Dir angenehmer ist zu liegen und Du sicher bist, nicht einzuschlafen, lege Dich entspannt auf eine Unterlage. Geh als Erstes mit voller Aufmerksamkeit zu Deinem Atem und mach einige ruhige und tiefe Atemzüge. Mit jedem Ausatmen lass all das los, was Du jetzt nicht mehr brauchst: Gedanken und Erinnerungen an das, was Du am Tag erlebt hast, belastende Emotionen, von denen Du Dich verabschieden möchtest. Vielleicht atmest Du Unruhe aus, die noch im Körper steckt, Stress, irgendwelche Ängste, Zweifel oder Sorgen. Atme alles aus. Mach Dich frei davon.

Wenn Dein Atem allmählich tiefer geworden ist und Deine Gedanken sich beruhigt haben, geh mit Deiner Achtsamkeit liebevoll und sanft in Deinen Unterleib hinein. Spüre, wie es dem Bauch jetzt geht. Denke nicht über ihn nach und lass, wenn möglich, auch keine Bilder kommen, sondern verweile im Fühlen dessen, was Du wahrnimmst.

Solltest Du dabei anhaltenden starken Druck oder sogar Schmerz empfinden, der sich durch Deine Hinwendung nicht deutlich lindert oder ganz auflöst, dann wende Dich zuerst mit dem Atem und aller Aufmerksamkeit diesen Körperempfindungen zu. Schenke ihnen so lange Beachtung, bis sie ganz abgeklungen sind. Sollte es Dir nicht möglich sein, wäre es gut, einige Zeit bewährte Entspannungsverfahren einzuüben, bis es besser wird. Hört der Schmerz auch dann nicht auf, musst Du das Symptom auf jeden Fall medizinisch genau abklären lassen und eventuell eine Therapie beginnen. Das bedeutet, dass Du Dich erst später, nachdem Heilung eingetreten ist, dieser Übung wieder zuwenden kannst. Für tiefe geistige Arbeit brauchst Du einen offenen und aufnahmebereiten Körper.

Geh nun sanft mit der Wahrnehmung zu Deinen Eierstöcken. Du kannst zunächst zum rechten oder linken Eierstock gehen oder zu beiden gleichzeitig. Fühle nach, was Dir am besten entspricht. Nimm Kontakt auf zum Bereich Deiner Eierstöcke. Wie nimmst Du diesen Körperbereich jetzt wahr? Was fühlst Du genau? Wärme oder eher Kühle, Weite oder Enge, Druck oder ein Vibrieren, ein Kribbeln? Was auch immer Du fühlst, spüre es und geh mit Deiner Aufmerksamkeit immer ein Stückchen tiefer hinein.

Kannst Du Deine Eierstöcke als eigene Organe wahrnehmen? Etwa pflaumengroß rechts und links, hinter und oberhalb von Deiner Gebärmutter? Versuche es und lass langsam ein deutliches Gefühl für diese Organe in Dir entstehen: vielleicht zuerst eine Ahnung, dann ein klares Empfinden von ihrer Existenz in Deinem Bauch. Verweile so lange bei ihnen, bis es Dir gelingt. Mach erst dann mit der Übung weiter, wenn Du wirklich in Kontakt mit ihnen gekommen bist.

Eine Hilfe bei der ersten Kontaktaufnahme kann sein, wenn Du Dir innerlich gezielt ein Bild von Deinen Eierstöcken kommen lässt und dieses, wenn das Fühlen deutlicher wird, wieder loslässt. Wenn du noch nichts fühlst, dann schau Dir das Bild im Detail an und verändere es nach und nach, bis es Deinen Vorstellungen und Wünschen genau entspricht. Dann lege das Bild gedanklich auf Deine Organe und verbinde beide energetisch miteinander, bis sie verschmelzen und nur noch ein deutliches Gefühl oder zumindest die Ahnung eines Gefühls übrig bleibt.

Jetzt wende Dich in Gedanken Deinen Eierstöcken als eigenen Organwesen zu. Teile ihnen mit, dass Du ihren Raum für die Verhütung einer Schwangerschaft nutzen möchtest. Achte darauf, wie sie reagieren. Wenn Du ihren Unwillen in Form von Druck, Verkrampfung oder Schmerz bemerkst, der sich auch durch liebevolle Zuwendung oder Zuspruch nicht auflöst, weißt Du, dass sie Dir den unbewussten Anteil eines Kinderwunsches spiegeln.

Den unbewussten Kinderwunsch musst Du zunächst in Deiner Seele und in Deinem Körper aufspüren und Dir vielleicht mithilfe anderer seine Kräfte bewusst machen. Setze Dich mit ihm gründlich auseinander und kläre in aller Ruhe Deine Position. Erst später, wenn Du durch diesen Prozess hindurchgegangen bist und es wirklich Deine Absicht ist, löst du seine Kraft vollständig auf. Vorher ist es nicht sinnvoll, mit der Übung weiterzumachen, denn gegen unbewusste Kräfte anzugehen bringt nur Konflikte.

Visualisierung

Stell Dir mit der Kraft Deiner Gedanken in der Nähe Deiner Eierstöcke eine kleine Kugel aus strahlendem goldenem Licht vor. Du kannst die Übung gleichzeitig an beiden Eierstöcken oder einzeln nacheinander machen, je nachdem, wie es Dir angenehmer ist.

Hier stelle ich sie gleichzeitig vor: Wenn beide Kugeln intensiv leuchten, beginne damit, einen Lichtstrahl aus jeweils einer Kugel heraustreten und gegen den Uhrzeigersinn um den Eierstock herumfließen zu lassen, bis zwei kleine goldene Lichtkreise entstehen. Schau Dir beide Kreise genau an und korrigiere, falls nötig, Löcher oder Unregelmäßigkeiten mit der Kraft Deiner Vorstellung. Der Eierstock sollte sich genau in der Mitte des Kreises befinden.

Beginne nun damit, dass Du das Licht der Kreise jeweils nach oben und nach unten wachsen lässt, so dass jeweils zwei Halbkugeln daraus entstehen, die insgesamt wieder eine ganze Kugel bilden. Verbessere auch hier Unregelmäßigkeiten in Form von offenen Stellen, Verdickungen oder Ausbuchtungen, bis langsam zwei wunderschön strahlende, harmonisch geformte goldene Lichtkugeln entstehen. Du kannst die Kugeln nun von innen her mit sanftem Licht ausfüllen, so dass Deine Eierstöcke zentriert und wohlbehütet in einem Lichtbad schweben.

Wenn Du beide Lichtkugeln um die Eierstöcke errichtet hast, verweile eine Zeit lang ruhig in der Präsenz des goldenen Lichtes. Lass zu, dass die Lichtkraft Deinen Willen mit dem Höchsten Willen verbindet und liebevolle Impulse zum Wohle aller fühlenden Wesen aussendet. Spüre, wie das goldene Licht der Kugeln langsam die Energie Deiner Ovarien durchtränkt. Nimm wahr, wie sich die spielerische Freude in Deinen Eierstöcken mit dem Strahlen des goldenen Lichtes zu einer Einheit verbindet. Verweile mit Deinem Bewusstsein in der Kraft Deiner von Licht durchfluteten weiblichen Organe. Jetzt imprägniere die beiden Lichtkugeln mit der Affirmation:

Die goldenen Lichtkugeln um meine beiden Eierstöcke
geben mir und meinen Eierstöcken vollkommene Sicherheit.
Die Lichtkugeln bilden eine klare Grenze.
Sie sind für Seelen ganz und gar undurchlässig.
Die Freude in meinen Eierstöcken fließt ausschließlich mir zu.
Sie dient keiner anklopfenden Seele als Anker.
Die goldenen Lichtkugeln um meine Eierstöcke
schützen mich sicher vor dem Kontakt mit anklopfenden Seelen.
Ich stehe als Mutter nicht (mehr) zur Verfügung!

Sprich diese Sätze dreimal laut aus und lass die Energie sich entfalten. Fühle in ihnen die Konsequenz Deiner Ausrichtung, die Kraft Deines Geistes. Du bist die Schöpferin Deines Lebens! Nimm diese Verantwortung an.

Wenn Du merkst, dass Dich die Übung anspricht, praktiziere sie eine Zeit lang regelmäßig, bis Du deutlich spürst, dass Deine innere Sicherheit und Dein Selbstvertrauen sich festigen. In der Übergangsphase, solange Du auch nur kleine Reste von Angst oder Misstrauen in Dir bemerkst, verwende zusätzlich zur spirituellen Verhütung auf jeden Fall weiterhin eine materielle Verhütungsmethode Deiner Wahl. Erst wenn Du nach Monaten oder gar Jahren des Übens und Aufbauens Deiner Kraft genügend Vertrauen in Dich selbst entwickelt hast, kannst Du beginnen, ausschließlich spirituell zu verhüten. Sei unbedingt ehrlich zu Dir. Mach Dir nichts vor. Vielleicht wird es Phasen erneuter Verunsicherung geben. Dann ziehe zusätzlich andere Hilfen heran.

Nach meiner Erfahrung ist es nicht sinnvoll, bei dieser Übung anstelle des goldenen das blaue Licht zu verwenden. Die spezifische Energie der Ovarien mit ihrer sprudelnden Freude und Ausgelassenheit verbindet sich am besten mit der Farbe Gold und würde durch Blau eher eingeschränkt. Doch auch hier gilt Deine eigene Erfahrung. Wenn es Dich zur blauen Farbe hinzieht und Du gute Erfahrungen damit machst, dann verwende das blaue Licht.

Übung 5: Die große goldene Lichtkugel um Gebärmutter, Eileiter und Eierstöcke

Wenn eine Frau den Eindruck hat, dass sie gern die drei Organe Gebärmutter, Eileiter und Eierstöcke als eine Einheit für ihre Verhütungspraxis nutzen möchte, kann sie dies ebenfalls tun. Wir können diese Organe als einen einzigen geistigen Raum der Fruchtbarkeit betrachten und ihn dementsprechend einsetzen.

Entscheidend bei der Auswahl der Übungen ist ihre Anziehungskraft und Wirkung auf Dich. Freude und Interesse sind die besten Wegweiser. Wähle aus dem reichen Repertoire stets die Übung aus, mit der Du Dich wohlfühlst und die besten Wirkungen für Dein persönliches Wachstum erzielst.

Entspannung

Sorge dafür, dass Du in Deiner Übungszeit, die wertvoll ist, nicht gestört wirst. Setze oder lege Dich ruhig hin. Geh mit Deiner ungeteilten Aufmerksamkeit zu Deinem Atem. Mach mehrere tiefe Atemzüge und vertraue darauf, dass Du Dich mit jedem Atemzug von allem Belastenden in Dir befreist. Lass bei jedem Einatmen neues Licht in Dich einströmen. Stell Dir vor, wie das Licht alle grauen und belastenden Energiepartikel aus Deinem Körper zieht und Du sie mit dem Ausatmen herausbeförderst. Spüre Dich nach und nach freier, wohliger und lichtvoller. Lass Deinen Körper nun schwer werden und vertraue Dich ganz Deiner Unterlage oder dem Stuhl an, wenn Du sitzt. Nimm mit dem Boden unter Dir Kontakt auf und spüre, wie die Erde Dich hält und sicher trägt.

Praktiziere die Übung des goldenen Lichtkreises, die in Kapitel 16 beschrieben ist. Lege Deine Hände in einer angenehmen Position auf Deinen Unterleib an die Stelle, wo sich Gebärmutter, Eileiter und Eierstöcke befinden. Spüre, wie vom Herzen Licht, Sanftheit und Wärme über Deine Arme und Hände zu diesen Organen fließen. Lass so viel Herzenswärme strömen, bis der ganze Bereich wohltuend von Licht und Wärme durchdrungen ist.

Segne anschließend Deine weiblichen Organe mit all der Zärtlichkeit und Sanftheit, die Du für sie empfindest, bis sie von einem sanften Kokon aus Licht und Wärme eingehüllt sind. Spüre die Liebe, die Du für sie und für Dich selbst als Frau empfindest. Sprich, am besten laut, diesen Organen Deine Anerkennung und Wertschätzung aus. Danke ihnen für die unermüdliche Arbeit und den Segen, den sie Dir in Deinem Leben als Frau bisher gegeben haben. Bitte sie um Verzeihung, dass Du sie als Projektionsfläche für unerlösten Ärger, Wut oder Angst missbrauchst hast. Freue Dich mit ihnen, dass sie nun ganz und gar gesund sind.

Wenn Du spürst, dass Du Ärger, Enttäuschung oder Verletzung, Gleichgültigkeit oder Widerstand ihnen gegenüber empfindest, ist es notwendig, Dich diesen Emotionen eine bestimmte Zeit lang zuzuwenden. Dein Körper trägt noch die Energie von Unfrieden in sich. Belaste ihn nicht länger damit. Kläre die unerledigten Kapitel aus Deiner Vergangenheit. Das kannst Du bei leichteren Empfindungen allein tun, bei heftigen und hartnäckigen Emotionen suche Dir eine gute Begleitung. Es gibt Hilfe unterschiedlicher Art, auch bewährte Körpermethoden. Der „Organdialog" aus meiner psychosomatischen Therapie leistet ebenfalls schnelle und wirksame Hilfe. Lerne in diesem Prozess vor allem Deine Gefühle anzunehmen, bis sie sich umwandeln und Heilung geschehen kann. Erst wenn Du mit der Klärung im Wesentlichen durch bist, ist es sinnvoll, mit der Übung fortzufahren.

Klärung der Beziehung zu den Organen

Die Klärung Deiner Beziehung zu Deinen Organen ist nötig, damit Du ihren energetischen Raum für spirituelle Verhütung nutzen kannst. Voraussetzung dafür ist, dass Du keine tieferen und dauerhaft belasteten Empfindungen diesen Organen gegenüber hegst.

Der Kontakt zu den Organen spiegelt exakt Deine Beziehung zu den dahinterliegenden geistigen Prinzipien wider:

- Wenn Du zum Beispiel eine emotionale Blockade gegenüber Deiner Gebärmutter spürst, wirst Du auch einen Konflikt mit der mütterlichen Kraft in Dir selbst haben, einen Konflikt mit dem geistigen Prinzip und der Frage: Wie gebe ich neuem Leben in mir Raum?
- Wenn wiederholt Eierstockzysten oder andere Symptome im Bereich Deiner Eierstöcke auftreten, kannst Du davon ausgehen, dass Du einen unerlösten Konflikt mit der kreativen sexuellen Energie in Dir hast.
- Wenn Entzündungen oder Verklebungen im Bereich Deiner Eileiter existieren, gibt es in Dir eine unbewusste Blockade gegenüber dem Prinzip der Durchlässigkeit und Beweglichkeit für sexuelle Kreativität.
- Du kannst den geistigen Raum dieser Organe nicht für spirituelle Arbeit nutzen, wenn Du emotional noch nicht frei bist und Deine Beziehung zu ihnen nicht geklärt ist.

- Negative Bindungen an die Organe behindern die geistige Ausrichtung Deiner Verhütung.
- Sie ziehen Dich auf die niedrige Schwingungsebene der Emotionen herunter. Geistige Arbeit verlangt jedoch eine hohe Frequenz in Dir.
- Wenn der Raum von Gebärmutter, Eierstöcken und Eileitern mit der Energie von Emotionen besetzt ist, kannst Du Dich nicht frei darin bewegen.
- Du kannst den Raum nicht für spirituelle Verhütung nutzen, denn die Emotionen werden verhindern, dass sich Dein Wille dort ausbreitet. Es wird zu einem Konflikt zwischen Willen und Emotion kommen.
- Deshalb kläre Deine Beziehung zu den Organen der Fruchtbarkeit, zur Gebärmutter, den Eileitern und Eierstöcken. Arbeite an Dir, bis Du eine freie und respektvolle Beziehung zu ihnen aufgebaut hast.
- Damit meine ich nicht kürzere Unstimmigkeiten, wie sie in jeder Beziehung auftreten können, sondern tiefe und länger andauernde Blockaden in Form von heftigen Emotionen oder auch von leichten oder schweren körperlichen Symptomen.

Dies bedeutet nicht, dass beispielsweise eine Frau mit Uterusmyomen oder Eierstockzysten diesen Körperbereich nicht für ihre spirituelle Verhütung nutzen oder diese gar nicht praktizieren könnte. Es heißt aber wohl, dass Du Dich in einen Prozess der Heilung dieser Symptome begeben solltest. Das geistige Gebäude der Verhütung braucht einen gut gegründeten Boden. Der Kontakt mit Dir selbst ist wichtig, mit dem, was in Deinem Körper geschieht. Setze Dich dabei nicht mit Gedanken der Beurteilung, Leistung oder Perfektion unter Druck. Sobald Du mit den Symptomen Deines Körpers, wie immer sie aussehen, in einen ehrlichen, dauerhaften und heilsamen Kontakt eingetreten bist, kannst Du mit der spirituellen Verhütung beginnen und Heilung wird sich einstellen.

Visualisierung – Das Lichtdreieck

Zur Verstärkung des Gefühls, dass diese drei Organe eine Einheit bilden, kannst Du ein Lichtdreieck zwischen ihnen aufbauen. Das Lichtdreieck setzt schöpferische Kräfte frei und bündelt die Energie für einen Neuanfang.

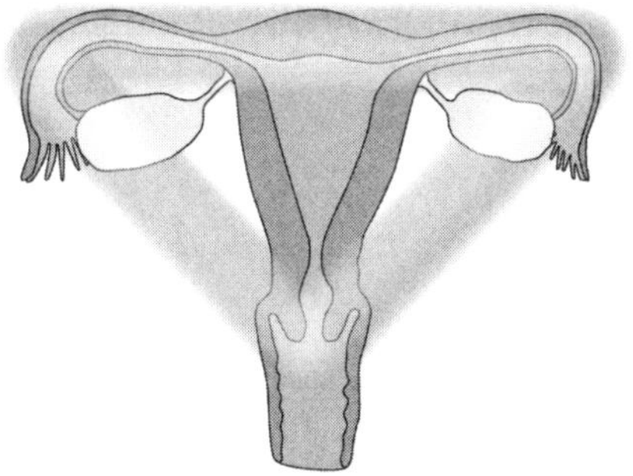

Lichtdreieck zwischen Gebärmutter, Eileiter und Eierstöcken

Spüre die drei Organe, zwischen denen Du ein Lichtdreieck aufbauen willst: In der Mitte im unteren Drittel Deines Unterleibes liegt Deine Gebärmutter, die von der Form her einer Birne gleicht. Rechts und links, hinter und leicht oberhalb davon, befinden sich Deine beiden Eierstöcke. Dazwischen erstrecken sich die länglichen Eileiter mit ihrem Fransentrichter. Verbinde Dich mit diesen Organen und fühle, wie es ihnen jetzt geht.

Visualisiere nun im unteren Bereich des Gebärmutterhalses eine kleine goldene Lichtkugel. Lass sie strahlen, an Intensität zunehmen und sich mit freudiger Energie füllen. Aus dem Innern der Kugel strömt ein feiner goldener Lichtstrahl und fließt langsam durch die Bauchhöhle weiter nach links oben bis zu Deinem linken Eierstock. Das Licht füllt den Eierstock ganz aus, ohne eine feste Form anzunehmen. Ein weiterer kleiner Lichtstrahl strömt aus dem Innern der Kugel im Gebärmutterhals nach rechts oben bis zu Deinem rechten Eierstock. Auch dieser füllt sich ganz mit Licht. Jetzt strömt vom linken Eierstock ein Lichtstrahl in den linken Eileiter hinein, durch die Kuppel der Gebärmutter weiter in den rechten Eileiter und langsam hinüber zum rechten Eierstock. Aus dem rechten Eierstock wiederum fließt ein Lichtstrahl in den rechten Eileiter hinein, durch die Kuppel der Gebärmutter in den linken Eileiter und weiter hinüber zum linken Eierstock. Jetzt ist ein goldenes Lichtdreieck zwischen Deinen weiblichen Organen entstanden.

Fühle, wie das Licht anfängt, in diesem Dreieck zu zirkulieren, bis daraus ein lebendig fließendes und kräftig strahlendes Lichtdreieck wird. Die zirkulierende Lichtenergie füllt Deine Organe zusätzlich mit Freude und neuer Kraft und verbindet sie zu einer Energieeinheit. Entspanne Dich tief in Deinen Unterleib hinein und lass die Lebendigkeit des Lichtdreiecks sich in den gesamten Bauchraum ausdehnen. All Deine Zellen im Unterleib empfangen Licht, Frische und Lebendigkeit. Sie füllen sich ganz mit Freude und neuer Lebenskraft.

Visualisierung – Die große goldene Lichtkugel

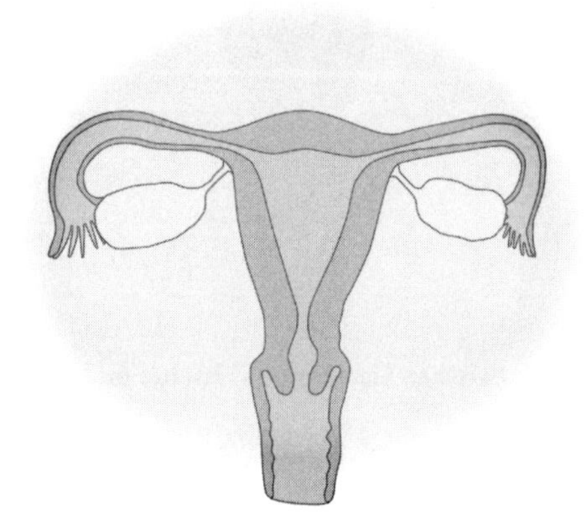

Die große Lichtkugel um Gebärmutter, Eileiter und Eierstöcke

Konzentriere Dich auf Deinen Muttermund und visualisiere eine kleine goldene Lichtkugel ungefähr 2 bis 3 cm unterhalb davon, im Bereich der oberen Vagina. Stell Dir vor, dass sich in der Mitte der Kugel eine kleine Quelle aus Licht befindet, aus der permanent neues Licht ausströmt. Beobachte, wie sich die Lichtkugel langsam mit goldenem Licht und Freude füllt. Sie beginnt immer strahlender zu leuchten. Verweile mit Deiner Achtsamkeit in der oberen Vagina so lange, bis Du die Kugel dort deutlich als pulsierende Wärme spüren kannst.

Wenn Du das Gefühl hast, dass die Kugel ganz mit Licht, Wärme und Freude gefüllt ist, stell Dir vor, dass nun ein kräftiger Lichtstrahl austritt und beginnt, langsam gegen den Uhrzeigersinn einen Kreis aus Licht zu bilden. Der Lichtkreis wird so groß, dass er die Gebärmutter, beide Eierstöcke und beide Eileiter großzügig umfasst. Wenn der Kreis fertig ist, schau ihn Dir mit Deinen inneren Augen noch einmal genau an und überprüfe, ob es ein regelmäßiger Kreis geworden ist oder ob es Unregelmäßigkeiten in Form von Löchern, Ausbuchtungen oder Ecken gibt. Achte auch darauf, dass die Gebärmutterhöhle den Mittelpunkt des Kreises bildet. Korrigiere dann in Gedanken alle Unregelmäßigkeiten, bis ein wunderschön geformter, strahlender Lichtkreis entstanden ist, der Deine weiblichen Organe sanft einhüllt. Lass anschließend das Licht des Kreises sich nach oben und nach unten so ausdehnen, dass langsam eine Halbkugel oben und eine unten wächst. Die beiden Halbkugeln formen eine ganze harmonische Kugel. Korrigiere eventuell noch vorhandene Unregelmäßigkeiten in der Lichtqualität und in der Form so lange, bis die Kugel gleichmäßig geformt ist. Lass dann das goldene Licht der Kugel an Intensität wachsen, bis die Kugel wunderschön kräftig und hell in Deinem Unterleib erstrahlt.

Fühle, wie Deine weiblichen Organe sicher und geborgen darin ruhen. Verweile eine Zeit lang in der Stille und Schönheit der Harmonie zwischen der goldenen Lichtkugel und Deinen Organen.

Imprägniere jetzt die Lichtkugel mit der Affirmation:

Die große goldene Lichtkugel um meine Gebärmutter,
um meine beiden Eierstöcke und Eileiter
geben mir und den Organen vollkommene Sicherheit.
Die goldene Lichtkugel bildet eine klare Grenze.
Sie ist für Seelen ganz und gar undurchlässig.
Die Lichtkugel schützt mich sicher
vor dem Kontakt mit anklopfenden Seelen,
vor einer Befruchtung und einer Empfängnis.
Der geistige Raum dieser Organe dient allein mir.

Verweile nun mit Deiner liebevollen Aufmerksamkeit eine ganze Weile bei dieser Übung. Von Mal zu Mal wirst Du deutlicher spüren, dass sich ein feines Energiefeld um Deine Gebärmutter, Deine Eierstöcke und Eileiter aufbaut, ein schützendes Kraftfeld, in das Deine Organe sanft eingetaucht sind. Das Kraftfeld besteht aus der Energie Deiner persönlichen Konsequenz und Klarheit. Wenn Du regelmäßig übst, wirst Du mit der Zeit lernen, dieser Kraft in Dir zunehmend zu vertrauen. Je mehr Du Dir selbst vertraust, umso mehr hast Du teil an der Harmonie des Universums.

Das Energiefeld um Deine weiblichen Organe sehen und fühlen auch die Seelen im Astralbereich, die auf die Erde kommen wollen und auf der Suche nach einer Mutter sind. Sie sehen die Grenze aus Licht, die Du um Deine Organe herum errichtet hast. Vor allem aber spüren sie die Konsequenz der Absicht dahinter. Diese werden sie respektieren und froh und klar weiterziehen.

Variation – Die große blaue Lichtkugel

Eine Variation der vorangegangenen Übung besteht auch hier darin, anstelle des goldenen blaues Licht zu verwenden. Das blaue Licht dient als Farbe der Abgrenzung und Distanz. Es schafft einen geschützten und sicheren Raum, indem es klare Grenzen setzt und eindeutige Signale nach außen gibt. Wenn Dich das blaue Licht stärker anzieht, kannst Du davon am meisten lernen. Praktiziere dann die Übung in den einzelnen Schritten, wie oben beschrieben, und verwende anstelle des goldenen Lichtes nun ein strahlendes Mittelblau. Die Farbnuance kann wieder in Richtung Aquamarin oder Marienblau gehen. Erinnere Dich, im Aquamarin wird die Farbe und Seelenqualität des Meeres wirksam. In der Farbe Marienblau ist eine kleine Spur Rot enthalten. Es verbindet Dich mit dem sicheren Schutz des weiten blauen Mantels der Maria.

Beachte aber, dass *goldenes Licht* das gesamte Farbspektrum mit seinen kompletten Wirkungen enthält und es auf eine höhere Schwingungsebene versetzt. Die Schwingungen von Farben wirken vor allem in den emotional-astralen Bereich hinein. Die Schwingung von Gold geht jedoch weit darüber hinaus in das goldene Strahlungsfeld unserer Christus-Essenz. Sie verbindet uns direkt mit dem Licht unseres spirituellen Körpers, indem sie eine Beziehung aufbaut zwischen den Zellen des physischen Körpers und den Lichtpartikeln des spirituellen Körpers. Das Strahlungsfeld der goldenen Farbe aktiviert die Erinnerungsfähigkeit tief in unseren Zellen. Es macht sie offen und aufnahmebereit für den Lichteinstrom des spirituellen Körpers.

20
Der Auraschutz und die Auraversiegelung

Deine Aura ist das wunderbare Energiefeld, das in und um Deinen physischen Körper strahlt. Es bildet fortwährend Deinen Körper neu und hält Dich auf der Erde, so dass Du hier die Lektionen lernen kannst, für die Du gekommen bist. Die Aura besteht aus verschiedenen Schichten und ist ein exakter Spiegel Deines aktuellen Bewusstseinszustandes. Sie ist die Wirkung Deiner Entscheidung, Dich von der Einheit zu trennen. Deshalb enthält sie all Deine individuellen Trennungsmuster oder seelischen Schwächen. Ebenfalls birgt sie das Potential Deiner Seele, Deine Stärken, und bildet sie energetisch ab.

Wahrscheinlich wirst Du schon einiges über die Aura gelesen und erfahren haben. Vielleicht bist Du bereits in einen dauerhaften liebevollen und achtsamen Kontakt mit ihr eingetreten. Du übst Dich in der Kontrolle Deiner Gedanken und vertiefst die Kraft, in der Gegenwart zu bleiben. Aus diesem Grund möchte ich in diesem Kapitel nur die Aspekte der Aura vorstellen, die für die Praxis der spirituellen Empfängnisverhütung wichtig sind.

Wenn Frauen mit einem Kinderwunsch zu mir kommen, spüre oder sehe ich in der Regel, ob sich eine Seele in der oder um die Aura der Frau aufhält oder nicht. Die anklopfende Seele ist zumeist als ein kleines, doch intensiv leuchtendes Lichtlein im Energiefeld der Frau zu erkennen. Dieses Licht hält sich bereits Monate, manchmal sogar Jahre vor der Empfängnis im Energiefeld der Frau auf. Wenn die Frau eines Tages wirklich bereit ist, die Seele zu empfangen, geht zumeist alles direkt und leicht seinen Weg.

Wenn sich die Frau jedoch allmählich sicher wird, dass sie kein Kind (mehr) empfangen möchte, wird die Seele allmählich oder auch ganz unmittelbar aus ihrem Energiefeld verdrängt. Dort kann sie sich nicht länger aufhalten, weil keine einladenden Energien mehr für sie da sind.

Der sensible Prozess des Kontaktes zwischen anklopfender Seele und Frau ist leider gänzlich unabhängig davon, ob die Frau ihn bewusst oder unbewusst erlebt. Ich sage „leider", weil ich es bedaure, wie unbewusst Frauen noch immer mit ihrem empfangenden weiblichen Potential umgehen. Stattdessen richten sie ihre Suche auf das Äußere, auf sexuelle Attraktivität, Beruf, Konsum, auf Beziehungen oder die Familie. Die Folgen ihrer vergeblichen Suche sind Unzufriedenheit, Depression und Krankheit.

Doch der äußere Schein der vergeblichen Suche von Frauen täuscht. In Wirklichkeit finden zur Zeit wichtige Vorbereitungen für eine Art Quantensprung in der Bewusstseinsveränderung von Frauen statt. Dazu ist es nötig, dass sie sich gegenseitig in ihren persönlichen Wahrnehmungen ermutigen und sich auf ihrem gemeinsamen Weg begleiten. Ebenfalls hilfreich ist ein Informationsaustausch über die wahren energetischen Vorgänge bei der Empfängnis und das Erlernen von spiritueller Verhütung.

Liebe Leserin,

wenn Du Interesse hast, Deine Aura für die spirituelle Empfängnisverhütung zu nutzen, lies bitte dieses Kapitel in Ruhe durch. Lass es auf Dich wirken und beobachte, welche Reaktionen Du in Dir feststellst: Neugier und Offenheit oder eher Desinteresse und Distanz? Nimmst Du Interesse wahr, dann suche Dir eine bestimmte Übung aus. Falls es sinnvoll ist, variiere sie und praktiziere sie eine Zeit lang regelmäßig. Sammle persönliche Erfahrungen und baue langsam innere Sicherheit auf, bis Du entweder merkst, dass sie zu Deiner Methode geworden ist, oder weißt, dass eine andere Methode Dir mehr Sicherheit gibt. Dann wende Dich dieser zu.

Lieber Leser,

das folgende Kapitel ist in erster Linie für Deine Partnerin gedacht, weil sie mit der weiblichen Qualität ihrer Aura entweder eine Seele fernhält oder anzieht. Der feinstoffliche Körper der Frau besitzt die wunderbare Fähigkeit, sich in den Kontakt mit der geistigen Welt einzuschwingen und mit ihr in eine energetische Kommunikation einzutreten. Der weibliche Körper ist in seiner Struktur feiner, flexibler und durchlässiger. Lies bitte achtsam die folgenden Ausführungen, damit Verständnis und Wertschätzung entstehen für die Weite der weiblichen Welt in Deiner Partnerin und in Dir selbst.

Wenn Du als Mann eher männlich geprägt bist, das heißt, mehr aktive, zielorientierte und logische Anteile besitzt, wende Dich Übungen zur Auflockerung und Öffnung Deiner Aura zu, damit Du durch Deine wachsende Sensibilität Deine Partnerin unterstützen kannst. Wenn Du als Mann eher weiblich geprägt bist, weil Du viele passive und empfangende Energien aus Deinen früheren Inkarnationen mitbringst, kann es sein, dass anklopfende Seelen auch in die Nähe Deines Energiefeldes kommen und mit Dir in Kontakt treten wollen. Hab Mut, Dich für diesen sehr persönlichen und intimen Kontakt zu öffnen. Lerne Deinen Empfindungen und inneren Wahrnehmungen zu vertrauen. Dadurch wirst Du geistigen Erfahrungen gegenüber offener und kannst Deine Partnerin darin begleiten, ihre Absicht konsequent auszurichten.

Die Klärung des Mentalkörpers

Dein Mentalkörper bildet exakt Dein aktuelles Denken über Dich selbst in Form von feinen Energiemustern ab. Wie Du über Dich denkst, so denkst Du auch über andere Menschen, Situationen und die Welt allgemein. Die Wahrnehmung des Äußeren entspricht immer genau der Wahrnehmung des eigenen Inneren. Die von Dir produzierten Gedanken schwimmen als kleine geometrische Energiemuster in einem Feld aus mentaler Energie. Das mentale Feld umgibt Deinen physischen Körper wie ein großes ebenmäßiges Ei mit einem Durchmesser von ungefähr 1,5 Meter Breite und 2,5 Meter Länge. Die Energiemuster wirken nach außen und erschaffen Deine Lebensrealität. Denkst Du gut über Dich, entstehen feine, harmonisch schwingende Energiestrukturen. Denkst Du negativ, erzeugst Du disharmonische, kantige und unschöne Energiemuster in Deinem Mentalkörper.

Glaubst Du nicht daran, dass es Dir möglich ist, eine Empfängnis spirituell zu verhüten, so bildet Dein Mentalkörper feine geometrische Muster, die Unsicherheit und Zweifel energetisch ausdrücken.

Auf Dein mangelndes Vertrauen reagieren die suchenden Seelen. Sie spüren es. Es lässt ihnen ausreichend Raum, in Dein Energiefeld einzutreten. Sie verfolgen einfach weiter ihr Ziel, auf die Erde zu kommen. Dein Zweifel bedeutet für sie ein „Ja, Du darfst weitergehen!" Ihr Wille zu kommen ist stärker als Dein Zweifel. Somit ist Dein Zweifel im Grunde genommen eine Einwilligung.

Diese inneren Abläufe geschehen meistens unbewusst. Sie rücken erst ins Bewusstsein, wenn die Frau merkt, dass sie schwanger ist. Vielleicht befindet sie sich dann in einem Konflikt. *Ein Schwangerschaftskonflikt drückt die gestörte unbewusste Kommunikation zwischen der Frau und der anklopfenden Seele aus.*

Die Seele hat auf den unbewussten Kinderwunsch reagiert und ist gekommen. Der Konflikt besteht im Grunde zwischen den bewussten und den unbewussten Kräften in der Frau selbst. Unbewusste Kräfte, wie ein unbewusster Kinderwunsch, wirken genauso wie bewusste. Für beide Arten von Kräften trägt die Frau die volle Verantwortung.

Zweifel ist ein Gedanke mit einer negativen Ladung. Er stellt eine Form von Selbstablehnung dar sowie einen subtilen Angriff gegen Dich selbst. Zweifel wirkt wie ein mit Inhalt und Energie negativ geladenes Paket. Wenn Du starken Zweifel in Dir trägst, sitzt er als hartnäckige Energie in Deinem mentalen Feld und strahlt fortwährend Negativinformationen nach außen ab. Bist Du bereit zu lernen, Dir selbst zu vertrauen, wird Dein Mentalkörper zunehmend positive Energien und Zuversicht abstrahlen.

Wenn Du durch regelmäßiges Üben zunehmend sicherer wirst und schließlich ganz daran glaubst, dass Du als Frau sowohl das Recht als auch die Fähigkeit hast, ausschließlich spirituell zu verhüten, sendet Dein Mentalkörper die innere Sicherheit in Form von mentaler Kraft aus. Vertrauen und Sicherheit bilden eine klare mental-energetische Grenze um Dich herum. Es entsteht ein feines Häutchen um Deinen Mentalkörper, das Deine Absicht genau ausdrückt und Dich sicher vor einer Empfängnis schützt. Die mental-energetische Grenze wird von den anklopfenden Seelen wahrgenommen und akzeptiert. Eine Empfängnis kann nicht stattfinden, weil keine Seele diese Grenze überwinden kann.

Hab den Mut, Dich nicht länger als Opfer von kollektiven Kräften wahrzunehmen, die außerhalb von Dir zu sein scheinen. Wie auch immer sie früher in unserer Kultur benannt wurden, ob „die Natur", „das Leben", „die Schöpfung" oder „der Wille Gottes", sie alle sind Bezeichnungen für noch immer mächtige kollektive unbewusste Gedankenmuster, für Glaubenssätze, die über Jahrhunderte von Staat und Kirche mit Gewalt oder Moral benutzt wurden, um den Willen der Frauen zu brechen. Über diesem Thema liegt bei den Frauen auch heute noch ein starkes kollektives Angsttabu, das solche Glaubenssätze weiterhin bestärkt und aufrechterhält.

Vielleicht sind diese Gedankenkräfte auch in Deinem Unterbewusstsein noch wirksam. Beobachte, wie es damit in dir aussieht. Sei ehrlich zu Dir: *Glaubst Du daran, dass du aus eigener geistiger Kraft eine Empfängnis spirituell verhüten kannst, ohne in Konflikt mit tabuisierten kollektiven Gedankenformen und Glaubenssätzen zu geraten?*

Glaubst Du an die Gedankenform, dass Du nicht das Recht oder die Kraft dazu hast, selbst spirituell zu verhüten, dann gibst Du ihr Deine Macht und verteidigst weiterhin Deine Ohnmacht als Frau.

Wenn Du spürst, dass Du diese oder ähnliche Gedankenformen nicht länger willst, kannst Du sie auflösen. Es gibt unterschiedliche Übungen, um negative und abhängige Gedankenformen aufzulösen.

Klärende Übungen

Eine einfache und geeignete Methode ist es, Deine negativen Gedankenmuster auf einen Zettel zu schreiben und nachzuspüren, wie viel Energie noch in den einzelnen Sätzen steckt.

Du kannst anschließend in Deinem Körper nachforschen, wo genau sich die Kraft der Glaubenssätze befindet und mit welchen Emotionen sie verbunden ist. Geh tief in diesen Körperbereich hinein, fühle die Emotionen und nimm sie an. Beim Ausatmen kannst Du ihre Energien aus Deinem Körper verabschieden. Es wird wichtig sein, auch weiterhin Dein Verhalten im Alltag zu beobachten und zu lernen, bewusst immer weniger Kraft in diese Gedanken zu investieren. Das Abtragen eines Gedankenmusters geschieht in der Regel nur allmählich. Zuerst wird die gröbste Schicht oben abgetragen und nach und nach die feineren Schichten darunter. Irgendwann ist es ganz aufgelöst und hat keine Macht mehr über Dich.

Eine andere Möglichkeit ist es, die Gedankenformen nach bewährten therapeutischen oder spirituellen Verfahren wie Psychokinesiologie, den Ansatz von Byron Katie, Neurolinguistisches Programmieren (NLP), die Klopfmethode oder ähnliche aufzulösen.

Eine weitere Vorgehensweise ist die Imaginationstherapie nach Phyllis Krystal. Durch innere Ablösungsarbeit kannst Du Dich auf spielerische und effektive Weise von Deinen einschränkenden Gedankenmustern befreien.

Indem Du behutsam den Weg des Lernens zu immer größerer Bewusstheit gehst, löst Du Dich aus alten Abhängigkeiten und spürst, wie tief in Dir ein neuer, immer größer werdender Raum der inneren Freiheit entsteht. Durch das stetig wachsende Bewusstsein von immer mehr Frauen, das sich in unserer Zeit vollzieht, werden alte Opfermuster nach und nach durch die Freude einer bewussten und schöpferischen Lebensgestaltung ersetzt.

Wie ist es möglich, Deinen Mentalkörper so zu klären, dass er als wirksames Instrument für Deine spirituelle Verhütung dient?

Unklarheit erscheint in vielen verschiedenen Formen. Sie kann als Angst vor der eigenen Kraft, als Zweifel, Depression, als Sorge, Ärger oder Aggression erscheinen. All diese Formen verunreinigen das mentale Energiefeld und halten Dich in einem Zustand der Passivität und Opferhaltung fest. Sie blockieren Dein schöpferisches, aktives und gestaltendes Potential.

Unklarheit basiert immer auf Unbewusstheit. Zunehmende Bewusstheit löst die vielen verschiedenen Formen von Unklarheit auf. Sie unterstellt Deinen Mentalkörper einem Zweck, den Du ihm in Kontakt mit Deiner Inneren Führung gibst. Du übernimmst wirklich die Verantwortung für Dich und bist nicht länger das Opfer von individuellen oder kollektiven Gedankenformen.

In meiner psychotherapeutischen Arbeit habe ich die Beobachtung gemacht, dass geistige Arbeit von Frauen leichter angenommen wird und effektiver verläuft, wenn sie in ein Bewusstsein des eigenen Raumes eingebettet ist. Damit meine ich den eigenen Körperraum sowie den Raum des feinstofflichen Energiefeldes. Das Raumbewusstsein liegt der weiblichen Wahrnehmung zugrunde. Die folgende Übung „Die innere Beobachterin" integriert deshalb Körperwahrnehmung mit Bewusstsein des Raumes.

Liebe Leserin,

ein einfacher und schneller Weg, Deinen Mentalkörper zu klären, ist es, die Präsenz der inneren Beobachterin zu entwickeln. Die folgende Übung ist inspiriert durch Eckart Tolle und Phyllis Krystal.

Lieber Leser,

bei Interesse kannst Du die Übung ebenfalls ausprobieren, leicht abwandeln und anwenden.

Übung: Die innere Beobachterin

Setze Dich bequem hin. Achte darauf, dass Deine Füße einen guten Kontakt mit dem Boden haben. Spüre die gerade Ausrichtung Deiner Wirbelsäule und korrigiere ihre Haltung, falls nötig. Lass Deine Schultern ein wenig sinken, bringe Deinen Kopf in eine entspannte und aufrechte Position. Lockere Deinen Unterkiefer, indem Du den Mund mehrmals weit öffnest und wieder schließt. Deine Lippen sind leicht geöffnet.

Geh mit Deiner Aufmerksamkeit nun zu Deinem *Atem* und stell Dir dabei vor, dass Du mit jedem Ausatmen alle Gedanken und Gefühle verabschiedest, die Dich noch beschäftigen. Spüre bei jedem Einatmen, wie neue Lebenskraft, Licht und Zuversicht in Deinen Körper einströmen. Erlaube Dir, die Stille des Raumes, in dem Du Dich befindest, und die Stille in Dir selbst wahrzunehmen. Nimm Dir genügend Zeit und tauche immer etwas tiefer in Deine Präsenz hinein.

Öffne jetzt Deine Augen, breite Deine Arme weit aus und schwinge mehrmals mit ihnen vor und zurück, so dass Deine Hände einen Kreis bilden. Schau Dir den gesamten Raum um Dich herum an, den Deine Arme umfassen. Mach Dir bewusst: Du bist die Energie in Deinem Körper und auch um Dich herum, so weit wie Deine Arme reichen. Schließe Deine Augen wieder.

Stell Dir vor, dass sich auf dem Boden vor Dir im Abstand Deines ausgebreiteten Armes eine kleine goldene Lichtkugel befindet. Sie ist so groß wie ein kleiner Kinderspielball und strahlt so hell wie die Sonne am Mittagshimmel. In der Mitte der Kugel befindet sich eine goldene Lichtquelle, die ununterbrochen neues Licht hervorsprudeln lässt. Stell Dir vor, wie aus dieser Kugel ein goldener Lichtstrahl wie ein Sonnenstrahl ausströmt und langsam nach links um Dich herumfließt. Lass allmählich einen Kreis aus goldenem Licht entstehen. Du sitzt in der Mitte und schaust ruhig zu, wie sich dieser *Lichtkreis* von allein bildet.

Wenn der Kreis geschlossen ist, schau mit Deinen inneren Augen nach, ob der Kreis Unregelmäßigkeiten in Form von Löchern, Ausbuchtungen oder dünnen Stellen aufweist. Korrigiere die Unregelmäßigkeiten, indem Du Dir vorstellst, dass Du mit Deiner Hand das Licht ausgleichst, bis ein regelmäßiger, wunderschön leuchtender Kreis entsteht.

Schau Dir innerlich den Kreis genau an und überprüfe, ob sich in seinem Feld, auch hinter Deinem Rücken, Reste von Gedanken und Gefühlen in Form von grauen Energien befinden. Sei dabei wachsam und lass Dir genügend Zeit. Stell Dir jetzt vor, dass sich direkt außerhalb Deines Kreises, entweder rechts oder links von Dir, ein tiefes Loch in der Erde befindet. Das Loch sieht aus wie ein länglicher Lichtschacht und ist ganz gefüllt mit rot-goldenem, lavaartigem Licht. Ich nenne es „Recycling-Loch“. Die Ätherschicht der Erde weist diese Löcher oder Poren auf und ist dankbar, wenn wir unseren mentalen Schmutz in sie hineinwerfen. Sie wandelt diesen gleich um.

Nachdem Du die grauen Energien in Deinem Körper und Deinem Kreis erkannt hast, ergreife sie in Gedanken mit Deiner Hand und wirf sie zügig hintereinander in das Loch. Schau zu, wie das rötliche Licht die grauen Energien umwandelt in neues Licht und Wärme. Die Erde freut sich, wenn Du ihr Deine Energieblockaden übergibst. Du reinigst dadurch Dich selbst und ebenso auch das Ätherfeld der Erde. Übungen dieser Art sind ein ganz praktischer Beitrag zur Ökologie der Erde. Sie schaffen den geistigen Boden, auf dem die Umweltverschmutzung im materiellen Bereich erst behoben werden kann.

Geh nun mit ruhiger Aufmerksamkeit zu Deinem Herzen. Fühle seinen gleichmäßigen Rhythmus und spüre, wie es ihm jetzt geht. Sei die liebevolle, achtsame Beobachterin Deiner selbst. Du bist nicht Dein Herz, nicht Dein Körper. Du bist die liebevolle, achtsame Präsenz in Deinem Herzen, die liebevolle, achtsame Präsenz in Deinem Körper. Bleibe zunächst bei Deinem Herzen. Geh in die Stille Deines Herzens hinein und beobachte, was sich Dir zeigt: Sind es Gedanken über Dein Herz, Gefühle oder Körperwahrnehmungen? Es ist wichtig, dass Du Dich von nichts abhalten oder ablenken lässt, wie auch immer Deine Gedanken und Gefühle sein mögen.

Wenn *Gedanken* auftauchen, nimm einen Teil Deiner Aufmerksamkeit aus ihnen heraus und gib diesen Teil in die Kraft der Beobachterin. Sei nicht länger der Gedanke. Beginne den Gedanken freundlich zu beobachten, immer und immer wieder, bis es zur Gewohnheit wird. Es geht darum, dass Du nach und nach die Kontrolle über Deinen Geist bekommst und Deinen Gedanken nicht länger erlaubst, Dich zu dominieren. Sei geduldig mit Dir, denn es braucht viel Übung, Verständnis und Konsequenz, aus dem Chaos Deiner Gedanken langsam die innere Beobachterin, die Meisterin in Dir, zu bilden.

Wenn Du unangenehme *Gefühle* wahrnimmst, wie Druck, Enge, Beklemmung oder gar Schmerz, beginne zunächst damit, es nicht zu etikettieren oder zu beurteilen. Setze Deine Aufmerksamkeit darin, keine Widerstandsenergie aufzubauen. Investiere stattdessen in die Energie der Beobachtung und Annahme. Du kannst dem Gefühl sagen: „Ich nehme Dich an. Du darfst da sein." Doch sei wachsam: Bleibe nicht bei Worten oder Bildern, die sich möglicherweise einstellen, geh durch sie hindurch weiter zu der Energie hinter den Worten und hinter den Bildern. Der Sinn der Übung besteht darin, konkrete Formen zu überwinden und in den weiten formlosen Raum der Erfahrung hineinzugehen.

Nimm Deine persönliche Erfahrung an, so wie sie sich Dir in diesem Moment zeigt. Vergleiche die Erfahrung nicht mit früheren Erfahrungen. Bleibe bei Deinem jetzigen Gefühl. Geh immer tiefer hinein. Versuche die Energie des Körpergefühls zu entdecken, die Kraft, die das Gefühl erschafft. Wenn Du mitten im Gefühl bist, wirst Du bemerken, dass sich das konkrete Gefühl in seine Energie aufzulösen beginnt. Es verwandelt sich von der konkreten Form in eine ganz neutrale Energie.

Wenn Du die neutrale Energie spürst, geh noch einen Schritt weiter und löse Dich auch von der Form der Energie. Die innere Beobachterin wird Dir helfen. Spüre den Raum um die Energie herum und geh von der Energie in den Raum hinein. Lass zu, dass Deine Präsenz in den weiten offenen Raum des Jetzt eintaucht. Sei wachsam, beobachte, was geschieht. Lerne die geduldige und liebevolle Beobachterin zu werden, die Deine Aufmerksamkeit von den bisherigen konditionierten Wahrnehmungen wegnimmt und sie dem weiten Raum Deiner geistigen Präsenz übergibt. Die Meisterin in Dir erwacht!

Allmählich wirst Du merken, dass sich der Raum Deines Herzens ausdehnt und kräftiger wird. Das Herz ist Deine Mitte, die Mitte Deines Lebens, woraus der Quell Deiner Liebe entspringt. Die Liebe zu Dir selbst wird Dich inspirieren und glücklich machen. Sie ist der Boden, auf dem all Deine Erfahrungen mit Dir selbst, mit den Menschen und mit der Welt basieren. Wenn Du die Mitte fest gründest, schlägst Du Wurzeln in Deinem Sein. Nur hier wirst Du Dein wirkliches Zuhause finden, nur hier bekommst Du die Kraft und den Segen, Deinem Lebensplan zu folgen und Deine Erfahrungen für Dein spirituelles Erwachen zu nutzen.

Ich empfehle Frauen, zur Klärung des Mentalfeldes zunächst beim Herzen zu beginnen. Wenn der Herzensraum sicher und klar gefühlt wird, kannst Du damit beginnen, die oben beschriebene Übung auch auf Deine Gebärmutter zu übertragen. Das praktische Vorgehen ist das gleiche. Auf Unterschiede in der Bedeutung der Organe möchte ich hier kurz hinweisen: Während das Herz den Menschen direkt mit seiner Seele oder Christus-Essenz verbindet, schwingt die Gebärmutter einer Frau mit dem Kraftfeld im Innern der Erde. Der Uterus ist das körperliche Abbild des empfangenden Energiefeldes tief im Innern der Erde.

Am Beginn der Übungen kannst Du Deine Gebärmutter direkt ansprechen. Sie ist ein eigenes Wesen und mit dem universellen Wesen „Uterus“ verbunden. Kläre zunächst Deine Beziehung zu ihr, wie in früheren Übungen beschrieben. Geh durch die Emotionen hindurch in den großen Urraum Deiner Gebärmutter. Fühle diesen Raum und tauche in seine Geborgenheit ein. Er ist Deine Verankerung mit der Erde.

Wenn Du nun im Herzen und der Gebärmutter zwei Zentren in Dir geschaffen hast, dann verbinde beide mit einem Strom aus goldenem Licht. Verwende einige Zeit des Übens darauf, bis eine wechselseitig strömende, lebhafte und wohltuende Lichtverbindung zwischen Herz und Gebärmutter entsteht.

Dehne die liebevolle Lichtpräsenz von diesen beiden Organen in Deinen gesamten Körper aus. Lass die Ausdehnung in der oberen Körperhälfte, einschließlich Arme und Kopf, vom Herzen aus beginnen und die Ausdehnung in der unteren Körperhälfte, einschließlich Beine und Füße, von der Gebärmutter aus. Die Ausdehnung kannst Du vornehmen, indem Du entweder das Licht wellen- oder spiralförmig weiterfließen lässt oder die Wahrnehmung des lichtvollen Raumes von den Organen auf den ganzen Körper ausdehnst. Wenn Du Dich für das Licht entscheidest, ist es wichtig, dass Du ab einem bestimmten Punkt Deiner Wahrnehmung auch das Sehen des Lichtes wieder aufgibst zugunsten eines reinen Raumgefühls.

Übung: Der Auraschutz

Der wirksamste Auraschutz, um eine Empfängnis zu verhüten, ist die Klärung Deiner geistigen Konsequenz, die Klarheit, die sagt: „Ich stehe als Mutter für eine Seele nicht (mehr) zur Verfügung." Schon dies allein würde ausreichen, um Dich vollständig vor einer ungewollten Schwangerschaft zu schützen. Keine anklopfende Seele könnte sich in Deine Aura einschwingen, um mit Dir Kontakt aufzunehmen. Deine eigene geistige Klarheit strahlt in Deine gesamte Aura aus und durchdringt Deinen Emotional- und Mentalkörper. Der Emotionalkörper drückt die Botschaft des Mentalkörpers auf der Ebene der Gefühle aus. Sind Deine Gedanken unklar, sind es auch Deine Gefühle. Immer sind die Gedanken die Ursache und die Gefühle ihre Wirkung.

Wenn Du Deine Aura für die spirituelle Verhütung nutzen möchtest, empfehle ich Dir, zunächst die weiter oben beschriebenen Übungen „Klärung des Mentalkörpers und „Die innere Beobachterin" eine Weile zu praktizieren, bis Du Deinen Mentalkörper bewusst spürst und bereit bist, ihn für die spirituelle Verhütung zu nutzen. Zusätzlich kannst Du die folgende Übung praktizieren.

Verbinde Dich mit der Quelle aus goldenem Licht tief in Deinem Herzen. Verankere Dein Bewusstsein dort und lass die goldene Energie von Liebe und Klarheit in Deine Aura strömen. Spüre, wie ständig neue Lichtwellen aus der Quelle im Herzen in alle Schichten Deiner Aura einfließen und sie allmählich ganz und gar ausfüllen. Beachte, dass Deine Aura beträchtliche Ausmaße um Dich herum einnehmen kann. Dehne Deine Wahrnehmung vom Herzen zunächst in den ganzen Körper aus und dann über die Körpergrenzen hinaus in den gesamten Raum Deiner Aura hinein. Erlaube Dir, groß und weit zu werden, so groß und weit wie die Energie Deiner Aura.

Überprüfe nun mit Deinen inneren Augen, ob es in Deiner Aura Bereiche gibt, vielleicht unterhalb der Knie oder hinter dem Rücken, in denen die goldene Energie noch dünn ist. Lass in diese Gebiete neues Licht nachströmen, bis auch sie davon durchtränkt sind. Genieße die zunehmende Intensität und Sanftheit des goldenen Lichtes. Spüre, dass Du der Mittelpunkt bist, aus dem all diese Energie fließt. Du bist die Quelle des goldenen Lichtes und aus Deiner Mitte strömen liebevoll und kräftig die Energien, die Deine Aura ausrichten und zum Strahlen bringen.

Ruhe im Mittelpunkt Deiner goldenen Aura und genieße die Stille in Dir. Verweile darin so lange, wie es Dir angenehm ist.

Sag nun dreimal laut die folgenden Sätze:

Liebe Freunde im Licht,
liebes Höheres Selbst,
bitte unterstützt mich darin,
meine Aura vor einer Empfängnis zu schützen.
Die Klarheit und Konsequenz meiner Absicht:
„Ich stehe als Mutter nicht (mehr) zur Verfügung!"
verankert sich jetzt im gesamten Raum meiner Aura.
Ich schließe den Raum meiner Aura für anklopfende Seelen
und bewohne sie von nun an ganz allein.
Meine Aura bildet eine klare und eindeutige Grenze.
Sie ist für Seelen ganz und gar undurchlässig.
Ich fühle mich in ihr vollkommen sicher und geschützt.

Lass die Worte wirken und bleibe im Vertrauen zur Kraft Deiner reinen Absicht. Fühle die bedingungslose Liebe Deines Höheren Selbst, nimm sie vollständig in Dich auf. Verweile so eine ganze Zeit.

Bedanke Dich bei Deinem Höheren Selbst und bei all Deinen Freunden im Licht, die Dir und Deinem Leben dienen. Komm langsam mit Deiner Aufmerksamkeit aus der Welt des Inneren ins Äußere zurück, in den Kontakt mit dem Körper. Spüre alle Bereiche Deines Körpers, von der Fußsohle bis zur Spitze des Scheitels. Atme Dich immer mehr in die Gegenwart zurück. Öffne Deine Augen, dehne und strecke Arme und Beine. Sei wieder ganz da.

Übung: Die Auraversiegelung

Zusätzlich zum Auraschutz kannst Du, wenn Du das Bedürfnis dazu hast, Deine Aura versiegeln. Auch hier gilt: Die Übung hat in erster Linie den Zweck, Deine Absicht zur Verhütung zu stärken. Wenn du spürst, dass die Übung Klarheit in dir schafft, dann praktiziere sie.

Zentriere Dich in Deinem Lichtkreis. Lass nach der Übung „Auraschutz" Dein Bewusstsein sich mit Deiner goldenen Aura verbinden. Spüre die Kraft, das Pulsieren und das Leuchten Deiner Aura. Sei Dir der Weite bewusst, die Dein Energiefeld umfasst.

Wenn Du sicher in der Mitte Deines Herzens und Deines goldenen Energiefeldes ruhst, beginne mit Deiner Aufmerksamkeit die Grenzen Deiner Aura abzutasten: oben und unten, vorn und hinten, rechts und links von Dir. Berühre nun in Gedanken mit Deiner rechten oder linken Hand, oder mit beiden Händen gleichzeitig, einen bestimmten Bereich der Grenzen Deiner Aura. Der Bereich kann oben oder unten liegen, wie es Dir in den Sinn kommt. Lass Dich von innen führen. Vertraue Deiner Intuition.

Bitte jetzt Dein Höheres Selbst, dass es Dir eine Versiegelung aus Licht in Deine Hände hineingibt. Die Versiegelung kann aus blauem, goldenem oder andersfarbigem Licht bestehen. Sie kann eine bestimmte Konsistenz beinhalten, zum Beispiel ein Energielack, ein Glanz oder Energiesymbole. Schau, was Dir anvertraut wird, und prüfe, ob es für Dich stimmig ist. Wenn ja, beginne mit der Auraversiegelung. Wenn nein, bitte um eine andere Versiegelung.

Fahre in kleinen kreisenden Bewegungen mit Deinen Händen in Gedanken langsam und sorgfältig an den Grenzen Deiner Aura entlang. Wenn es hilfreich ist, kannst Du die Bewegung auch real mit Deinen Händen ausführen. Lass aus Deinen Händen in Gedanken die Dir anvertraute Versiegelung strömen und bringe sie in die Grenzen Deiner Aura hinein, so als würdest Du einen Lack auftragen. Spüre, wie zum Beispiel das blaue Licht nach und nach den Abschluss Deiner Aura markiert, wie eine zusätzliche dünne Schicht, die Du aufträgst. Arbeite in dieser Weise geduldig und liebevoll mit Deinen Händen die Grenzen Deiner Aura ganz durch. Ununterbrochen strömt die Versiegelung aus Deinen Händen. Du bekommst reichlich davon. Achte darauf, dass sie gleichmäßig auf alle Bereiche aufgetragen wird. Vielleicht willst Du bei einigen Stellen länger verweilen und bei anderen schneller weitergehen. Vertraue Deiner Intuition.

Wenn Du alles durchgearbeitet hast, lass Deine Hände real oder in Gedanken wieder ruhen. Schau Dir jetzt die Versiegelung an. Ist sie gut aufgetragen? Bist Du zufrieden? Oder willst Du nachbessern? Wenn ja, dann tu es sofort, bis Du mit Deiner Arbeit ganz zufrieden bist.

Fühle nun den weiten Raum Deiner Aura und den Schutz der Versiegelung. Sprich dreimal laut die folgende Affirmation aus:

Die Versiegelung meiner Aura
bildet eine klare und eindeutige Grenze.

Sie ist für anklopfende Seelen ganz und gar undurchlässig.
Ich fühle mich vollkommen sicher in meiner Absicht,
eine Empfängnis zu verhüten.

Verweile eine Zeit lang in der Kraft dieser geistigen Ausrichtung, bis sie sich mit Deinem Wesen verbindet. Spüre und genieße die Klarheit und Eindeutigkeit im Energiefeld Deiner Aura und Deines Willens. Komm langsam in Deinen gewohnten Bewusstseinszustand zurück. Atme Dich nach und nach in alle Teile Deines Körpers zurück. Öffne die Augen und sei wieder da. Dehne und strecke Arme und Beine und rekele Dich so behaglich wie eine Katze, die gerade dabei ist, aufzustehen.

21
Weitere praktische Methoden

Die Methoden, die ich bisher vorgestellt habe, sind mir seit Langem vertraut und werden inzwischen von vielen Frauen und auch gemeinsam von Paaren praktiziert. Erfreulicherweise bekomme ich immer wieder Rückmeldungen. Frauen berichten mir, dass sie bestimmte Methoden verändert und erweitert haben, oder sie teilen mir ganz neue Methoden mit, die sie allein oder zusammen mit ihrem Partner entwickelt haben. Es gibt, wie überall in der Welt des Geistes, mittlerweile *eine Fülle von spirituellen Verhütungsmethoden,* die so einzigartig und individuell wie die Menschen selbst sind. Sie alle vorzustellen würde den Rahmen dieses Buches überschreiten.

Ich möchte Euch, liebende Paare, nun dazu ermutigen, vielleicht ausgehend von den Übungen, die ich jetzt beschreiben werde, Eure ganz eigene, sehr persönliche spirituelle Verhütungspraxis selbst zu gestalten. Das kann ein spannender gemeinsamer Prozess werden, der auf Zusammenarbeit, Vertrauen und Liebe basiert. Die neuen, persönlich entwickelten Methoden sind mit Sicherheit am wirksamsten für Euch. Sie entspringen der Quelle der eigenen Intuition und persönlichen Erfahrung und sind ganz individuell den eigenen Bedürfnissen angepasst.

Aus der Fülle der mir inzwischen bekannten Methoden stelle ich hier sowie im Kapitel 23, „Spirituelle Anrufungen und Affirmationen", einige weitere vor. Teilweise wurden sie mir durch innere Führung direkt anvertraut, teilweise bekam ich sie durch Rückmeldungen von Frauen vermittelt. Die Frauen kannte ich aus Beratungsgesprächen zum Thema spirituelle Verhütung, aus meinen Kursen und Seminaren. Einige der Methoden hatten wir in der Zusammenarbeit gemeinsam entwickelt. Die Frauen haben sie in ihrem Beziehungsalltag über längere Zeit ausprobiert und auf ihre Tauglichkeit überprüft. Die Übungen wurden dabei leicht abgeändert oder weiterentwickelt. Ich habe sie nur sprachlich leicht überarbeitet. Einige von ihnen sind ausschließlich für Frauen und andere für Paare bestimmt. Die betreffenden Frauen haben mir ausdrücklich ihre Erlaubnis gegeben, die Methoden zu veröffentlichen. Ich danke diesen mutigen Frauen dafür, dass sie ihren neuen Weg voller Vertrauen und Ehrlichkeit gehen und dass sie ihn mit mir teilten.

Das goldene Lichtzelt für Liebespaare

Wenn Dich die Übung „Die goldene Lichtkugel um das Bett" anspricht, Du aber mit der Form der Kugel nicht so recht etwas anfangen kannst, dann kann die Form auch verändert werden. Lies bitte vorher noch einmal die Ausführungen in Kapitel 17 über die Lichtkugel durch.

Es gibt Liebespaare, die bauen sich, bevor sie sich sexuell vereinigen, geistig ihr eigenes goldenes Lichtzelt auf. In diesen schützenden geistigen Raum gehen sie bei der Vereinigung hinein. Er dient ihnen als kompletter Schutz vor einer Empfängnis. So einfach ist das, wenn der Geist eines Paares klar und sicher ausgerichtet ist.

Es gibt auch noch weitere Formen für diese geistigen Räume, etwa ein Lichttipi, ein Lichttempel, eine Lichthöhle, ein Lichtraum, eine Lichtwohnung oder ein Lichtpalast. Bei diesen Formen ist es wichtig, darauf zu achten, dass sie einen bergenden und schützenden Charakter besitzen, dass sie nicht zu weit, aber auch nicht beengend wirken. Alles, was Euch ganz persönlich entspricht, mit Eurem Wesen und Eurem persönlichen oder kulturellen Interesse verbunden ist, eignet sich dazu, als Lichtform verwendet zu werden.

Die Übung des goldenen Lichtzeltes ist wunderbar für Liebespaare geeignet. Sie wirkt am besten, wenn sie von Frau und Mann gemeinsam durchgeführt wird. In dem schönen und geschützten geistigen Raum kann sich die gemeinsame Energie leicht und natürlich entfalten.

Die Übung des goldenen Lichtzeltes

Setzt Euch im Abstand von Euren beiden ausgestreckten Armen gegenüber. Ihr könnt den Lotossitz am Boden wählen, was empfehlenswert ist, aber auch Kissen, Hocker oder Stühle. Schließt die Augen, geht mit der Aufmerksamkeit zu Euch selbst, zum Atem. Beobachtet einige Minuten lang liebevoll und achtsam den Strom von Ein- und Ausatmen, bis Ihr ruhiger werdet und die Gedanken im Kopf langsam in den Hintergrund treten. Mit dem Ausatmen verabschiedet Ihr Unruhe, Ärger, Sorge, Angst und Unsicherheit. Dabei dürft Ihr ruhig laut atmen oder seufzen und die Schultern sinken lassen. Mit dem Einatmen holt Ihr alle noch irgendwo verstreuten Energiepartikel von Euch zurück. Während des bewussten Atmens geht Ihr achtsam in das Innere Eures Körpers und spürt nach, wie Ihr Euch in diesem Moment fühlt. Was könnt Ihr innen wahrnehmen? Seid ganz da, beobachtet und geht immer etwas tiefer hinein in den Kontakt mit der Wärme und Lebendigkeit in Euch. Spürt das pulsierende Energiefeld in Eurem Körper.

Wenn Ihr achtsam und liebevoll mit Euch selbst geworden seid, öffnet die Augen und kommt wieder zurück. Schaut Euch nun ruhig in die Augen und atmet dabei. Lasst Euch genügend Zeit, tief in das Licht der Augen des anderen einzutauchen. Bleibt im Kontakt und schenkt Eure Präsenz dem Gegenüber. Spürt das Vibrieren zwischen Euch, die Energie von Freude, Neugier und Liebe.

Jetzt visualisiert gemeinsam hinter dem Rücken der Frau eine strahlende goldene Lichtkugel. Stellt Euch vor, dass aus der Kugel ein heller Lichtstrahl wie ein Sonnenstrahl austritt und auf dem Boden gegen den Uhrzeigersinn in einem großen Kreis um Euch herumfließt. Wenn Ihr eine andere Form als den Kreis gewählt habt, dann lasst den Lichtstrahl diese Form bilden. Es ist ratsam, die Form, zum Beispiel das Achteck eines Tipis, vorher auf dem Boden mit der Hand kurz abzuzeichnen. Dann könnt Ihr sie richtig und gut aufeinander abgestimmt visualisieren. Schaut Euch danach die Lichtform auf dem Boden mit Euren inneren Augen genau an und korrigiert sie in Gedanken, falls nötig. Während der Übung könnt Ihr Euch immer mit Worten verständigen und das gemeinsame Vorgehen koordinieren. Sprecht dabei leise und achtsam. Es ist am besten, überwiegend zu schweigen. Beobachtet, wie die Kraft der Stille sich langsam aufbaut.

Nachdem die Form des Lichtzeltes am Boden vorhanden ist, lasst gemeinsam das goldene Licht nach oben wachsen, in die Form hinein, die Eurem Zelt genau entspricht. Die Wände aus Licht dürfen keine Unregelmäßigkeiten wie Löcher oder offene Stellen aufweisen. Alle Abweichungen müssen gedanklich sorgfältig korrigiert werden. Dazu könnt Ihr in Gedanken Eure Hände nehmen oder eine andere Weise verwenden, die Euch sinnvoll erscheint. Verständigt Euch dabei mit wenigen Worten.

Nachdem die obere Form des Lichtzeltes gut und sicher steht, solltet Ihr jetzt den Boden bauen. Lasst von der Grundform am Boden aus das goldene Licht in das Innere hineinwachsen, bis die ganze Fläche des Bodens mit Licht ausgefüllt ist. Auch hier sind Löcher und undichte Stellen nachzuarbeiten. Auf die Korrektur solltet Ihr größte Aufmerksamkeit richten und so lange daran arbeiten, bis Ihr beide den Eindruck habt, dass keine undichten Stellen oder Löcher mehr vorhanden sind.

In der Sprache der Symbole bedeuten die Löcher Unklarheiten oder unbewusste Widerstände im Geist. Das könnt Ihr Euch nicht erlauben, weil es Eure Absicht schwächt und buchstäblich „durchlöchert". Ist der Wille nicht glasklar, wird die Verhütung nicht gelingen. Deshalb solltet Ihr unbedingt gründlich und sauber arbeiten, bis das Lichtfeld vollständig und ganz ist.

Beim gemeinsamen Vorgehen könnt Ihr Euch unterstützen und gegenseitig inspirieren. Der Mann kann seiner Partnerin helfen, dass sie ihre geistige Ausrichtung energetisch klar ausdrückt. Zudem macht es Freude, auf spielerische Weise seine eigene innere Welt aufzubauen. Probiert es!

Nachdem das Zelt komplett steht und sauber verputzt ist, könnt Ihr es gemeinsam geistig imprägnieren, um Euren Willen zur Verhütung zu stärken. Imprägnieren bedeutet, dass Ihr die Kraft des Lichtes mit der Kraft der Affirmation vergrößert. Die Affirmation könnte lauten:

Das goldene Lichtzelt um uns
gibt uns beiden vollkommene Sicherheit.
Es bildet eine klare Grenze.
Sie ist für Seelen ganz und gar undurchlässig.
Das goldene Lichtzelt schützt uns sicher
vor dem Kontakt mit anklopfenden Seelen.
Es ist unser gemeinsamer Wille,
dass wir als Eltern für keine Seele (mehr) zur Verfügung stehen.
Die Freude unseres Zusammenseins
genießen wir allein.

Sprecht diese Glaubenssätze dreimal laut aus. Spürt in der Stille, wie sich das Kraftfeld der Worte ausdehnt. Verweilt darin eine ganze Zeit. Nachdem Ihr Euren geistigen Schutz in Form des Lichtzeltes aufgebaut habt, könnt Ihr nun sicher sein, dass keine Seele zu Euch kommen wird. Ihr habt eine Ursache gesetzt und ihre Wirkung wird geschehen. Vertraut Euch selbst und Eurer geistigen Kraft. Eure Absicht bildet eine klare energetische Grenze, die von den Wesen in der astralen Welt wahrgenommen und respektiert wird.

Lasst jetzt vollkommen los. Entspannt Euch in dem Raum, den Ihr errichtet habt. Euer Liebesspiel kann beginnen. Genießt es! Wo auch immer Ihr Euch hinkugeln werdet, das Lichtzelt wird mitgehen und Euch sicher beschützen.

Die Corona Radiata des weiblichen Eies

Dies ist eine Übung für die Frau. Vielleicht ist sie sogar die direkteste Methode der spirituellen Verhütung. Sie setzt unmittelbar dort an, wo die Befruchtung geschieht: beim weiblichen Ei.

Bei der Reifung der Eifollikel vollziehen sich in den Eierstöcken eine große Zahl von differenzierten Entwicklungsschritten in rhythmischer Form. Bedeutsam für die spirituelle Verhütung ist das Stadium der befruchtungsfähigen Eizelle nach dem Eisprung.

Loblied auf das weibliche Ei

Die weibliche Eizelle ist die größte Zelle des menschlichen Körpers. In ihr sind alle Geheimnisse des Lebens auf wunderbare Weise enthalten. In seinem unbegrenzten Energiepotential ist das weibliche Ei vom menschlichen Bewusstsein noch weitgehend unentdeckt. Erst das neue weibliche Zeitalter wird sich ihm zuwenden und ihm die Beachtung schenken, die ihm gebührt.

Im weiblichen Ei ruht die geistige Essenz einer Frau: ihre menschliche Persönlichkeit, Fehler, Schwächen und Stärken sowie ihr gesamtes spirituelles Potential. Das weibliche Ei stellt eine Verdichtung ihres gesamten Wesens dar. Im Ei hat sich ihr Lichtkörper konzentriert und verstofflicht, es ist gewissermaßen der stoffliche Kern ihres Lichtkörpers. Das weibliche Ei strahlt direkt das goldene Licht ihres spirituellen Körpers aus und funkelt wie eine kleine Sonne. Während der Gebärmutterhals die sexuellenergetische Essenz einer Frau birgt, enthält die Eizelle die verdichtete spirituelle Essenz der Frau.

Schauen wir uns die kleine Sonne nach ihrem Sprung in den Eileiter genauer an, sehen wir, dass sie wie ein winziger Mikrokosmos im weiblichen Körper den Makrokosmos Sonne unseres Planetensystems abbildet.

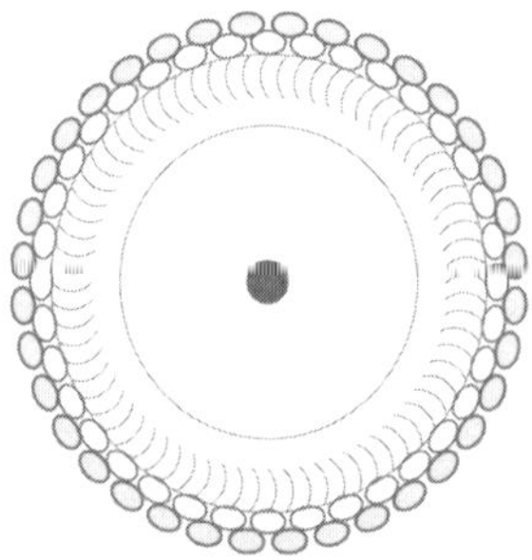

Die weibliche Eizelle

In der Mitte des Eies ist ein goldener Kern enthalten, der einer Quelle gleich ständig neues Licht, neues Leben erschafft. In diesem Kern sind alle Informationen über die Identität eines Wesens enthalten. Die Strukturen der Zellteilung werden der Einfachheit halber hier weggelassen.

Um den Kern herum befindet sich der Zellleib, der weibliche Urraum. Die weibliche Eizelle unterscheidet sich von allen anderen Zellen im Körper. Mit Ausnahme der Zellflüssigkeit, dem Zytoplasma, und den Zellorganellen, die für den Energiehaushalt der Zelle sorgen, gibt es hier keine weiteren aktiv arbeitenden Zellstrukturen, sondern nur einen leeren weiten Raum: den weiblichen Urraum der Stille.

Umgeben wird das Ei von einer Schutzhülle oder Membran, die medizinisch als *Oolemma* bezeichnet wird. Diese wird von einer weiteren Eizellhülle, der aus drei Schichten bestehenden *Zona pellucida,* umgeben. Als nächste Zellhülle folgen die *Cumulus-Zellen.* Die innere Schicht der Cumulus-Zellen wird *Corona radiata* genannt. Damit ist der leuchtende Strahlenkranz der weiblichen Eizelle gemeint. Die Corona umgibt die Eizelle wie eine leuchtende runde Scheibe und strahlt mehrere Zentimeter weit in den umgebenden Raum hinaus. Offensichtlich waren die Mediziner, von denen dieser Begriff geprägt wurde, noch verbunden mit dem alten Wissen um die Mysterien des weiblichen Lebens: Das Mysterium der weiblichen Eizelle ist die Lebensenergie und Strahlkraft der Sonne. Die Strahlen der Corona besitzen im Feinstofflichen eine goldene Farbe. Damit ist die weibliche Eizelle der golden strahlende Urraum des Lebens, aus dem jedes menschliche Wesen auf der Erde entsteht.

Demgegenüber repräsentiert das männliche Spermium die Kräfte des Mondes und strahlt silbern. Die Vereinigung von Eizelle und Spermium, von weiblicher und männlicher Kraft, bedeutet gleichzeitig die Vereinigung von Sonne und Mond, die mystische Hochzeit im Menschen. Das im Vergleich zum Spermium riesengroße weibliche Ei nimmt bei der Zeugung den Zellkern des Spermiums in sich auf, um dann explosionsartig neue Schöpfungen in Form von Zellteilungen zu gebären. Welch wunderbarer Vorgang im Zentrum des Lebens selbst!

Dieser Urraum des Weiblichen kann für die spirituelle Empfängnisverhütung genutzt werden. Der damit verbundene Vorgang besteht darin, dass eine Frau ihre gesamte Aufmerksamkeit in die befruchtungsfähige Eizelle in ihrem Eileiter lenkt, sich ganz bewusst mit der Kraft dieses kleinen, aber wichtigen Raumes in ihr verbindet und „Ja“ zu ihm sagt: „Ich anerkenne diesen Raum als meinen Raum und möchte, dass sich in ihm allein meine Absicht manifestiert.“

Liebe Frau,

wenn Dich die Übung anspricht, praktiziere sie über längere Zeit regelmäßig, bis Du mit ihr vertraut geworden bist. Parallel dazu kannst Du nach und nach zu den weniger invasiven materiellen Verhütungsmethoden übergehen. Wenn Du irgendwann, und das kann Monate oder Jahre dauern, vollkommene Sicherheit in Dir spürst, kannst Du alle anderen Methoden weglassen. Diese spirituelle Methode wird Deinen Willen klar und unmissverständlich ausdrücken. Vertraue ihr.

Die Übung der weiblichen Eizelle

Lege oder setze Dich bequem hin. Geh mit Deiner Aufmerksamkeit zu Dir, zum Atem. Beobachte liebevoll, wie er leicht und natürlich fließt. Erlaube Dir, ruhig zu werden, nach und nach immer ruhiger. Spüre den Boden unter Dir und lass Deinen Körper schwer werden. Nimm mit der Kraft der Erde Kontakt auf und fühle, wie sie Dich sicher trägt.

Geh nun mit Deiner liebevollen Achtsamkeit in Deinen Unterleib. Wie geht es ihm jetzt? Was fühlst Du? Ist es dort warm oder kalt? Schwer oder leicht? Ist da ein Vibrieren oder ein Ziehen? Fühlst Du eine Leere oder eine Dichte? Empfindest Du die Gefühle dort als angenehm oder unangenehm? Gibt es Bereiche, die sich hart, und andere, die sich weich anfühlen? Verweile lange bei Deinen Empfindungen. Was immer Du wahrnimmst, geh ganz hinein und nimm es an. Bleibe in Kontakt mit Deinem Unterleib. Genieße ihn.

Wenn Du dort Verkrampfungen oder gar Schmerzen spürst, solltest Du Dich ihnen erst längere Zeit zuwenden, bevor Du mit den nächsten Schritten weitermachst. Vielleicht bringt die Übung lange Verdrängtes in Dein Bewusstsein. Deshalb ist es nötig, dass Du lernst, Deine Wahrnehmung behutsam auf Deinen Unterleib zu richten und genau dort zu verweilen, wo es unangenehm ist. Geh tief in das Gefühl von Verkrampfung oder Schmerz hinein und halte den Kontakt zu der Empfindung aufrecht. Versuche das Gefühl, was immer es ist, anzunehmen. Es ist gekommen, um Dir etwas mitzuteilen. Lade es liebevoll ein, da zu sein, und schau zu, was passiert. Vielleicht spürst Du, dass es sich allmählich auflöst. Dafür kann es notwendig sein, die Übung mehrmals zu wiederholen.

Wenn auch nach mehreren Versuchen die Verkrampfung oder der Schmerz in Deinem Unterleib bleibt, lass es zunächst medizinisch abklären und behandle es dann auf Deine Weise. Erst wenn die physische Seite gut versorgt ist und Du den Kontakt mit Deinem Körper als angenehm empfindest, kannst Du Dich der Übung wieder zuwenden.

Geh nun mit Deiner Aufmerksamkeit vom Unterleib zu Deinen beiden Eierstöcken. Fühle die Ovarien und den Raum um sie herum. Kannst Du sie genau lokalisieren? Probiere es aus. Wenn Du noch am Anfang stehst im Kontakt zu Deinen Eierstöcken, reicht es aus, ein eher vages Gefühl für diesen Körperbereich zu empfinden. Später, wenn Du mehr übst, wirst Du Deine Eierstöcke deutlicher fühlen können.

Was spürst Du jetzt in Deinen Ovarien? Ist da ein Gefühl von Leichtigkeit oder Schwere, von Weite oder Enge? Gibt es ein Ziehen oder ein Vibrieren? Wenn Bilder hochkommen, betrachte sie nur kurz und lass sie dann weiterziehen. Wichtig ist das Körpergefühl. Was auch immer Du fühlst, verbinde Dich damit und geh nach und nach immer tiefer hinein. Möglicherweise schweifen Deine Gedanken hin und wieder ab. Beobachte es neutral und kehre gleich zum Ort Deiner Empfindungen zurück. Wenn Du auf diese Weise übst, gibst Du den Eierstöcken Deine liebevolle Präsenz. Sie werden zu einem wertvollen Teil Deines weiblichen Bewusstseins und ein unerschöpflicher Spender an Energie und Inspiration für Dich als Frau.

Jetzt geh mit Deiner Achtsamkeit ganz in das Innere Deiner Eierstöcke hinein und nimm Kontakt auf zu den vielen, vielen kleinen Eiern, die da in Dir ruhen. Dieses Hineingehen kann am Anfang eher eine Vorstellung, eine Ahnung sein, vielleicht mithilfe eines Bildes. Es sollte jedoch zunehmend zu einem wirklichen, deutlich wahrnehmbaren körperlichen Gefühl werden.

Weißt Du, in welchem Stadium Deiner Regel Du Dich gerade befindest? Für die Übung ist es wichtig, dass Du in der ersten Hälfte des Zyklus bist. Wenn Du Dich gerade in einem anderen Stadium Deiner Regel befindest, warte noch einige Tage und übe dann weiter.

Bitte das Bewusstsein Deiner Eierstöcke darum, Dir zu zeigen, wo gerade ein Eifollikel heranreift, ob im rechten oder im linken Eierstock. Geh mit Deiner Aufmerksamkeit in den betreffenden Eierstock hinein und versuche wahrzunehmen, wie weit die Entwicklung des Follikels vorangeschritten ist. Es kann nötig sein, noch ein paar Tage bis zum Eisprung zu warten. Wenn Du genügend bewusst bist, und viele Frauen sind es bereits, wirst Du Deinen Eisprung spüren: als ein Ziehen, Kribbeln, ein inneres Gefühl von Kraft, eine Woge von Freude oder Ausgelassenheit.

Wenn Dein Eisprung gekommen ist, konzentriere Dich auf die befruchtungsfähige Eizelle im Eileiter. Geh mit Deiner ungeteilten Aufmerksamkeit in die Eizelle hinein. Versuche, so gut es möglich ist, sie im Detail wahrzunehmen: ihren Kern, den inneren Raum, ihre einzelnen Schichten, ihre Abgrenzung und Ausstrahlung. Fühle ihre Energie. Verbinde Dich ganz mit ihr, bis Du merkst, dass ihr beide, Du und die Eizelle, zu einem Bewusstsein geworden seid, dass kein Gefühl von Trennung mehr zwischen Euch da ist.

Wenn Du mit der Eizelle eins geworden bist, ihren Raum bewusst als Deinen erlebst, halte einige Momente inne und sprich folgende Sätze dreimal laut aus:

Ich anerkenne den Raum meiner Eizelle.
Er ist ganz und gar mein Raum.
In ihm manifestiert sich jetzt allein meine Absicht:
Es ist mein Wille, dass kein Spermium in das Ei gelangt
und keine anklopfende Seele sich mit ihm verbindet.
Dieses Ei dient allein meiner Freude, der Erhöhung meiner Energie
und der Vereinigung mit meiner spirituellen Essenz als Frau.
So sei es!

Lausche den Sätzen nach und genieße die feine Energie Deiner inneren Konsequenz. Nimm bewusst wahr, dass der geistige Raum der Eizelle ein wichtiger Teil davon ist.

Wenn Du es für nötig hältst, kannst Du zusätzlich noch einen schützenden dichten Kokon aus goldenem oder blauem Licht um das Ei herum visualisieren. Wiederhole die Visualisierung die nächsten fünf bis sechs Tage und fühle, wie das Ei völlig geschützt und sicher seinen Weg durch den Eileiter bis zur Gebärmutter weitergeht. Nichts und niemand kann in seine Nähe gelangen, denn es ist Dein Raum, der Raum Deines Willens. Da ist kein Platz mehr für einen anderen Willen. Fühle Dich vollkommen sicher darin.

Auf die Sonderform, dass sich zwei befruchtungsfähige Eier bilden, möchte ich hier nicht näher eingehen. Wenn es Dich jedoch beschäftigt, wandle die Übung entsprechend ab, denn erst, wenn Du Dich wirklich sicher fühlst, ist der Schutz auch gewährleistet.

22
Der unbewusste Keimabgang

Das Abstoßen der befruchteten Eizelle vor der Einnistung in die Schleimhaut der Gebärmutter wird Keimabgang genannt. Es ist eine unbewusste Vorgehensweise, die viele Frauen Monat für Monat anwenden, um nicht schwanger zu werden. Auf diesem Weg praktizieren sie erfolgreich eine Verhütung. In den meisten Fällen geschieht der Vorgang auf der rein körperlichen Ebene und wird von den Frauen gar nicht bemerkt. Deshalb beziehe ich den Keimabgang nicht in die Methoden spiritueller Empfängnisverhütung mit ein. *Spirituell verhüten heißt, bewusst und klar eine Entscheidung treffen und für diese Entscheidung die volle Verantwortung übernehmen.* Diese Kriterien erfüllt der unbewusste Keimabgang nicht.

Mit Keimabgang meine ich hier nicht die vielen unterschiedlichen Formen von Fehl- oder Frühgeburten, die nach der Einnistung der Frucht vorkommen können. Obwohl der Keimabgang und die frühe Fehlgeburt einige deutliche Parallelen hinsichtlich der Physiologie und Psychosomatik aufweisen, ist es grundsätzlich doch ein unterschiedlicher Vorgang. Das entscheidende Kriterium ist die Aufnahme der Eizelle in die Schleimhaut hinein, die beim Keimabgang nicht gegeben ist, doch bei allen Formen von Fehlgeburten vorliegt.

In diesem Kapitel beschreibe ich den Keimabgang trotzdem als einen Weg der Verhütung, weil er von Frauen tatsächlich praktiziert wird. In erster Linie geht es mir darum, das große und wertvolle spirituelle Potential der Frauen, das in diesem Vorgang tief verborgen liegt, ans Licht zu heben. Ausdrücklich ist es nicht meine Absicht, durch die Ausführungen Frauen zu motivieren, weiterhin mit dieser Methode zu verhüten. Vielmehr wünsche ich mir, dass sie sich den zahlreichen Methoden spiritueller Verhütung zuwenden. Durch das Aufdecken der unbewussten Abläufe beim Keimabgang möchte ich möglichst viele Frauen erreichen, damit sie den Mut bekommen, aus der Dunkelheit ihrer bisher unbewussten Körpervorgänge in das Licht und die Schönheit einer bewussten Entscheidung zu treten.

Zunächst werden nun kurz einige allgemeine Aspekte sowie geistig-seelische Aspekte dargestellt und dann ausführlicher die konkrete medizinisch-körperliche Ebene in Verbindung mit dem unbewussten Keimabgang behandelt.

Allgemeine Aspekte

Wie im letzten Kapitel beschrieben, kann die weibliche Eizelle als ein bewusster, winzig kleiner, aber sehr lebendiger Körperraum erlebt werden, in dem sich die Absicht einer Frau, nicht empfangen zu wollen, manifestieren kann. Auch die Schleimhaut der Gebärmutter, in der normalerweise eine Empfängnis stattfindet, nutzen jährlich Millionen von Frauen auf der ganzen Erde unbewusst als körperlichen Raum der Verhütung: Befruchtete Eizellen werden in großem Ausmaß mit der Regelblutung wieder ausgeschieden.

Nach meiner Erfahrung drückt der Keimabgang aus, dass die Frauen sich im Unterbewusstsein intensiv mit dem Thema Kinderwunsch beschäftigen. Diese innere Kraft stellt einen geistigen Kontakt zu einer Seele her, die wiederum den Impuls zur Befruchtung gibt. Das Beziehungsband zwischen Mutter und Seele ist aber nicht so ausgereift, dass es zu einer tragfähigen seelischen Verbindung kommt. Unbewusst sagt die Frau dann letztendlich doch ein „Nein" zur Schwangerschaft und entlässt das befruchtete Ei wieder aus ihrem Uterus. Die einzelnen körperlichen und energetischen Vorgänge spielen sich fast ausnahmslos im Unbewussten ab und werden von den Frauen überhaupt nicht bemerkt. *Die Frauen drücken hier, wie ich meine, unbewusst etwas aus, das sie sich bewusst (noch) nicht erlauben: ein klares „Ja" oder „Nein" zu einer Schwangerschaft.* In diesem Vorgang zeigt sich meines Erachtens die noch immer vorhandene individuelle und kollektive Ohnmacht der Frauen. Sie bewirken unbewusst auf der körperlichen Ebene etwas, wozu ihnen bewusst der Mut und die Kraft fehlt.

Warum geschieht dieser Vorgang unbewusst?

Ich glaube, der Grund hierfür ist ein großes Tabu, das auf der weiblichen Psyche als schwerer Druck lastet. Im westlichen Bewusstsein gibt es tief versteckt eine heftige Angstneureuse: Sie bezieht sich auf die Freiheit der Frau, Kinder zu empfangen oder nicht zu empfangen. Welche Frau im westlichen Kulturkreis kann von sich sagen, dass sie das Recht in sich spürt, sich frei für oder gegen ein Kind zu entscheiden? Damit meine ich nicht die Entscheidung für oder gegen einen Abbruch, sondern viel grundsätzlicher das Recht, ein neues Lebewesen anzuziehen oder wegzuschicken. Dieses Rechtsempfinden und der damit verbundene Wille der Frau ist noch immer geschwächt und parallel dazu ist die weibliche Identität unklar und unsicher.

Um den Vorgang des unbewussten Keimabgangs im Einzelnen zu verstehen, ist es wichtig, die geistige Bedeutung der Empfängnis zu erfassen:

Auf der physischen Ebene ist die Schleimhaut der Gebärmutter dazu da, eine befruchtete Eizelle aufzunehmen, sie wachsen und bis zur Geburt des Kindes reifen zu lassen. Auf geistiger Ebene ist die Gebärmutterschleimhaut das Organ der Empfänglichkeit für neues Leben. Dieses Leben ist nicht auf körperliches Leben begrenzt, sondern dehnt sich weit aus in den geistigen Raum, aus dem jeder neue Lebensimpuls kommt.

Der geistige Wert der Empfänglichkeit bedeutet zuallererst: Offenheit und liebevolle Zugewandtheit gegenüber dem eigenen neuen Leben in sich selbst. Der physische Raum, der die innere Empfangsbereitschaft abbildet, ist die Gebärmutter und vor allem die darin liegende Schleimhaut mit ihrem zyklischen Mondrhythmus, dem fortwährenden Auf- und Abbau von Gewebe und der monatlichen Reinigung des gesamten Organismus.

Der Keimabgang unterscheidet sich grundlegend vom Weg der spirituellen Verhütung. Alle Methoden, die ich in diesem Buch vorstelle, verfolgen das Ziel, eine klare Absicht aufzubauen, den Seelen im Jenseits rechtzeitig und eindeutig ein Signal zu geben und ihnen damit den Eintritt in das Energiefeld der Frau nicht zu gewähren.

Beim unbewussten Keimabgang ist es bereits zu einem geistigen und körperlichen Kontakt zwischen Frau und Seele gekommen. Die Seele ist schon in das Energiefeld der Frau eingedrungen und hat sich mit der befruchteten Eizelle verbunden, denn sonst hätte eine Befruchtung gar nicht stattfinden können. Mit ihrem unbewussten Anteil hat die Frau diesem Vorgang zugestimmt, sie erlebt ihn unbewusst mit. In den entscheidenden Stunden und Tagen sammelt und ordnet sie weiterhin ihre seelischen Kräfte und sagt dann schließlich „Nein" zu einer Schwangerschaft. Ihr „Nein" läuft meist unbewusst ab, in manchen Fällen aber auch bewusst. Die Frau hat „Ja" gesagt zu einem geistigen und ersten körperlichen Kontakt, erlaubt es der Seele dann aber letztendlich doch nicht, dauerhaft und verbindlich in ihr zu wohnen, um einen eigenen Körper zu bekommen.

Der unbewusste Vorgang kann Unklarheit und Verwirrung vor allem bei der Seele, aber auch bei der Frau hervorrufen, weil ein Kontakt plötzlich abgebrochen wird. Möglicherweise erleidet die Seele Verletzungen und vielleicht wird die Beziehung zwischen beiden nachhaltig belastet. Auch deshalb *wäre es am besten, wenn Frauen mithilfe von spiritueller Verhütung erst gar nicht zulassen würden, dass eine Seele in ihre Nähe kommt und sich in die Eizelle einnistet.*

Geistige und seelische Aspekte

Machen wir uns bewusst, beim Keimabgang hat eine Befruchtung bereits stattgefunden, eine Empfängnis ist aber nicht erwünscht. Was bedeutet das?

Die Tatsache, dass körperlich ein Ei befruchtet wurde, kann aus spiritueller Sicht zunächst einmal bedeuten, dass die Frau einen Kinderwunsch hat. Dieser wirkt unabhängig davon, ob er bewusst oder unbewusst erlebt wird, und setzt in jedem Fall eine Kraft frei, die einen geistigen Kontakt zwischen Frau und Seele herbeiführt. Es ist wichtig, dass die Frau sich dieser Verantwortung stellt und tief in ihr eigenes Seelenleben, ihr Unterbewusstsein hineinschaut, damit sie die Situation angemessen klären kann und für ihr inneres Wachstum nutzt.

In der Befruchtung zeigt sich, dass die Frau eine Einladung an die Seele ausgesprochen hat, zu ihr zu kommen. Der Kinderwunsch einer Frau setzt bestimmte geistige Kräfte in ihr frei, die sie permanent ausstrahlt. Um diesen Vorgang wirklich verstehen und auch angemessen damit umgehen zu können, müssen wir tiefer blicken, in die Kräfte des Unterbewusstseins hinein. Wir können diesen Vorgang mit einem Pfeil vergleichen, der irgendwann abgeschossen wird, wenn der Schütze alle Vorbereitungen getroffen hat und sich entscheidet, den Pfeil jetzt loszulassen. Ist aber ein Pfeil in der Welt des Geistes einmal abgeschossen, so wird er – im Unterschied zur Welt der Materie – sein Ziel nicht verfehlen. Nach dem geistigen Gesetz von Ursache und Wirkung muss die Wirkung einer körperlichen Befruchtung die Ursache einer geistigen Einladung an ein Wesen im Jenseits voraussetzen.

Das Dilemma liegt in der Unbewusstheit, mit der dieser Vorgang abläuft, und in der unbewussten Einladung an die Seele liegt auch das Dilemma der scheinbar ungewollt schwanger gewordenen Frauen. Dass die Gedanken des Kinderwunsches und der Einladung an eine Seele im Unterbewusstsein der Frau ablaufen, macht den Vorgang so schwierig. Eine Veränderung dieser Situation setzt tiefe Bewusstseinsarbeit voraus, denn ohne eine solche Veränderung des Bewusstseins wird das Leid der Frauen und das Leid der Seelen nicht umgewandelt. Es ist an der Zeit, dass Frauen die Ebene des bewussten Erlebens erweitern um ihre unbewussten Gedanken. Sie müssen sich den Inhalten ihres Unterbewusstseins tief in sich selbst zuwenden und Verantwortung übernehmen für die Kräfte, die sie dort finden werden.

Aber wie kann eine Frau lernen, die Inhalte ihres Unterbewusstseins kennenzulernen? Wichtig ist vor allem die Bereitschaft, es wirklich zu wollen. Es gibt dafür inzwischen eine Vielzahl von hilfreichen und bewährten Methoden:

- Gute Visualisierungen wie das katathyme Bilderleben
- Imaginationstherapien, zum Beispiel nach Phyllis Krystal
- Schamanische Techniken des Inneren Reisens
- Sich meditativ auf den Kinderwunsch konzentrieren, spontan und assoziativ die Gedanken auf ein leeres weißes Blatt Papier schreiben oder ein Bild dazu malen
- Mit einer guten Freundin über das Thema meditieren und sich anschließend darüber austauschen
- Das Höhere Selbst befragen mithilfe des Lichtdreiecks von Phyllis Krystal
- Kreative Methoden wie Malen oder Plastizieren
- Die Natur und ihre Kräfte um Hilfe bitten
- Das Höhere Selbst bitten, die Träume zu nutzen, um Informationen über unbewusste Sehnsüchte und Gedanken mitzuteilen
- Professionelle Hilfe und Begleitung suchen

Die Befruchtung der Eizelle bedeutet weiterhin, dass die Seele ebenfalls den Wunsch hat, in Kontakt mit der Frau zu sein. Sie fühlt sich von der Einladung dieser Frau angesprochen, möchte Kontakt mit ihr aufnehmen, hat vielleicht eine Botschaft für sie, möchte für eine gewisse Zeit in ihrer Nähe sein oder ein neues Erdenleben beginnen. Bei solchen „anklopfenden Seelen" ist noch nicht eindeutig, was sie wollen, was die Frau will, was sie gemeinsam wollen und was nicht. Der geistige Lebensimpuls für die Befruchtung geht jedoch von der Seele aus, sie ist die eigentliche Schöpferin des Vorgangs. Mann und Frau bilden lediglich die energetische Matrix für die Anziehung der Seele.

Zwischen der Frau und der Seele gibt es ein aktives Beziehungsfeld. Die Befruchtung einer Eizelle bedeutet aus spiritueller Sicht, dass sich die Seele in der Regel bereits im Energiekörper der Frau aufhält. Aus der gegenseitigen Anziehung entsteht, ähnlich wie zwischen zwei Magnetpolen, ein Beziehungsfeld. Eine körperliche Befruchtung bedeutet demnach ein aktives Beziehungsfeld zwischen den Energiekörpern von Seele und Frau.

Innerhalb des Beziehungsfeldes zwischen der Frau und der Seele gibt es etwas Wichtiges zu klären. Die Tatsache, dass eine Frau eine Befruchtung in ihrem Körper in der heutigen Zeit zumeist unbewusst erlebt, sagt aus, dass sie nicht gegenwärtig ist, doch eine tiefe Sehnsucht hat, aufzuwachen und bewusst zu werden. Mit ihrer Unbewusstheit zieht sie daher weitere Erfahrungen und Lektionen an und hofft auf Klärung der damit verbundenen Themen. Innerhalb des Beziehungsfeldes zwischen Frau und Seele sind all die Themen vorhanden, welche beide sich anschauen und klären können.

Beide Wesen wollen schließlich etwas miteinander erfahren und daraus lernen. Eine körperliche Befruchtung ist eine gemeinsame Erfahrung, die beide auf einer tiefen Ebene miteinander verbindet. Würden *Frauen den Vorgang der Befruchtung sowie die Wanderung der befruchteten Eizelle durch den Eileiter bewusst miterleben, dann könnten sie sich für die Gegenwart der Seele öffnen und sich in Freiheit und Liebe für die beste Lösung zum Wohle und Wachstum von beiden entscheiden.* Der Sinn einer gemeinsamen Erfahrung ist immer Lernen, Reifen und Wachstum des Bewusstseins. Es kann vielleicht der Beginn eines gemeinsamen Lebens auf der Erde sein.

Medizinische und körperliche Aspekte

Der Vorgang des Keimabgangs ist der körperliche Ausdruck von unbewussten Konflikten in der Frau, ob sie ein Kind will oder nicht. Es wurde zwar ein Ei befruchtet, aber von der Gebärmutterschleimhaut nicht angenommen, sondern mit der monatlichen Regelblutung wieder ausgeschwemmt. Gegen Ende der zweiten Zyklushälfte finden viele Abgänge von befruchteten Eizellen statt. In medizinischen Schriften werden folgende Zahlen genannt: 40 bis 45 Prozent der Keime nisten sich ein und 55 bis 60 Prozent werden ausgeschieden. Diese Zahlen bedeuten, dass:

- weit mehr Befruchtungen stattfinden, als allgemein angenommen wird
- viele Frauen einen unbewussten Kinderwunsch haben
- viele Frauen eine unbewusste Einladung an eine Seele ausgesprochen haben
- viele Frauen den Keimabgang als unbewusste Verhütung praktizieren
- viele Frauen unbewusst ihren Körper einsetzen, um ihren Willen auszudrücken.

Nach meinen Erfahrungen zeigt sich im Vorgang des Keimabgangs ein großes unbewusstes Spannungsfeld, das die meisten Frauen auch heute noch zu den Themen Sexualität, Kinderwunsch, Verhütung und Abbruch haben. Dieses Spannungsfeld ist Teil des kollektiven weiblichen Schmerzkörpers, der die ganze Erde umfasst. Es ist Ausdruck der Unbewusstheit über eigene Gedanken und Wünsche. Ebenso zeigt es eine fehlende geistige Klarheit darüber, was ich will und wie ich meine Kräfte sinnvoll und wirksam einsetzen kann. Die individuelle und kollektive Not lässt sich nur durch eine tiefgreifende Veränderung des Bewusstseins lösen. Jede Frau trägt dazu einen wesentlichen Teil bei, indem sie ihren ganz eigenen, persönlichen Weg geht, um innere Spannungen bewusst zu machen und aufzulösen.

Wie sieht die medizinische Sicht über den Keimabgang aus?

Die westliche Medizin (und dahinterstehend die Pharmaindustrie) bietet für die Situation eines bewussten Keimabgangs ein hormonelles Präparat an: die „Pille danach". Bei der „Morning after pill" wird spätestens 72 Stunden nach dem ungeschützten Geschlechtsverkehr innerhalb von 12 Stunden zweimal das Mittel „Tetragynon" eingenommen. Dieses Gestagen-Präparat führt zu einer schnellen und sicheren Abbruchblutung, weil die Gebärmutterschleimhaut noch vor der Einnistung des Eies zusammenbricht. Eine Schwangerschaft wird dadurch juristisch gesehen zwar verhindert, aber nicht abgebrochen. Deshalb gilt die Methode als Verhütung und nicht als Abbruch.

Die „Pille danach" ist von der Gynäkologie her nur für den einmaligen Notfall vorgesehen und wird dementsprechend von den Frauen genutzt. Dieses Präparat greift tief in den weiblichen Organismus ein und bringt den Hormonhaushalt der Frau völlig durcheinander. Mit einem massiven chemischen Angriff fügt die Frau ihrem Körper dabei Gewalt zu, um ihren Willen nachträglich auszudrücken. Die chemische Aggression gegen ihren Körper spiegelt den harten Kampf in ihrem Innern wider. Die Frau ist nicht in Kontakt mit ihren unbewussten Kräften, fühlt sich von ihnen überrumpelt und will sie mithilfe einer körperlichen Aggression überwinden. In dieser Weise versucht sie, ihre Entschiedenheit wiederherzustellen.

Mangelnde Bewusstheit führt zu einer gewaltsamen Manipulation des Körpers. Dennoch gilt auch hier: Von jedem Punkt meiner Erfahrung aus kann ich aufwachen und die dahinterliegende Lektion lernen.

Deshalb ist die Methode an sich nicht abzulehnen. Sie kann von Frauen als ein – allerdings aggressives – Mittel genutzt werden, um ihren Willen auszudrücken. Vielleicht gehen die betreffenden Frauen durch einen heftigen emotionalen und körperlichen Prozess, lernen ihre unbewussten Kräfte kennen und werden dadurch spirituell bewusster.

Bei einem anderen, früher sehr umstrittenen Präparat geht es nicht mehr um Verhütung, sondern eindeutig um einen Abbruch. Die sogenannte *Abtreibungspille* „RU 486" oder „Mifegyne" richtet sich gegen den bereits in der Gebärmutterschleimhaut eingenisteten Keim. Die Einnahme dieser Pille führt zu einen medikamentösen Schwangerschaftsabbruch und gilt heute als eine Alternative zum instrumentellen Abbruch. Das künstliche Hormon mit seinem Wirkstoffnamen „Mifepriston" besetzt die Progesteron-Rezeptoren und verhindert damit die Wirkungen des Progesteron, die für die Aufrechterhaltung der Schwangerschaft notwendig sind. Es kommt zu einer Blutung und zum Schwangerschaftsabbruch. Zusätzlich muss ein Prostaglandin-Präparat eingenommen werden, um die vollständige Ausstoßung des Gewebes zu fördern. „Mifegyne" kann nur in der frühen Schwangerschaft eingenommen werden, bis zum 49. Tag nach dem Beginn der letzten Regelblutung. Es darf ausschließlich in Kliniken und Arztpraxen verwendet werden, die gesetzlich zur Durchführung von Schwangerschaftsabbrüchen berechtigt sind. Zu berücksichtigen ist ferner, dass Frauen auch beim medikamentösen Abbruch die gesetzlichen Bestimmungen über die Vorgehensweise einhalten müssen. Bei frühen Schwangerschaften entscheiden sich inzwischen zunehmend mehr Frauen für diese medikamentöse Methode, um dadurch einen instrumentellen Eingriff in ihrem Körper zu vermeiden. Ähnlich wie für die „Pille danach" gilt auch für die Abtreibungspille, dass sie nur einmalig, in einer Notsituation, eingenommen werden sollte, da sie ein noch massiverer chemischer Eingriff in den weiblichen Körper darstellt und medizinisch in den einzelnen Schritten genau überwacht werden muss.

Halten wir fest: Eine medikamentös hervorgerufene Ausstoßung von Gebärmutterschleimhaut oder von einem bereits eingenisteten Keim stellt eine seelische Notsituation dar, in der die Frau ihren Willen, kein Kind empfangen zu wollen, körperlich nachträglich vollzieht. Sie übt kurzfristig auf ihren Körper massive Gewalt aus, um eine Entscheidung durchzuführen, die sie vorher bewusst nicht treffen konnte.

Von der physiologischen Ebene her sind zwei Gründe für die Abgänge von Keimlingen maßgeblich: eine nicht vollständig entwickelte Keimanlage sowie eine unvollständige Gebärmutterschleimhaut.

Eine nicht vollständig entwickelte Keimanlage darf aus spiritueller Sicht als ein erster Inkarnationsversuch einer Seele betrachtet werden. Das kommt recht häufig vor. Wie meine Erfahrungen in der Begleitung von Frauen mit frühen Schwangerschaften zeigen, ist der Vorgang für die Seele in den meisten Fällen nicht dramatisch. Die anklopfenden Seelen kommen und gehen und machen dabei wichtige Erfahrungen. Die Verantwortung für das Gehen liegt primär bei der Seele.

Die unvollständige Gebärmutterschleimhaut ist dagegen der körperliche Ausdruck eines unklaren Kinderwunsches vonseiten der Frau: Einerseits will sie ein Kind und andererseits doch wieder nicht.

Die körperliche Ebene des Keimabgangs

Die Schleimhaut der Gebärmutter ist der Raum, in dem eine Empfängnis stattfindet. Hier nistet sich die befruchtete Eizelle nach ihrer etwa 4- bis 6-tägigen Wanderung durch den Eileiter ein und darf, wenn die Frau es bewusst oder unbewusst zulässt, zu einem neuen menschlichen Wesen heranwachsen.

Viele Frauen spüren diffus etwas von den körperlichen und energetischen Vorgängen. In diesen entscheidenden Tagen konzentrieren sie sich im Unterbewusstsein auf die Frage, ob sie wirklich ein Kind wollen oder nicht. Wenn sie es überwiegend nicht wollen, sammeln sie ihre ganzen Kräfte für die Entscheidung, dass es wieder gehen soll. Es findet keine Empfängnis statt und das befruchtete Ei geht wieder. Wenn die Frau mit ihren überwiegenden Kräften die Entscheidung bildet, dass das befruchtete Ei bleiben darf, wird es sich in die Schleimhaut ihrer Gebärmutter einnisten und darf dort heranwachsen.

Um die Vorgänge des Keimabgangs auf der körperlichen Ebene genauer zu beleuchten, sind folgende Fragen wichtig:

- Wie ist die Gebärmutter aufgebaut?
- Was geschieht beim Keimabgang im Einzelnen auf der körperlichen Ebene?
- Wie beeinflusst der Geist der Frau die Vorgänge in ihrem Körper?

Psychosomatisch gesehen gilt der Uterus als die mütterliche Urhöhle allen menschlichen Lebens. Er steht für das mütterliche Prinzip: neuem Leben Raum geben. Dies bezieht sich sowohl auf physisches als auch auf geistiges Leben.

Körperlich gesehen hat die Gebärmutter ungefähr die Größe und die Form einer Birne. Sie ist ein kräftiges und gleichzeitig sehr sensibles Hohlorgan und liegt im unteren Beckenbereich zwischen der Harnblase und dem Endteil des Dickdarms. Die Gebärmutter ist 7 bis 9 cm lang und wiegt bei einer erwachsenen Frau ca. 80 bis 120 g. Durch Gewebebänder, die auch Mutterbänder genannt werden, ist sie an den seitlichen Wänden des Beckens aufgehängt. Zusammen mit den Eierstöcken, den Eileitern, der Vagina, der Vulva und den Hormondrüsen im Kopf bildet sie eine harmonische funktionelle Einheit im weiblichen Körper.

Wir können drei Organteile unterscheiden:

- Gebärmuttergrund oder Fundus uteri
- Gebärmutterkörper oder Corpus uteri
- Gebärmutterhals oder Cervix uteri

Der obere Teil der Gebärmutter wird Gebärmuttergrund oder Kuppel genannt. Er liegt zwischen den Mündungen der beiden Eileiter. Hier ist das Muskelgewebe am stärksten ausgebildet.

Unterhalb davon liegt der Gebärmutterkörper. Er bildet den Hauptteil des Organs. In seinem Innern befindet sich die Gebärmutterhöhle. Die Wand der Gebärmutter besteht aus drei Schichten: Nach außen hin ist sie von Bauchfell überzogen. In der Mitte liegt eine kräftige, bis zu 2 cm dicke Muskelschicht. Innen ist sie durch eine Schleimhautschicht ausgekleidet.

Die Muskelschicht besteht aus glatter Muskulatur und wird *Myometrium* genannt. Hier gibt es die bereits erwähnte Besonderheit. Die Stränge der Muskelfasern bilden ein spiralisiertes Scherengitter. Die Form dient dem enormen Wachstum in der Schwangerschaft und der Wehentätigkeit. Die spiralförmig angeordneten Muskelfasern sind meines Erachtens darüber hinaus das körperliche Abbild der ätherischen Lichtspirale am weiblichen Bauchnabel. Es geht bei beiden darum, Raum zu schaffen: Die Spiralen der Muskelschicht ermöglichen es, dass der wachsende Fötus zunehmend seinen Lebensraum erhält. Sie zeigen eine körperliche Ausdehnung nach innen, in die Materie hinein. Die Lichtspirale gibt der Frau die Möglichkeit, ihr Bewusstsein, das heißt, ihren Raum ins Geistige auszudehnen. Sie zeigen eine Ausdehnung nach außen, in die geistige Welt hinein. Die *Spirale,* seit jeher das Symbol für schöpferische Prozesse, findet hier einen wunderschönen Ausdruck im Körper der Frau.

Eine vergleichbare Bewegung drückt ebenfalls das *Dreieck* der Gebärmutterhöhle im Innern aus. Die Basis befindet sich oben, die Spitze zeigt nach unten. Dieses Dreieck ist das uralte Zeichen der Großen Göttin, vom Himmel in die Erde hineinwirkend.

Die Uterushöhle bildet das Innere der Gebärmutter. Sie ist nach unten hin spaltförmig verengt und bildet dort die sogenannte Gebärmutterenge. An der Innenwand ist die Uterushöhle mit Schleimhaut ausgekleidet, die *Endometrium* genannt wird. In Abhängigkeit vom monatlichen Zyklus ist die Gebärmutterschleimhaut zwischen 2 und 8 mm dick. Sie ist aus Binde- und Epithelgewebe aufgebaut und besteht aus zwei Schichten:

Direkt auf der Muskelschicht liegt eine Grundzellschicht, die 1 mm dick ist. Sie dient der Regeneration der oberen Schleimhautpartien, die bei der monatlichen Regelblutung abgestoßen werden. Diese Schicht wird *Basalis* genannt. Sie besteht aus faserreichem Gewebe und enthält die unteren Anteile der Drüsen. Auf ihr liegt eine zweite, die sogenannte Wucherungsschicht, an der sich alle von den Eierstöcken gesteuerten, zyklisch hormonellen Umbildungsprozesse vollziehen. Diese Schicht, die fachsprachlich *Funktionalis* heißt, besteht aus faserarmem Gewebe mit vielen Drüsen und Gefäßen. Innen ist sie von einem einschichtigen Zylinderepithel überzogen.

Zwischen Gebärmutterkörper und Gebärmutterhals befindet sich der kleine, taillenartig eingeschnürte Abschnitt der Gebärmutterenge oder *Isthmus uteri* mit einer Höhe von 0,5 cm. Seine Drüsen nehmen nicht an den hormonellen Veränderungen teil. Die innere Öffnung der Gebärmutterenge in die Uterushöhle hinein wird „innerer Muttermund" genannt. Ab dem 4. Schwangerschaftsmonat entfaltet sich dieser Abschnitt zum unteren Teil des sogenannten Fruchthalters.

Der untere dritte Teil der Gebärmutter reicht bis in die Scheide hinein und wird Gebärmutterhals oder fachsprachlich *Cervix uteri,* kurz Zervix genannt. Der Anteil der Zervix, der in der Vagina liegt, ist die *Portio.* Die Öffnung der Portio in die Scheide hinein wird Muttermund genannt, zur Unterscheidung des inneren Muttermundes auch äußerer Muttermund. Die innere Form des Gebärmutterhalses ist drehrund gestaltet. Die äußere längliche Form richtet sich nach hinten unten gegen das Scheidengewölbe. Die Länge des Gebärmutterhalses beträgt ca. 3 cm. Er besteht aus straffem Bindegewebe und glatter Muskulatur. Die innen liegende Schleimhautschicht besteht aus Schleim bildendem Zylinderepithel. Der längliche Mittelteil des Gebärmutterhalses weist charakteristische Einbuchtungen auf, die *Krypten.* Hier sind zahlreiche Drüsen eingelagert, die einen zähen Schleim bilden, der die Gebärmutterhöhle wie einen Pfropf verschließt. Dadurch wird die Uterushöhle vor Keimen aus der Scheide geschützt. Die Funktion dieses für die geistige Verhütung wichtigen Schleimpfropfes habe ich in Kapitel 18 bereits ausführlich vorgestellt. Während einer Schwangerschaft ist der Gebärmutterhals geschlossen. Er schließt damit die Uterushöhle nach unten hin ab.

Was geschieht beim Keimabgang auf der körperlichen Ebene im Einzelnen? Für die Physiologie der weiblichen Fruchtbarkeit sind vor allem zwei Faktoren wichtig: Der eine ist der Gelbkörper im Eierstock der Frau und der zweite ist die Schleimhaut in der Gebärmutter selbst. Beide stehen in einer engen Wechselbeziehung miteinander.

Welche geistigen Kräfte stehen hinter dieser Beziehung? Der Eierstock steht psychosomatisch für die kreative, spielerische und ausgelassene sexuelle Freude im Leben einer Frau. Die Gebärmutter steht für die Annahme neuen Lebens. Es geht um die Beziehung zwischen diesen beiden Kräften und solche Fragen wie:

- Will die Frau kreativ und spielerisch erschaffen?
- Und wenn ja, was will sie erschaffen?
- Will sie neues Leben annehmen?
- Und wenn ja, um welches neue Leben geht es bei ihr?

Auf der Ebene der hormonellen Beeinflussung kommt der ausschlaggebende Impuls für Aufbau, Beschaffenheit und Empfänglichkeit der Uterusschleimhaut vom Eierstock selbst. Obwohl die Schleimhaut über eigene feine Mechanismen verfügt, um das befruchtete Ei entweder aufzunehmen oder abzustoßen, reagiert sie doch überwiegend auf die hormonelle Beeinflussung durch den Eierstock. In gewissem Maße führt sie den Impuls aus, der ihr vom Eierstock entgegengebracht wird, indem sie die Schleimhaut für die Aufnahme der befruchteten Eizelle vorbereitet.

Psychosomatisch gesehen bedeutet dies, dass das Maß an kreativer sexueller Freude in der Frau im Wesentlichen ihre Bereitschaft beeinflusst, ein Kind zu empfangen oder nicht. Eigentlich sagt also der Eierstock und nicht die Gebärmutter das entscheidende „Ja“ oder „Nein“ zu einer Schwangerschaft.

Schauen wir uns die Vorgänge auf der körperlichen Ebene genauer an. In den Eierstöcken der Frau wachsen rhythmisch Eizellen oder Follikel heran. Ihr Wachstum wird durch das Follikel-stimulierende Hormon FSH der Hypophyse angeregt. Die den reifenden Follikel umgebenden Zellen produzieren Östrogen. Es gelangt über den Blutweg zur Gebärmutter und baut dort die Schleimhaut auf. Diese wird dicker, und es bilden sich neue Zellen und Drüsen für die Ernährung eines befruchteten Eies. Neue Blutgefäße, die für den Aufbau der Plazenta gedacht sind, werden gebildet. Diese Phase wird Wucherungs- oder Proliferationsphase genannt. Sie dauert vom 5. bis zum 14. Tag der Menstruation.

Unter dem Einfluss des Luteinisierenden Hormons LH der Hypophyse kommt es ca. 14 Tage vor Beginn der nächsten Regelblutung zum Eisprung. Die Eizelle wird dabei vom Fransentrichter des Eileiters aufgenommen und kann jetzt innerhalb eines Zeitraumes von 12 Stunden im

Eileiter befruchtet werden. Wenn das nicht geschieht, wird sie wieder abgebaut. Das im Eierstock zurückgebliebene Follikelepithel wandelt sich innerhalb von wenigen Tagen unter dem Einfluss von LH zum Gelbkörper um. Dieser beginnt mit der Produktion des Gelbkörperhormons Progesteron. Unter seinem Einfluss wird die Gebärmutterschleimhaut für die Einnistung der befruchteten Eizelle vorbereitet. Die Schleimhautdrüsen erreichen ihre größte Länge und beginnen ein schleimiges Sekret abzusondern. Diese Phase wird Absonderungs- oder Sekretionsphase genannt. Sie dauert vom 15. bis zum 28. Tag der Menstruation. Wird die Eizelle nicht befruchtet, bildet sich der Gelbkörper nach 13 bis 14 Tagen wieder zurück. Die Produktion von Progesteron erlischt. Dadurch kann die Schleimhaut nicht länger ernährt werden, ihre oberen Schichten zerfallen und werden in Form der Monatsblutung abgestoßen. Die Schilderung dieses Ablaufs bezieht sich auf einen Monatszyklus, in dem keine Eizelle befruchtet wird.

Anders verhält es sich beim Keimabgang, denn hier wird eine Eizelle befruchtet. Wie sieht der Ablauf hier aus? Innerhalb von 12 Stunden nach dem Eisprung kommt es im Eileiter zu einer Befruchtung, weil Mann und Frau entweder genau in dieser Zeit sexuellen Kontakt miteinander hatten oder weil bereits Spermien in der Gebärmutter oder im Eileiter vorhanden waren und diese bis zu vier Tagen in den weiblichen Organen überleben können. Nach der Vereinigung von Ei- und Samenzellen teilt sich die Zelle und entwickelt sich zu einer Furchungskugel, der *Morula.* Diese wandert innerhalb von vier bis sechs Tagen in die Gebärmutterhöhle und hat hier die Möglichkeit, sich in die Schleimhaut einzunisten und damit zu einem Embryo heranzuwachsen.

Der Vorgang der *Einnistung* entscheidet nun, ob es zu einer Empfängnis und damit Schwangerschaft oder zur Abstoßung der Frucht und damit zum Keimabgang kommt. Die Einnistung des Eies wird von vielen physiologischen Faktoren beeinflusst. Der normale Ablauf würde so aussehen, dass der Gelbkörper im Eierstock genügend Progesteron bildet, damit das befruchtete Ei von der Schleimhaut aufgenommen wird und sich dauerhaft in ihr einnisten kann. In diesem Bereich gibt es im Grunde aber kein „normal". So unterschiedlich wie der Geist der Frauen beschaffen ist, so unterschiedlich entwickeln sich die Vorgänge.

Wenn die erste Zyklushälfte normal verlaufen ist und ein Ei befruchtet wurde, kann es sein, dass die Frau nun unbewusst einen von der normalen Entwicklung abweichenden Impuls gibt:

Wenn das Unterbewusstsein der Frau ein „Nein" zur Schwangerschaft sagt, wird ihr Geist, das heißt, ihre gedankliche und emotionale Kraft, einen „Ver-

bots-Impuls" an ihr Gehirn weitergeben. Dort nimmt vor allem das limbische System als emotional-vegetatives Nervenzentrum den Impuls der Frau auf. Bei diesem handelt es sich, physikalisch gesprochen, um eine elektrische Kraft, um eine bestimmte elektrische Spannung. Das limbische System wandelt die Spannung in einen nervlichen Impuls um und gibt ihn an den Hypothalamus weiter. Der Hypothalamus wandelt einerseits den nervlichen in einen hormonellen Impuls um und schickt seine Freisetzungs- und Hemmhormone weiter an den Hypophysenvorderlappen. Andererseits schüttet er sowohl Neurotransmitter als auch Neuropeptide mit bestimmten Botschaften aus und leitet sie weiter an das vegetative Nervensystem. Da dieses natürlich auch mit den Eierstöcken und der Gebärmutter verbunden ist, kommen auch dort die Botschaften an.

Das unbewusste „Nein" einer Frau zu einer Schwangerschaft wird also als ein geistiger Impuls über die Stationen limbisches System, Hypothalamus und Hypophysenvorderlappen an den betreffenden Eierstock weitergegeben. Das wichtigste Ziel ihres Impulses ist der Gelbkörper im Eierstock, weil er die Schleimhaut der Gebärmutter für die Empfängnis vorbereitet. Ferner kann sich der „Nein-Impuls" der Frau auf die beiden endokrinen Drüsen Hypothalamus und Hypophyse sowie auf den Uterus selbst konzentrieren.

Es gibt eine Vielzahl verschiedener Möglichkeiten, wie sich das „Nein" der Frau in der Physiologie der weiblichen Fruchtbarkeit ausdrücken kann:

- Der Gelbkörper produziert im Verlauf der zweiten Zyklushälfte insgesamt nicht genügend Progesteron, so dass die Schleimhaut der Gebärmutter für die Einnistung des Eies nicht ausreichend aufgebaut wurde. Dies kann durch den Gelbkörper selbst oder durch eine ungenügende LH-Ausschüttung des Hypophysenvorderlappens bedingt sein.
- Im Laufe der zweiten Zyklushälfte vermindert oder beendet der Gelbkörper ab einem bestimmten Zeitpunkt die Produktion von Progesteron. Dies kann ebenfalls aus sich selbst heraus oder unter dem Einfluss von LH geschehen. Der Zeitpunkt kann am Anfang, in der Mitte oder am Ende der zweiten Zyklushälfte liegen. Das Ergebnis ist das gleiche: Es kommt zu einer nicht genügend aufgebauten Schleimhaut, die das befruchtete Ei nicht aufnehmen kann.
- Der Gelbkörper im Eierstock produziert nach dem Eisprung normalerweise nicht nur Progesteron, sondern auch Östrogene. Im Zusammenwirken mit Östrogenen und nach vorheriger Einwirkung von ihnen wirkt das Progesteron auf die Gebärmutterschleimhaut ein. Fehlt der Impuls der Östrogene, beeinträchtigt das den Einfluss des Progesteron.

- Alle diese Formen von Funktionsstörungen des Gelbkörpers werden medizinisch Gelbkörper-Schwäche oder „Corpus-Luteum-Insuffizienz“ genannt. Sie gilt als eine der wichtigsten funktionellen Ursachen der weiblichen Unfruchtbarkeit.
- Prolaktin ist ein weibliches Hormon, das vom Hypophysenvorderlappen ausgeschüttet wird. Es stimuliert bei Frauen das Wachstum der Brustdrüsen und setzt zusammen mit Östrogen und Progesteron nach der Geburt die Milchproduktion in Gang. Bei überhöhten Werten von Prolaktin im Blut kann es zu Störungen der Gelbkörperfunktion kommen. Diese Hormonstörung namens „Hyperprolaktinämie“ kommt bei 20 Prozent aller Formen von Zyklusstörungen vor.
- Da bei Stresssituationen vermehrt Prolaktin ausgeschüttet wird, wird es auch als Stresshormon bezeichnet. Eine Frau, die unbewusst im Entscheidungskonflikt ist, ob sie empfangen will oder nicht, befindet sich im Stress. Dieser Stress kann Prolaktin ausschütten und dadurch die Gelbkörperfunktion stören. Eine Empfängnis wird so verhindert.
- Die Gebärmutter selbst besitzt wie jedes Organ im Körper ein eigenes Immunsystem. Dies erkennt den in der Keimzelle befindlichen fremden väterlichen Anteil als ein Antigen. Es müsste jetzt mit der Produktion von Antikörpern und der Abstoßung der Keimzelle reagieren. Die Keimzelle erhält jedoch von der Gebärmutter einen Schutz, der sie vor immunologischen Reaktionen bewahrt. Folglich bildet der Uterus blockierende Antikörper, welche die väterlichen Antigene maskieren. Dadurch stellt die Gebärmutter eine immunologische Toleranz gegenüber Fremdgewebe her.
- Eine Frau, die unbewusst nicht empfangen will, kann ihren geistigen „Nein-Impuls“ auf das Immunsystem in der Gebärmutter richten. In diesem Fall bildet der Uterus keine blockierenden Antikörper. Der männliche Chromosomenanteil in der Keimzelle wird dann als ein Antigen wahrgenommen und durch das Immunsystem der Gebärmutter bekämpft und ausgeschieden. Die unzureichende bzw. fehlende Bildung blockierender Antikörper gilt in der Medizin als mögliche Ursache von Keimabgängen und Fehlgeburten.
- Der Grund für einen Keimabgang liegt nicht immer bei der Frau, sondern kann auch bei der Keimzelle selbst liegen. Fehl- oder Missbildungen bei der Keimentwicklung führen dazu, dass der Keimling sich nicht in die Gebärmutterschleimhaut einnisten kann. Er wird mit der Monatsblutung wieder ausgeschieden.
- Nach meinen therapeutischen Erfahrungen liegt die Ursache für diese Art von Abgang zumeist bei der anklopfenden Seele selbst. Sie ist sich noch nicht sicher, ob sie wirklich kommen will. Gewissermaßen „übt“

sie erst ihre Ankunft hier auf der Erde. Den Versuch einer Inkarnation, der als Keimabgang oder Fehlgeburt enden kann, sollten wir nicht als ein Drama betrachten. Häufig hält sich die Seele weiterhin in der Nähe der Mutter auf und wird es bald wieder versuchen. Es kann jedoch auch sein, dass ein unbewusster Widerstand oder Ängste vonseiten der Frau die Seele darin beinträchtigen, sich einen makellosen Keimling zu bilden. Die Seele kämpft sich gewissermaßen durch den Widerstand der Frau hindurch. Dennoch kann die Frau auf der bewussten Ebene glauben, sie habe einen intensiven Kinderwunsch. Die Wahrheit liegt häufig im Unbewussten verborgen.

Von dem körperlichen Geschehen eines Keimabgangs merken die meisten Frauen nichts. Es gibt jedoch Frauen, die einen guten Zugang zu ihren unbewussten Kräften haben und die in dieser Zeit spüren oder ahnen, was in ihnen vorgeht. Sie merken, dass sie „irgendwie schwanger" sind, wissen aber ganz genau, dass sie jetzt kein Kind wollen.

Ich beende nun dieses Kapitel mit einer Geschichte, die Leichtigkeit und Mut vermittelt. Es ist eine kurze Geschichte, die mir von einer Frau erzählt wurde:

> „Mein Partner und ich hatten eine gute Sexualität gehabt. Ich fühlte mich sehr wohl und weich, aufnahmebereit. Ein paar Tage danach spürte ich eine liebevolle Präsenz um mich. Meinem Bauch ging es in dieser Zeit sehr gut. Er war ganz weich, fast wie in freudiger Stimmung. Ich hatte den Eindruck, dass etwas passiert sein könnte, und wusste gleichzeitig, dass ich es nicht will. Da war ich mir ganz sicher. Ich wollte, dass ich blute.
> Als es eines Morgens in meinem Bauch anfing zu ziehen, ging ich in den Wald. Ich hatte den Eindruck, dass es mehr ist als eine normale Blutung. Als ich das warme Blut in meiner Scheide spürte, war ich froh und erleichtert. Irgendwie feierlich ließ ich mein Blut in den feuchten Waldboden fließen. Ich fühlte mich gut inmitten der Bäume und nahm mir Zeit. Als ich dann sah, dass ein kleines Stückchen Gewebe mit herausfloss, wusste ich, dass es ein winziges befruchtetes Ei gewesen war. Irgendwie freute ich mich und wusste auch, dass es gut so ist. Ich habe kein Bedauern in mir und auch keine Trauer um mich herum gespürt. Es war gut so. Später am Nachmittag ging ich wieder nach Hause. Zwei Jahre nach diesem Erlebnis brachte ich meine erste Tochter gesund zur Welt."

23
Spirituelle Anrufungen und Affirmationen

Spirituelle Anrufungen helfen, das Vertrauen in die eigene Kraft aufzubauen und dauerhaft zu festigen. Da es bei der spirituellen Verhütung im Wesentlichen um das Vertrauen zu sich selbst geht, sind spirituelle Anrufungen ein guter Weg, persönliche Sicherheit in der eigenen Verhütungspraxis zu gewinnen.

Eine spirituelle Anrufung ist ein inniges Herzensgebet, bei dem die Pflege der persönlichen Beziehung zu einem hohen Wesen oder spirituellen Meister im Vordergrund steht. Im Unterschied dazu wird das uns bekannte Gebet von vielen Menschen für eigene, oft vom Ego motivierte Anliegen verwendet. Bei einer Anrufung wird in erster Linie die göttliche Kraft des geliebten Wesens hervorgehoben. In östlichen Religionen ist sie noch heute weit verbreitet. Auch bei uns wurde sie früher vor allem im katholischen Ritus gepflegt.

Die betende Person trägt zunächst einen Wunsch vor und legt ihn vertrauensvoll in das heilige Beziehungsfeld zwischen sich und dem verehrten Wesen. Die Qualitäten des Meisters werden dann in rhythmischen Sprechgesängen, Tönen oder Mantren detailliert und hingebungsvoll besungen. In dieser Weise schwingt sich die betende Person immer tiefer in das tragende Vertrauen der liebenden Verbindung hinein. Irgendwann lässt sie ihr Anliegen vollkommen los und vergisst es sogar. Es wird durch ein Gefühl von tiefer innerer Verbundenheit ersetzt. Spirituelle Anrufungen besitzen die Kraft, uns über die Beziehung zu einem Meister direkt zum eigenen göttlichen Wesenskern zu führen. In fühlbarer Harmonie mit dem Selbst gelangen wir schließlich zu der Erkenntnis, dass es das Problem, von dem wir ausgegangen sind, gar nicht mehr gibt.

Liebe Leserin und lieber Leser,

Die Anrufungen können von Frau und Mann gleichermaßen ausgeführt werden, entweder einzeln oder gemeinsam. Die hier ausgewählten Anrufungen richten sich an weibliche Gottheiten. Sie dienen dem Zweck, die empfangende weibliche Kraft im Menschen zu stärken. Spirituelle Anrufungen bieten die Möglichkeit, sich auf einfache und direkte Weise mit der Kraft des Heiligen Geistes zu verbinden. Sie können die teilweise recht aufwendigen Visualisierungen ergänzen oder ersetzen, so wie Du es magst.

Wenn Dich die Anrufungen in diesem Kapitel ansprechen, vielleicht weil sie eine bisher unbekannte Saite in Dir zum Klingen bringen, probiere sie aus. Übe sie eine ganze Weile, bis Du merkst, dass Du aus ihnen Energie und Zuversicht schöpfst.

Übung 1: Der blaue Schutzmantel der Göttlichen Mutter Maria

Eine Frau, die sich geistig tief mit der Göttlichen Mutter Maria verbunden fühlt, stellte mir ihre ganz persönliche Verhütungsmethode vor. Es handelt sich um eine wunderbare spirituelle Übung mit einem dazugehörigen Gebet. Ich empfinde sie als sehr kraftvoll und weiblich und freue mich, sie hier weitergeben zu dürfen.

Begib Dich an Deinen persönlichen Ruheort oder Deinen Altar. Nimm Dir Zeit, spüre tief in Dich hinein und beginne Deine Aufmerksamkeit auf die Göttliche Mutter Maria zu richten. Sprich ein Gebet, ein bekanntes oder ein ganz persönliches. Fühle die Gegenwart von Maria, ihre mütterliche Liebe und Fürsorge, die sie freigebig den Menschen schenkt. Lass all Deine Ängste und Sorgen los, Deine Hektik und Unruhe. Spüre, wie Du allmählich gelassener wirst und mit geöffnetem Herzen eine innige Beziehung zur Göttlichen Mutter aufbaust:

Die Himmelskönigin

Maria ist die Himmelskönigin,
die weit oben im Universum thront.
Du kannst sie innerlich sehen.
Sie leuchtet in wunderschönen blauen Farben

und ist angetan mit einem Mantel aus goldenen Sternen.
Maria lächelt unendlich sanft und gütig.
Ihre ausgebreiteten Hände
hat sie den Menschen auf der Erde zugewandt.
Aus dem Innern ihrer Hände
strömen fortwährend kleine goldene Lichtfunken,
die sie als Segen den Menschen aussendet.

Nimm den Segen aus ihren Händen an und hör ihre Worte:

„Ich bin die Mutter aller Menschen.
Ich bin Deine Mutter,
und Du bist mein Kind!
Ich bin für Dich da,
vertrau Dich mir an."

Trage ihr dann Deine Bitte vor:

Gebet an die Göttliche Mutter Maria

Göttliche Himmelsmutter Maria,
ich bitte Dich, stärke meine Absicht,
kein Kind (mehr) empfangen zu wollen.
Sei Du meine Sicherheit
und umgib mich mit dem liebenden Schutz
Deines göttlichen blauen Mantels.
Richte auf meine innere Konsequenz
und gib mir die Kraft,
einen klaren und liebevollen Kontakt
zur geistigen Welt zu pflegen.
Mache mich zu einem würdigen Werkzeug
Deiner Liebe hier auf Erden.
Ich danke Dir.
Amen!

Lass nun zu, dass der blaue Himmelsmantel der Maria sich um Dich breitet, Dich und Dein ganzes Energiefeld schützend umgibt. Fühle Dich wohl und geborgen darin. Wenn es Dir ein Bedürfnis ist, schmiege Dich sanft in die schützende Sphäre dieses wunderbaren blauen Lichtmantels hinein. Lass all Deine Ängste und Unsicherheiten los. Nur die Kräfte erreichen Dich noch, die Deinem Wohl und Lebensplan exakt entsprechen. Verweile eine ganze Zeit lang in diesem Schutz, bis Du Dich genährt und behütet fühlst, bis Du spürst, dass die Göttliche Mutter Maria bei Dir ist und dass sie Deinem Leben als Frau ihren vollständigen Schutz gewährt.

Dann löse Dich von der inneren Realität und nimm sie mit in Deinen Alltag hinein. Spüre weiterhin die Präsenz des blauen Lichtmantels um Dich. Sie ist immer da. Du kannst jederzeit mit ihr Kontakt aufnehmen und ihre Wirkung dahin mitnehmen, wo auch immer Du sie brauchst.

Übung 2:
Anrufung an die Meisterin Maria Magdalena

Denjenigen Menschen, die sich in der christlichen Tradition zu Hause fühlen, empfehle ich besonders die Anrufung von Maria Magdalena. Sie ist die große liebende Frau der Evangelien und die innige Gefährtin von Jesus.

Warum ist Maria Magdalena besonders geeignet, das Anliegen der Frauen von spiritueller Empfängnisverhütung zu unterstützen? Maria Magdalena wirkte einst nicht nur als die liebende und mutige Frau an der Seite von Jesus. Weit mehr als das, sie ist die große spirituelle Meisterin des kosmisch-weiblichen Prinzips. In der Tradition der frühchristlichen Gnosis wird sie als die Manifestation der Sophia, der Heiligen Weisheit, angesehen und verehrt. Die Meisterin Maria Magdalena begleitet auch heute noch von hohen geistigen Ebenen aus den individuellen Heilungsweg der Frauen und fördert die Weiterentwicklung des weiblichen Lebens insgesamt auf der Erde.

Maria Magdalena wird ebenfalls nach ihrem hebräischen Namen „Miriam“ oder als aufgestiegene Meisterin „Lady Nada“ genannt. Sie wirkt als diejenige Kraft, die in der christlichen Kultur am ehesten für das eigenständige Leben von Frauen zuständig ist und damit auch für das Anliegen von bewusster Verhütung oder bewusster Empfängnis.

Wenn Du an einer spirituellen Beziehung zu Maria Magdalena interessiert bist, aber nicht so recht weißt, wie Du sie knüpfen kannst, empfehle ich Dir als Erstes, gute Literatur über sie zu lesen, die inzwischen zahlreich vorhanden ist. Wähle bewusst aus und trenne die Spreu vom Weizen. Gerade die neuere Literatur über Maria Magdalena, die sie in Verbindung mit weltlicher Macht bringt, ist negativ emotional gefärbt und überwiegend kommerziell motiviert und daher nicht hilfreich.

Nachdem Du einiges über das Leben von Maria Magdalena und ihre Botschaft erfahren hast, besorge Dir ein Bild von ihr, das Dir gut gefällt. Nimm Dir genügend Zeit für die *Kontaktaufnahme.* Setze Dich vor das Bild und zünde eine Kerze an. Komm innerlich zur Ruhe. Schau das Bild eine Weile an, schließe Deine Augen und lass es auf Dich wirken. Spüre Dein Herz, den gleichmäßigen Rhythmus, die Wärme und Liebe darin. Geh mit Deiner liebevollen Achtsamkeit immer mehr in Deinen Herzensraum hinein.

Versuche Dich vom Innern Deines Herzens aus langsam in das große geistige Feld der Maria Magdalena vorzutasten. Probiere es aus, wenn Du es wirklich willst, wirst Du dahin geführt. Vielleicht braucht es einige Zeit der Übung.

Mit zunehmender Vertrautheit wirst Du eine bestimmte Qualität von kosmisch-weiblicher Energie spüren, welche die Quelle Deiner weiblichen Kraft tief im Innern nährt. Du fühlst einen lebendigen Zustrom an liebender weiblicher Unterstützung und zugleich ein subtiles und intensives Gefühl der tiefen Solidarität von Frau zu Frau. Maria Magdalena möchte sich Dir als Schwester zeigen. Nimm sie an. Es ist jetzt Zeit, ihr die Anerkennung zu geben, die sie verdient.

Wenn Du spürst, dass Dein Herz sich mit dem Herzen der Maria Magdalena verbinden möchte und Du immer wieder Sehnsucht nach diesem Kontakt hast, dann nutze die Beziehung, um Dein Anliegen der spirituellen Verhütung vorzutragen. Auch hier geht es wie bei jedem geistigen Vorgang im Kern um Dein eigenes Wachstum, um den Glauben an Dich selbst. Was Du in Maria Magdalena verehrst, lernst Du in Dir selbst zu erkennen, zu achten und zu verehren. Nutze daher das Thema der Verhütung, um aus dem Unwirklichen Deiner Angst und Unsicherheit in die Wirklichkeit des Vertrauens zu Dir selbst zu gelangen.

Anrufung an die Meisterin Maria Magdalena

Maria Magdalena,
Du Schwester aller Frauen,
Du Meisterin des weiblichen Prinzips,
Du Hüterin des kollektiven weiblichen Tempels.
Deine Mysterien werden in unserer Zeit enthüllt.
In Dir sind alle weiblichen Qualitäten vereint:
Schönheit und Anmut,
Liebe und Hingabe,
Vertrauen und Würde,

Weisheit und Größe,
Licht und Klarheit,
Liebreiz und Tanz.

Maria Magdalena,
Du Mutter des heiligen Öls,
salbe meinen weiblichen Körper!
Mache aus ihm ein Instrument Deiner Hingabe.
Beseele mich mit Deinem Willen!
Gib mir die Kraft, ganz in mir selbst zu *ruhen.*
Richte meine Konsequenz und Klarheit.
In der Verbindung zu Dir stehe ich auf
und gehe in die Schönheit meines heiligen Tempels.
Lass meinen Tempel eine leuchtende Zelle
im weiten Universum Deines großen Tempels sein.

Maria Magdalena,
große kosmische Schwester,
Du liebst uns alle so,
wie Du Deinen kosmischen Leib liebst.
Ich spüre Deine unendliche Liebe
in meinen Körper fließen.
Sanft löst sie meine Stimme
und am Feuer meines heiligen Tempels
singe ich Dein Lied,
das Lied der Hingabe
und das Lied der Liebe.
Große Freundin,
Du bist unsere Schwester,
so wie Jesus unser Bruder ist.

Maria Magdalena,
große kosmische Schwester,
lange wurdest Du nicht erkannt.
Deine Zeit ist jetzt gekommen!
Nimm meinen Körper
und tanze durch ihn.
Nimm meine Stimme
und singe durch sie.
Nimm meine Worte
und sprich durch sie.

Nimm meine Hände
und berühre durch sie.

Maria Magdalena,
große kosmische Schwester,
in der Liebe unserer Vereinigung
singe ich Dein Lied
und tanze Deinen Tanz,
den Tanz des weiblichen Lebens,
hier auf der Erde
und in allen Universen.
Maria Magdalena, meine Schwester!
Ich umarme Dich.

Diese spirituelle Anrufung vergisst das Anliegen und geht über in einen Vereinigungsgesang zwischen zwei Seelenschwestern oder zwischen Seelenbruder und -schwester. Es gibt nichts mehr, worum zu bitten wäre. In der Hingabe dieser Beziehung bist Du mit Dir eins geworden. Da ist kein Konflikt mehr zwischen Deinem Willen und dem Willen eines anderen. Das Thema der Verhütung ist überflüssig geworden, weil es nichts mehr zu verhüten gibt. Du bist eins mit Dir.

Übung 3: Anrufung an die Himmlische Sophia

Wenn Dich die Anrufungen an Maria oder Maria Magdalena ansprechen, Du Dich aber einer anderen geistigen Tradition verpflichtet fühlst, kannst Du selbstverständlich den Inhalt dieser Herzensgebete verändern und die Lehrerinnen oder Lehrer bzw. Meisterinnen oder Meister anrufen, mit denen Du Dich persönlich besonders verbunden fühlst. Vielleicht ist es für Dich Buddha, Kuan Yin, Allah, Durga, Krishna oder der Große Geist. Wer auch immer es ist, wende Dich an sie oder ihn. Wenn Du einen christlichen Weg gehst, könntest Du Jesus, den Göttlichen Vater oder den Heiligen Geist, die Himmlische Sophia, bitten, Dich bei Deinem Anliegen zu unterstützen. Finde selbst Dein persönliches Gegenüber und wähle die Form, die Dir am besten entspricht.

Als ein weiteres Beispiel aus der christlichen Tradition sei eine Anrufung an die Himmlische Weisheit, die Sophia, angeführt:

Himmlische Sophia,
Du Mutter des Universums.
Der gesamte Kosmos ist Dein Körper.
Sonnen, Planeten und Sterne,
alle leuchten zu Deiner Ehre.
Du Mutter aller Wesen.
In Dir finden alle ihre Heimat.

Himmlische Sophia,
Du Heiliger Geist.
Gott hat Dich ausgesandt,
damit Du die Menschen zurückrufst
in die liebenden Arme des Schöpfers.
Dein Licht fließt direkt aus der ewigen Quelle
in die Herzen aller Menschen hinein.

Himmlische Sophia,
Du Mutter der Vergebung.
Liebend nimmst Du uns an die Hand
und gehst mit uns den Weg
in unsere Dunkelheit hinab.
In der Tiefe umarmst Du uns
und flüsterst uns zu:
„Es gibt einen anderen Weg.
Entscheide Dich neu!
Und sei bereit,
meine Vergebung all dies
hinwegleuchten zu lassen."

Himmlische Sophia,
Du Mutter aller Wesen im Licht.
Deine tröstenden Engel
umgeben uns still.
Ihre leuchtenden Flügel
berühren uns sanft
und erinnern uns daran,
dass Du da bist,
Du milde Mutter aller Geschöpfe.

Himmlische Sophia,
Du Ruf Gottes.

Deine heilenden Engel
umgeben uns wie ein Kreis aus Licht,
in dem wir sicher und geborgen ruhen.
Ihr freudiger Gesang erinnert uns ständig
an das Glück unserer wirklichen Heimat.
Und tief in uns hören wir Deine Stimme:
„Komm endlich nach Hause.
Ich bringe Dich heim.
Folge mir!“

Himmlische Sophia,
Du Brücke zur Wirklichkeit.
Du gehst mit uns
in die Welt unserer Illusionen
und holst uns zurück
in die Wirklichkeit Deiner liebenden Arme.
Du weckst uns sanft
aus all unsern Träumen der Trennung.

Himmlische Sophia,
Sitz der Göttlichen Weisheit,
der Weisheit voll Licht, Leben und Liebe.
Inspiriere unser Denken,
öffne unser Herz für die Christus-Kraft
und lass unser Handeln
vom Heiligen Geist durchdrungen sein.
Darum bitten wir Dich.
Amen!

Die letzte Strophe dieser Anrufung wird seit vielen Jahren im Sophia-Institut in Freiburg gepflegt. Das Gebet ist inzwischen zu einem lebendigen Kraftfeld geworden. Es hilft, Dich mit der Stimme der Weisheit in Dir selbst zu verbinden. Die anderen Strophen beschreiben das Wesen der immer noch weithin unerkannten Sophia, des Heiligen Geistes. In der Anrufung ihrer allgemeinen Wesenszüge ist das persönliche Anliegen der Verhütung bereits enthalten. Wenn es Dir allerdings wichtig erscheint, eine ganz persönliche Bitte mit dem Thema „Vertrauen in meine Kraft“ hinzuzufügen, kannst Du es gern tun.

Übung 4:
Anrufung an die Göttin Kali

Wenn Du einen buddhistischen oder einen tibetisch-buddhistischen Weg gehst, kannst Du die chinesische Meisterin *Kuan Yin* oder die tibetische Gottheit *Tara* anrufen; beide sind weibliche Verkörperungen des liebenden Mitgefühls. Fühlst Du Dich den indianischen oder schamanischen Traditionen verbunden, so rufe Meister aus diesen Kulturen an.

Wenn Du einen hinduistischen Weg gehst, so liegt es nahe, Dich an die Göttin *Kali* zu wenden. Kali verkörpert den dunklen Aspekt von Weiblichkeit, der aufbaut, aber auch alles zerstört, was nicht dem Leben verpflichtet ist. Kali löst die Macht des Ego mit großer Unnachgiebigkeit auf. Sie führt uns in die Kraft der inneren und äußeren Konsequenz und der konfrontierenden Direktheit. Gerade für das Anliegen der geistigen Empfängnisverhütung scheint mir die Göttin Kali besonders empfehlenswert zu sein, da sie uns mit der mächtigen Kraft unseres inneren Willens verbindet.

Der Refrain am Anfang und am Ende ist ein bekanntes hinduistisches Lied zu Ehren der Göttin Kali. Das OM ist das wichtigste Symbol im Hinduismus. Es bezeichnet den schöpferischen Urklang der universellen Wirklichkeit.

Die Sanskrit-Wörter haben folgende Bedeutung:

– *Durga* ist eine mächtige Göttin, die Dämonen vertreiben kann. Sie ist die Gemahlin Shivas.
– *Shakti* ist die Göttin, die dem Universum Kraft gibt. Oft wird sie auch als die weibliche sexuelle Kraft gesehen.
– *Kundalini* ist als Schlangenkraft eine Form der Shakti. Sie lebt als sexuelle Kraft am unteren Ende der Wirbelsäule und strebt nach Vereinigung mit dem Göttlichen.

Der Refrain bedeutet:

Om Kali, Om Mata	Ehre sei Kali, Ehre sei der Mutter
Durga devi, namo namah	Göttin Durga, ich verehre Dich
Om Kali, Om Mata	Ehre sei Kali, Ehre sei der Mutter
Durga devi, namo namah	Göttin Durga, ich verehre Dich
Shakti kundalini jagate mata	Mutter von Shakti Kundalini
Shakti kundalini jagate mata	Mutter von Shakti Kundalini

Anrufung an die Göttin Kali

Om Kali, Om Mata
Durga devi, namo namah
Om Kali, Om Mata
Durga devi, namo namah
Shakti kundalini jagate mata
Shakti kundalini jagate mata.

Om Kali,
ströme aus Deine weibliche Macht.
Die Macht Deiner Befreiung
aus Dunkelheit und Bedrängnis.
Om Mata,
Du bist die Mutter
der klaren Absicht zu sein.
Nimm den Schleier meiner Unwissenheit
und stelle mich jetzt
in das klare Licht Deiner Konsequenz.

Om Kali, Om Mata
Durga devi, namo namah
Om Kali, Om Mata
Durga devi, namo namah
Shakti kundalini jagate mata
Shakti kundalini jagate mata.

Affirmationen

Die folgenden Affirmationen oder meditativen Sätze sollen Deinen Geist stärken. Sie verfolgen den Zweck, die Kraft Deiner Absicht systematisch zu schulen und aufzubauen. Die Affirmationen ersetzen nicht die praktischen Übungen, sondern dienen als Ergänzung zu ihnen. Sie können auch die Wirksamkeit der spirituellen Anrufungen unterstützen. Du kannst sie in Deine tägliche Meditationspraxis mit einbeziehen oder für jegliche geistige oder körperliche Übung als zusätzliche Bekräftigung verwenden. Es ist empfehlenswert, sie mehrfach ruhig, klar und laut auszusprechen und die Kraft in und hinter den Worten sich langsam entfalten zu lassen. Die Affirmationen sind in erster Linie für die Frau gedacht, weil sie sich vor allem auf ihren Geist, ihren physischen und ihre feinstofflichen Körper beziehen. Sie können aber auch individuell verändert, für den Partner umgewandelt oder vom Paar gemeinsam angewandt werden.

Wähle jeweils diejenigen Affirmationen aus, die Deinen aktuellen Interessen, Gedanken und Gefühlen am meisten entsprechen. Du kannst sie einzeln oder auch mehrere gleichzeitig verwenden und miteinander kombinieren. Ich wünsche Dir und Euch viel Freude dabei!

Mein Geist

Mein Geist ist mächtig.
Mein Geist schläft nie. Er erschafft jeden Augenblick.
Mein Geist ist ein wichtiges Instrument meines Erwachens.
Ich erkenne die Macht meines Geistes an.
Ich bin mir der Macht meiner Gedanken bewusst.
Ich fühle die Kraft meines Geistes.
Ich fühle die Kraft meiner klaren geistigen Ausrichtung.
Ich ruhe sicher im Kraftfeld meiner geistigen Ausrichtung.
Ich nutze meinen Geist, damit er mir dient.
Ich lerne meinen Geist zu nutzen.
Ich nutze die Macht meiner Gedanken.
Ich richte meinen Geist konsequent aus.
Ich beobachte die Aktivitäten meines Verstandes.
Ich mache mir die subtilen Vorgänge in meinem Geist bewusst.
Ich bin im Geist.
Meine Gedanken verbinden sich mit dem Universellen. Es gibt keinen Unterschied zwischen dem, was ich denke und dem, was ich erlebe.
Mein Geist ist ausschließlich auf das Licht konzentriert.

Ich lasse zu, dass mein Geist meine körperliche Funktionen bewusst steuert.
Mein Geist ist das Tor für anklopfende Seelen.
Geistige Verhütung braucht einen disziplinierten Geist.

Mein Körper

Ich habe einen Körper, aber ich bin nicht mein Körper.
Ich bin nicht mein Körper. Ich bewohne ihn.
Ich bewohne meinen Körper und behandle ihn liebevoll. Er dient mir so lange, wie es meiner Absicht entspricht.
Mein Körper selbst ist ganz neutral. Er reagiert lediglich auf meinen Geist.
Mein Körper ist ein nützliches Werkzeug für meinen Geist.
Mein Körper dient meinem Geist.
Ich diene nicht meinem Körper, sondern mein Körper dient mir.
Mein Körper reagiert auf jeden gedanklichen Impuls von mir.
Je mehr ich mit meinem Geist eins bin, umso perfekter reagiert mein Körper.
Ich gebe meinem Körper harmonische Impulse und er reagiert mit vollkommener Gesundheit.
Ich bin nicht länger den Abläufen meines Körpers unterworfen.
Ich bin nicht das Opfer meines Körpers.
Ich entscheide, was in meinem Körper geschieht.
Mein Körper ist ein Raum, in dem nur das geschieht, was ich will.
Ich bin die Meisterin meines Körpers.
Ich gebe meinem Körper alles, was er braucht, um mir vollkommen zu dienen.
Ich bin liebevoll und sanft zu meinem Körper, damit er mir gut dient.
Je liebevoller ich meinen Körper behandle, umso freudiger dient er mir.
Ich bewohne meinen Körper umfassend und liebevoll.
Ich bin die liebevolle und stets achtsame Hüterin meines inneren Körperraumes.
Mein einheitliches Wollen ist Ausdruck der Präsenz von Liebe in meinem Körper.
Ich nutze den Raum meines physischen Körpers für meine spirituelle Praxis.
Ich nutze den Raum meines physischen Körpers für die Transformation meines Bewusstseins.
Ich nutze meinen Körper, um als Frau bewusst zu werden.
Ich nutze die Fruchtbarkeit meines weiblichen Körpers, um mein Bewusstsein zu transformieren.
Ich nutze den Raum meines physischen Körpers, um eine Empfängnis zu verhüten.
Ich nutze den Raum meiner weiblichen Organe (Scheide, Gebärmutter, Eileiter, Eierstöcke), um eine Empfängnis zu verhüten.
Mein weiblicher Körper ist ein wunderbares Instrument, um mit der geistigen Welt zu kommunizieren.

Mein Körper drückt meine Absicht zu verhüten aus.
Mein weiblicher Körper kommuniziert eindeutig und klar meine Absicht zu verhüten.
Mein Körper ist ganz und gar undurchlässig für die Schwingung von anklopfenden Seelen.
Ich erlaube keiner Seele, meinen Körper zu nutzen, um auf die Erde zu kommen.

Meine Absicht

Meine Absicht ist die Kraft meines Willens.
Meine Absicht bündelt meinen Willen.
Meine Absicht und mein Wille sind eins.
Durch meine Absicht teile ich dem Universum meinen Willen mit.
Meine Absicht ist der Pfeil, den mein Geist aussendet.
Ich bin verantwortlich für meine Absicht.
Meine gute Absicht bringt gute Ergebnisse.
Eine gute Absicht zeitigt gute Wirkungen.
An den Wirkungen kann ich die Kraft meiner Absicht erkennen.
Meine Absicht drückt meinen gerichteten, einheitlichen Willen aus.
Je klarer mein Geist, desto stärker meine Absicht.
Je mehr ich meine Gedanken ordne, umso stärker wirkt meine Absicht.
Meine Absicht drückt meine Bereitwilligkeit aus, wirklich für mich selbst Verantwortung zu übernehmen.
Spirituelle Verhütung geschieht allein durch die Konsequenz meiner Absicht.
Nur mit meiner Absicht kann ich spirituell verhüten.
Meine Absicht allein entscheidet, ob ich ein Kind empfange oder nicht.
Mein Wille allein entscheidet, ob ich ein Kind empfange oder nicht.
Mein Geist entscheidet, ob eine Seele zu mir kommt oder nicht.
Ich fühle die Kraft meiner Absicht zu verhüten.
Ich fühle die klare Absicht in mir, als Mutter nicht (mehr) zur Verfügung zu stehen.
Ich fühle den geistigen Raum meiner klaren Absicht zu verhüten.
Ich löse alle Ängste in mir auf, damit mein Wille gerichtet ist.
Ich bin bereit, den Pfeil meiner Absicht loszuschicken.
Ich freue mich, dass meine Absicht gute Wirkungen erzielt.

Spirituelle Verhütung

Spirituelle Verhütung heißt, klar darüber zu sein, was ich wirklich will.
Spirituelle Verhütung setzt voraus, dass ich weiß, was ich will.

Spirituelle Verhütung bedeutet, dass ich mir meiner selbst bewusst bin.

Spirituelle Verhütung heißt, dass ich mir und der Kraft meines Willens vollkommen vertraue.

Spirituelle Verhütung heißt, meinen Geist auszurichten.

Spirituelle Verhütung ist bewusste Kommunikation mir der geistigen Welt.

Verhütung ist etwas Natürliches, sie ergibt sich aus der Einheitlichkeit mit mir selbst.

Ich habe das Recht, spirituell zu verhüten.

Ich gebe mir die Erlaubnis, spirituell zu verhüten.

Ich entscheide mich dafür, spirituell zu verhüten.

Ich habe die Fähigkeit, die Kraft und das Vertrauen, spirituell zu verhüten.

Ich verhüte spirituell.

Ich verhüte bewusst.

Ich verhüte mit der Kraft meines Geistes.

Ich fühle die Kraft meines Geistes.

Ich fühle die Kraft meiner Entscheidung zu verhüten.

Ich ruhe sicher in der Kraft meiner Entscheidung zu verhüten.

Ich vertraue vollkommen der Kraft meines Geistes.

Ich vertraue vollkommen meiner spirituellen Verhütung.

Ich bin mir vollkommen sicher, dass ich kein Kind (mehr) will.

Ich stehe als Frau für anklopfende Seelen nicht (mehr) zur Verfügung.

Meine geistige Ausrichtung vermag es, eine Seele wieder wegzuschicken.

Ich bitte die Seele wieder zu gehen.

Ich lerne die Gesetze der Inkarnation einer Seele kennen und wende sie mit Respekt in meiner Verhütung an.

Ich lerne die Botschaft des bewussten Verhütens.

Mit meiner bewussten Verhütung bringe ich Freude, Verständnis und Liebe in die Welt.

Die Energie meiner persönlichen Konsequenz und Klarheit schützt mich vollkommen vor einer Empfängnis.

Vertrauen und Sicherheit bilden um mich eine klare energetische Grenze für anklopfende Seelen.

24
Spirituelle Verhütung als Seelenabsprache – Ein Dialog

Jede wahre Verhütung findet im Geistigen statt. Sie ist das tiefe Gefühl einer Sicherheit, dass nur das zu mir kommt, was zu mir kommen soll. Dieses Gefühl basiert auf einer Absprache, der Absprache von zwei oder drei Seelen, die ein gemeinsames Leben auf der Erde führen wollen. Sie verfolgen die Absicht, sich gegenseitig beim Lernen zu unterstützen, um als Menschen vollkommener zu werden.

Alle Übungen in diesem Buch verfolgen neben dem Zweck der praktischen Verhütung vor allem die Absicht, den Geist von Frauen und Männern zu klären. Ein Geist, der sich selbst erkennen will, wird eines Tages an die Schwelle geführt, an der er klar sieht, dass hinter seinem Leben, wie hinter dem Leben jedes anderen Wesens, ein großartiger Plan steht. Dieser Plan wurde in groben Linien vorher in der jenseitigen Welt von ihm selbst und seinen geistigen Helfern aufgestellt. Er bildet sozusagen sein eigenes Filmskript, mit dem er auf der Erde seinen individuellen Lebensfilm dreht.

Dieser Sicht zufolge gibt es keine Elternschaft, die nicht vorher im Geistigen sorgfältig und bis in die Einzelheiten hinein geplant wäre. Das bedeutet, dass nur die Seele zu den Eltern kommt, mit der sie sich vorher im Geistigen verabredet hatten. Fazit: Es gibt ebenso wenig eine ungeplante Elternschaft wie eine ungeplante Schwangerschaft! Alles ist vorher verabredet worden und steht bereits im Drehbuch des Films.

Liebe Leserin,
lieber Leser,

die Beschäftigung mit geistiger Verhütung dient insofern Deinem seelischen Gedächtnis, als sie Dich daran erinnert, was Deine tiefere Absicht in diesem Leben ist. Wenn Du das wirklich spürst, weißt Du, dass Du entweder bereit bist, die Seele aufzunehmen, mit der Du Dich verabredet hast, oder Du spürst, dass Du entweder gar keine oder keine weitere Verabredung mehr eingegangen bist und Du von daher nicht den Wunsch hast, eine Seele zu empfangen.

Diese Gedanken sind wahrscheinlich für viele neu und herausfordernd. Sie führen zu einem hohen Grad an Bewusstheit. Vielleicht hast Du sie schon einmal irgendwo gelesen oder gehört, doch bisher noch nicht konkret auf Dein Leben und vor allem auf Deine Sexualität bezogen. Jetzt geht es darum, spirituelles Wissen ganz praktisch auf Dein Verhalten im Alltag anzuwenden. Dazu lade ich Dich ein!

Ich möchte nun erneut in der Form eines Frage- und Antwort-Dialogs genauer auf die einzelnen Punkte eingehen. Dadurch hoffe ich, dass Unsicherheiten, Ängste, Widerstände und Skepsis gegenüber dieser Sichtweise wenigstens zum Teil geklärt werden. Es liegt an Dir, durch Deine Emotionen hindurch neue und spannende Erfahrungen zu machen. Wenn es mir darüber hinaus sogar gelingen sollte, Freude und Interesse, Erleichterung oder sogar Humor hervorzurufen, freut mich das umso mehr.

Der Dialog

Der folgende Dialog gibt einige typische Argumente und Reaktionen wieder, wie ich sie aus meinen Beratungen über spirituelle Verhütung kenne. Im ersten Teil wird ein leicht veränderter Ablauf einer Sitzung wiedergegeben. Der zweite Teil beantwortet allgemeine Fragen und schildert eine kurze typische Beratungssituation. Die persönlichen Details wurden verändert, damit die Anonymität der Personen gewährleistet bleibt.

Der Dialog zeigt auf, dass es eine tiefe Kluft gibt zwischen dem, was Frauen über sich denken, und dem, wo sie geistig wirklich stehen. Wie ich fast täglich bei meiner Arbeit beobachten kann, unterschätzen Frauen sich selbst und ihre Fähigkeiten bei Weitem. Lassen sie sich auf eine therapeutische Situation ganz ein und werden dabei ermutigt, der eigenen Wahrnehmung zu vertrauen, sind sie häufig viel wissender, weiser und reifer, als sie von sich selbst glauben.

Das Problem der eigenen Unterschätzung und Abwertung sehe ich nach wie vor als ein großes Hindernis auf dem Weg des spirituellen Erwachens der Frau.

Zum Verständnis des Dialogs: Im Gespräch kommt eine *Seelenpartnerschaft* zwischen einem Menschen auf der Erde und einer Seele im Jenseits vor. Das ist etwas Wunderbares, weil sie das Gefühl verstärkt, dass wir alle miteinander verbunden sind, und den Glauben an die Einheit aller Wesen fördert. Oft wird sie von der geistigen Welt liebevoll begleitet und konkret unterstützt. Eine Seelenpartnerschaft beruht immer auf dem freien und freudigen Willen zweier Seelen, zusammen zu arbeiten, um Gutes zu bewirken. Eine Seele an sich zu binden ist etwas anderes. Dies geschieht häufig aus Angst, Unfreiheit und Manipulation.

Dialog – Erster Teil

Ich bin mir nicht sicher, ob das stimmt, was Du sagst. Woher hast Du Dein Wissen?

Mein Wissen stammt von mir. Ich habe es nirgendwo gelesen oder gehört. Ich weiß einfach, dass es so ist und nicht anders. Es gibt einen Teil in mir, der sich erinnert. Dieser Teil erinnert sich an alte kosmische Gesetzmäßigkeiten, Regeln und Wahrheiten. Wenn sie in mir auftauchen, weiß ich, so ist es! Dann zweifle ich nicht länger. Ich denke, mein Wissen kommt von der Weisheit meiner Seele, ist von meinem Höheren Selbst inspiriert und verdankt seinen Reichtum den vielen Schätzen, die ich im Laufe meiner sehr alten Seelengeschichte erworben habe.

Das ist eine Seite. Die andere Seite ist, dass ich mein Wissen ebenfalls von meinen geistigen Freunden empfange, die um mich sind und mich, mein Leben und meine Arbeit begleiten. Da sind meine Engel, meine Geistführer, meine vielen Helfer und Helferinnen im Licht, meine geistigen Lehrer und Lehrerinnen. Eine ganze Gruppe ist da, zu meiner Freude, meiner Hilfe und Inspiration. Wann was, in welchem Moment, von wem kommt, kann ich nicht sagen. Ich weiß nur, dass es sich gut anfühlen muss. Und meistens ist es auch so, dass es mich in dem Moment erfreut. Wenn etwas auftaucht, was sich nicht gut anfühlt, dann lasse ich es gar nicht erst in mein Bewusstsein kommen, sondern schicke es gleich wieder weg. Auch das kommt vor.

Da ist noch etwas. Das Wissen um die weiblichen spirituellen Belange verdanke ich vor allem der Priesterin aus dem Heiltempel in Griechenland, die ich am Anfang des Buches vorgestellt habe. Sie stellt gewissermaßen mein Heilwissen und mein Heilpotential als Frau dar. Inzwischen ist die Priesterin ein vertrauter Teil von mir geworden und inspiriert mich von innen, und zwar immer dann, wenn ich es persönlich und vor allem für meine therapeutische Arbeit brauche. Im wahrsten Sinne des Wortes ist sie meine innere Therapeutin, das heißt, sie nimmt mich an die Hand und begleitet mich liebevoll. Ich glaube sogar, dass wir in unserer Zusammenarbeit immer noch am Anfang stehen. Da wird noch was kommen.

Du hast gesagt: „Die wahre Verhütung findet im Geistigen statt. Sie ist das Gefühl einer Sicherheit, die auf einer Seelenabsprache beruht." Was meinst Du genau damit?

Schau Dir unsere heutige Verhütung an. Die meisten Frauen und zunehmend auch sehr junge Mädchen nehmen bei uns die Pille. Sie täuschen mit chemischen Hormonen dem eigenen Körper eine Schwangerschaft vor. Der weibliche hormonelle Zyklus und damit der Eisprung wird massiv verhindert, um eine Empfängnis auszuschließen. Auch die natürlichen Verhütungsmethoden wie das Diaphragma, die Portiokappe oder die Temperatur-Schleim-Methode setzen allesamt beim weiblichen Körper an. Natürliche Vorgänge im Körper sollen entweder verhindert, umgangen oder bei den chemischen Verhütungsmitteln bekämpft werden. Der Körper, mit Ausnahme des Kondoms ausschließlich der Körper der Frau, soll an seinen natürlichen Abläufen gehindert werden. Ziel aller herkömmlichen Verhütung, mit Ausnahme des Kondoms, ist im Wesentlichen die Manipulation des weiblichen Körpers.

Genau das ist der falsche Ansatzpunkt. Bei der wahren Verhütung geht es eben nicht um den Körper, sondern in erster Linie um den Geist. Das müssen wir erst langsam lernen. Es ist nötig, dass wir unsere Blickrichtung von den Geschehnissen des Körpers auf die Geschehnisse des Geistes richten. Das bedeutet vor allem unsere bewussten und unbewussten Gedanken.

Unser Geist ist die Ursache für alle Erfahrungen, die wir mit dem Körper erleben. Der Körper reagiert zu 100 Prozent auf den Geist. Deshalb ist alle bisherige Verhütung entweder manipulativ oder gewaltsam und letztendlich oberflächlich und unsicher. Es gibt auf der Körperebene keine absolute Sicherheit. Sicherheit gibt es nur im Geist! Sie ist ein tief verankertes Gefühl. Der Körper bildet das Gefühl ab, indem er ihm folgt und mit seinen stofflichen Abläufen reagiert. In der nächsten Zeit wird es für viele Frauen und natürlich auch für Männer zu einem heftigen Prozess des Umdenkens kommen.

Bei vielen Fällen in meiner Praxis habe ich erlebt: Wenn ein Kind kommen will, wird es mit Sicherheit seinen Weg finden, zu dieser Frau auf die Erde zu kommen, trotz der Abwehrbastionen, welche die Frau in Form von Spirale, Pille, Diaphragma und anderem errichtet. Die Sehnsucht beider Seelen, zueinanderzukommen, wirkt über den Geist auf den Körper der Frau ein und lässt spontane Eisprünge entstehen, die kurzerhand den gesamten Rhythmus der Frau durcheinanderbringen. Vom 3. bis zum 28. Tag eines sonst regelmäßigen Zyklus habe ich Befruchtungen von Frauen erlebt. Das heißt, die geistige Kraft einer Seele ist so stark, dass sie alle Körperbarrieren überwinden kann. Auch aus diesem Grunde ist eine Verhütung, die am Körper ansetzt, falsch. Sie ist die Behandlung eines Symptoms und nicht die Behandlung der wirklichen Ursache.

Was heißt nun, die wahre Verhütung basiert auf einer Seelenabsprache? Dazu müssen wir tiefer schauen. Wir können den Vorgang letztendlich nur verstehen, wenn wir eine andere, eine spirituelle Menschen- und Weltsicht zu Hilfe nehmen: Auf der astralen Ebene der geistigen Welt halten sich die Wesen auf, die sich auf ein neues Erdenleben vorbereiten. Das neue Leben wird von der betreffenden Seele und vor allem von den Geistführern im Jenseits sehr sorgfältig durchgeplant, und zwar im Hinblick darauf, dass die Seele gute Möglichkeiten vorfindet, sich optimal entsprechend ihren Lernzielen für diese Inkarnation zu entfalten. Da werden nicht nur die Eltern ausgesucht, die für den jeweiligen Lernzweck am besten geeignet sind, sondern auch wichtige andere Einflüsse, wie Orte, Zeiten, wichtige Personen, Ereignisse. Eltern und Kinder treffen sich sozusagen im Jenseits und vereinbaren die Rollen: Wer ist die Mutter? Wer der Vater? Was will das Kind mit den Eltern erfahren und lernen, damit es seine Ziele erreicht? Wenn die Seelen die Vereinbarung getroffen haben, eine Familie zu bilden, werden sie sich später auf der Erde wiedertreffen, um genau diese Familie zu gründen.

Das heißt im Klartext: Wenn Du einer Seele versprochen hast, dass Du ihre Mutter werden willst und sie Deine Tochter, dann werdet Ihr Euch genau in dieser Rollenverteilung hier treffen. Dann wird Dir zu der bestimmten Zeit keine Verhütung mehr etwas nützen, weil Du die Sehnsucht Deiner Seele spürst, Dich mit der anderen Seele zu verbinden. Das ist sozusagen wie eine innere Verpflichtung, eine Art von heiligem Versprechen, das tief in Dir wirkt. Und es wirkt unabhängig davon, ob Du Dir dessen bewusst bist oder nicht! Selbst wenn der bewusste Teil von Dir denkt, er habe momentan keinen Kinderwunsch, und will deshalb verhüten und Du zum Beispiel regelmäßig die Pille nimmst, kann es sein, dass Deine unbewusste Sehnsucht nach der Seele eines Tages so groß wird, dass Du vielleicht in einer hektischen Situation plötzlich vergisst, die Pille einzunehmen – und schon bist Du schwanger.

Die Kräfte des Unterbewusstseins, in dem die alten Vereinbarungen gespeichert sind, wirken eben weit stärker als die kleine bewusste Kontrolle Deines Kopfes. Unterschätze nicht die Kräfte Deines Unterbewusstseins! Genau hier liegt der wertvolle Schatz, der von Dir geborgen und in das Licht des Bewusstseins gehoben werden will.

Spirituelle Verhütung bedeutet, dass Du lernst, Dich allmählich von einer konkreten Situation zur nächsten zu erinnern. Dich zu erinnern, dass Du entweder kein Kind wolltest oder ein Kind, drei oder sogar fünf Kinder. Du erinnerst Dich an Deinen Seelenplan und gewinnst ein Gefühl für die Stimmigkeit einer bestimmten Situation. Aus der Verbindung mit dem tiefen Gefühl in Dir selbst entsteht allmählich Sicherheit. Diese innere Sicherheit ist wahre Verhütung. Im eigentlichen Sinne ist sie keine Verhütung mehr, sondern einfach Klarheit und Ausrichtung des Willens. Wenn Dein Wille eines Tages ganz klar geworden ist, gibt es nichts mehr zu verhüten. Die Frage der Verhütung hat sich erledigt, weil Du mit Dir, mit Deinen Absichten und Plänen in bewusstem Kontakt bist. Das schließt sogenannte Zufälle ganz natürlich und selbstverständlich aus.

Bis dahin ist es ein weiter Weg der Bewusstwerdung und viel innere Arbeit, die von Dir zu leisten ist. Am besten gehst Du von einer konkreten Situation in Deinem Leben aus, von dort, wo Du jetzt stehst. Du schaust Dir genau an, was Du dazu fühlst und denkst. Die Gefühle lernst Du anzunehmen und einschränkende Gedanken und Verhaltensweisen so weit es geht zu verändern. Ein kleines Stückchen Sicherheit entsteht. Du gehst von einer Situation zur nächsten weiter. Dadurch wird der Kontakt zu Dir selbst allmählich besser. Langsam wirst Du Dich öffnen für spirituelle Eingebungen vom Höheren Selbst oder von geistigen Helfern. Sie werden Dich Schritt für Schritt dahin begleiten, Deinen Lebensplan kennenzulernen oder konkret die Verabredung mit einer Seele in einem bestimmten Moment zu fühlen. Sieh nicht das Gesamte und setze Dich damit unter Druck, sondern konzentriere Dich auf den nächsten Schritt. Mach das Beste aus ihm, dann wird sich Dir der Plan allmählich zeigen.

Geh so vor, als ob Du einen hohen Berg besteigen würdest. Du konzentrierst Dich auf den nächsten Schritt und gibst Deine ganze Aufmerksamkeit hinein: Du fühlst die Lebendigkeit Deines Körpers, genießt die Schönheit der Landschaft und freust Dich, dass Du weiterkommst. Wenn Du die ganze Zeit nur darüber jammern würdest, dass Du nicht schon auf dem Gipfel bist, würde die Tour für Dich bestimmt zu einer sinnlosen Plackerei. Vielleicht würdest Du sogar das Unternehmen an einem bestimmten Punkt abbrechen. Das wäre schade. Sich selbst angreifen und fertigmachen führt zu nichts. Niemand freut sich darüber.

Genauso ist es mit dem Weg, den eigenen Lebensplan zu erkennen. Ohne die oft mühevolle innere Arbeit an Dir selbst geht es leider nicht, das betone ich immer wieder. Aber sei Dir sicher, jede kleinste Bemühung Deinerseits wird durch die geistige Welt nicht nur hundert-, sondern tausendfach belohnt und in ihrer Wirkung vermehrt. Das wirst Du erleben, und erst wenn Du's erlebst, glaubst Du es. So ist es auf dem spirituellen Weg.

Das hört sich zwar schön, aber für mich immer noch sehr kompliziert an. Irgendwie zu schwierig für mich. Ich glaube nicht, dass ich das je erreichen könnte … Setzt Du mit Deinen Gedanken nicht viel zu hoch an?

Ja, es stimmt, dass es geistig „sehr hoch" ist. Es erfordert eine klare Motivation. Wie ich bereits gesagt habe, ist es ein Ziel, auf das wir hinarbeiten können, wenn wir das wollen.

Aber setze Dich bitte nicht unter Stress und denke, Du müsstest es gleich auf Anhieb schaffen. Spirituelle Verhütung ist völlig anders als herkömmliche Verhütung. Sie lädt zu einem ganz neuen Denken ein, zu einem Weg des langsamen Bewusstwerdens. Sie bietet kein schnelles Patentrezept wie die Pille, die Du schluckst und gleich die Wirkung hast. Nein, das nicht. Es geht um eine grundlegend andere Qualität der persönlichen Erfahrung, darum, sich wirklich und ausdauernd einzulassen, zu spüren, was ich will und wohin ich mit meinen Erfahrungen gehen will. Das Lernen geschieht, wie der Aufstieg auf den Berg, schrittweise, von Erfahrung zu Erfahrung. Stress bedeutet, dass Du Dich mit Deinen Gedanken unter Druck setzt, dass Du ein bestimmtes Bild von Dir hast und diesem hinterherläufst. Nein, das meine ich nicht, sondern ich meine einlassen.

Das habe ich jetzt theoretisch begriffen. Aber was meinst Du genau damit, sich einlassen?

Einlassen heißt, dass Du mit Dir selbst in einen ehrlichen Kontakt gehst, dass Du Dich kennenlernst und vor allem lernst, Dich anzunehmen und zu lieben. Konkret heißt es, zunächst einmal herauszufinden, wo Du persönlich stehst und was Du wirklich willst. Bist Du zufrieden mit Deiner jetzigen Verhütung?

Nein, das bin ich nicht! Ich habe bereits alles ausprobiert, was es gibt. Im Moment nehme ich das Diaphragma. Aber auch das ist es nicht, was ich mir eigentlich wünsche.

Was wünscht Du Dir denn?

Ich wünsche mir, dass es einfacher wird mit der Verhütung, dass ich nicht die ganze Verantwortung alleine trage, ob was passiert oder nicht. Ich habe drei

Kinder und ich weiß, was es bedeutet, ein Kind großzuziehen. Ich möchte es endlich einfacher haben, ohne diesen Druck die ganze Zeit und ohne meinen Körper schlecht zu behandeln.

Und was ist mit dem Kondom? Übernimmt Dein Partner keine Verantwortung?

Doch, aber unser zweites Kind ist trotz Kondom gekommen. Ich habe kein Vertrauen mehr darin und außerdem mag ich es nicht besonders.

Magst Du das Diaphragma lieber?

Ja, insgesamt schon. Es ist jedes Mal mein bewusstes „Nein" zu einem weiteren Kind. Ich fühle mich aktiv und handle selbstverantwortlich. Es geht mir gut damit und doch weiß ich, dass es letztendlich nicht das ist, was ich eigentlich will.

Tja, was willst Du eigentlich?

Ich weiß es nicht recht.

Lass Dir Zeit!
(Mehrere Minuten Stille)

Ich weiß nur, es müsste eigentlich leichter gehen.

Ohne diesen ewigen Stress und die Sorgen. Irgendwie … indem ich mehr bei mir wäre. Aber ich weiß nicht recht wie!

(Pause)

Eigentlich finde ich Deine Ideen ja ganz gut, aber ich glaube nicht daran, dass ich sie jemals verwirklichen könnte. Wie soll ich mich an meinen Lebensplan erinnern? Ich habe keine Ahnung, wie ich das machen könnte.

Hast Du den Eindruck, dass alle Deine Kinder jetzt bei Dir sind, oder wünscht Du Dir noch mehr?

Ich habe das Gefühl, dass unsere Familie komplett ist, aber so ganz sicher bin ich mir da nicht. Mein Mann kann sich noch zwei weitere vorstellen. Er bedrängt mich aber nicht, es ist für ihn auch so in Ordnung.

Wo liegt Deine Unsicherheit? Ist es der Einfluss Deines Mannes oder ist es Deine eigene Unsicherheit?

Als kleines Mädchen hatte ich einmal einen Traum: Ich träumte, dass ich Mutter von vier Kindern wäre und ein zufriedenes Familienleben in einem großen Haus führen würde. An diesen Traum musste ich im Laufe meines Lebens immer wieder denken. Aber nun ist es ja so, dass ich nur Mutter von drei Kindern geworden bin. Fehlt noch eines? Ich weiß es nicht.

Hast Du mal einen Abbruch oder eine Fehlgeburt gehabt?

(Überlegt lange und fängt dann an zu weinen)
Ja … als ich 17 Jahre alt war, habe ich mich während der Sommerferien in Italien in einen Italiener verliebt. Wir waren sexuell ein paar Mal zusammen, und als ich zu Hause war, bekam ich meine Regel nicht. Meine Mutter drängte mich, einen Abbruch zu machen. Was ich dann auch tat. Es war nicht besonders schlimm, aber irgendwie habe ich immer ein schlechtes Gewissen gehabt wegen diesem Kind. Der Italiener wollte auch zu mir nach Deutschland kommen, aber das wollten meine Eltern nicht und so ging die Beziehung bald zu Ende.

Hast Du dieses Kind jemals um Vergebung gebeten?

Ja, das habe ich gemacht. Nach der Geburt meines ersten Kindes war ich so glücklich über unser Kind, dass ich mir noch einmal Gewissensbisse wegen damals gemacht habe. Ich habe mir damals dieses Kind als einen Engel vorgestellt und es um Vergebung gebeten.

Hattest Du den Eindruck, dass es Dich gehört hat und dass es Dir verzeihen konnte?

Ja, das habe ich, denn es hat am Schluss gelächelt und wir waren beide in Frieden.

Gibt es eine Ähnlichkeit zwischen dem damaligen Kind und den drei Kindern, die Du später bekommen hast? Ich meine, kannst Du Dir vorstellen, dass diese Seele später als eines Deiner Kinder wieder zu Dir gekommen ist?

Nein, es gibt keine Ähnlichkeit, die Seele war ganz anders, viel weicher und eben engelhafter als meine Kinder jetzt. Auch in der Schwangerschaft hatten meine Kinder eine ganz andere Energie. Sie fühlten sich völlig anders an.

Kann es sein, dass Du Deinen Traum aus der Kindheit bereits erfüllt hast? Du bist Mutter von drei Kindern geworden und hast eine weitere

Seele eine kurze Zeit zu Dir eingeladen. Das sind doch insgesamt vier Kinder.

Ja, aber … sie sind nicht alle bei mir. Eines fehlt noch.

Hast Du den Eindruck, dass da noch ein ganz neues Kind fehlt, oder fehlt dieses Kind von damals?

(Sie fängt plötzlich tief und ausdauernd zu weinen an … Pause)

Ich vermisse dieses Kind von damals … Es war ganz anders, irgendwie himmlischer, leichter. Ich möchte, dass es wiederkommt!

Möchtest Du, dass es zu Dir kommt als Kind, oder möchtest Du, dass es Dich noch einmal für eine bestimmte Zeit besucht, oder möchtest Du, dass es ganz, als ein geistiges Kind sozusagen, bei Dir bleibt?

(Überlegt lange. Mehrere Minuten Schweigen)

Hm, am liebsten wäre mir, dass es als geistiges Kind zu mir kommt. Aber ich weiß nicht, ob ich das darf. Ich möchte die Seele ja nicht binden. Vielleicht will sie ja zu einer anderen Frau weitergehen.

Hast Du den Eindruck, dass die Seele noch in Deiner Nähe ist, oder ist sie schon gegangen?

Nein, sie ist noch nicht gegangen. Sie ist zwar nicht mehr ganz in meiner Nähe, aber wenn ich sie mit meinen Gedanken suche, ist sie sofort wieder bei mir.

Bist Du damit einverstanden, dass wir beide sie jetzt rufen und sie fragen, was sie selbst möchte?

Hm … (überlegt eine ganze Weile)

Nein, das möchte ich lieber selbst machen. In der Stille jetzt mit mir.

(Beide schweigen. Ungefähr eine halbe Stunde vergeht in der Stille …)

Ich habe sie gefragt. Sie hat gesagt, dass sie noch eine ganze Zeit bei mir sein möchte, bis meine älteste Tochter aus dem Haus geht. Dann möchte sie auch gehen.

Ist das für Dich so in Ordnung?

Ja!

Hast Du Dir auch überlegt, welches Geschenk Du Deinem geistigen Kind machen möchtest? Was ist das, was Du mit ihm leben möchtest? Was ist Eure Seelenpartnerschaft sozusagen?

(Sie platzt spontan heraus:)

Himmlische Weite, Leichtigkeit und Freude. Als die Seele da war, damals, war alles so leicht, so unendlich leicht. So leicht war es nie wieder. Und immer wenn ich an sie denke, wird es mir ganz leicht ums Herz. Ich möchte ihr mein Vertrauen in die Leichtigkeit des Himmels schenken und möchte von ihr diese persönliche Leichtigkeit empfangen und lernen, so dass sie wachsen kann.

Was hältst Du davon, wenn Du sie einlädst, Dir zu zeigen, wie Du Vertrauen und Leichtigkeit bei Deiner Verhütung bekommen kannst, wie Du lernen kannst, loszulassen und Dir selbst ganz zu vertrauen?

Das ist eine gute Idee. Das traue ich mir zu!

Wenn Du jetzt noch einmal an den Traum aus Deiner Kindheit denkst, hast Du jetzt das Gefühl, dass Ihr komplett seid, oder fehlt noch einer?

Ich glaube, wir sind jetzt komplett. Wenn die Seele dabei ist, sind wir komplett.

So, jetzt ist es ganz wichtig, dass Du Deinem Traum als Ausdruck Deines Lebensplanes vollkommen vertraust. Stell ihn nicht mehr infrage. Wenn Du den Eindruck hast, dass Ihr nun komplett seid als Familie, dann fange jetzt konsequent an, die Lichtübungen, die ich mit Dir eingeübt habe, in Deine alltägliche Verhütung mit einzubeziehen. Erzähle Deinem Partner davon und nimm ihn dann, sobald er bereit ist, mit in die Verhütungspraxis hinein. Es geht vor allem darum, dass Du Deinem Gefühl vollkommen vertraust, dass keine Seele mehr zu Dir kommen wird. Lerne jetzt die Kraft Deiner Absicht, kein Kind mehr empfangen zu wollen, ganz bewusst aufzubauen, eine Zeit lang zu pflegen und darin immer sicherer zu werden. Irgendwann wirst Du an einen Punkt kommen, wo Du ganz sicher bist, und dann wirst Du auch das Vertrauen und die innere Gewissheit spüren, das Diaphragma nicht mehr zu brauchen. Verstehst Du mich jetzt?

Ja, es ist okay jetzt. Das können wir so lassen.

Dialog – Zweiter Teil

Wie ist das mit dem Filmskript? Haben alle Menschen so etwas oder gibt es auch welche, die das nicht haben?

Alle Menschen verfügen über ein Filmskript ihres Lebens. Da gibt es keine Ausnahmen. Die meisten Menschen sind sich dessen aber nicht bewusst und denken, ihr Leben würde von vielen äußeren Faktoren abhängen, die sie nur schwer beeinflussen könnten. Viele fühlen sich als Opfer des Schicksals, von Krankheiten, Unglücksfällen oder anderen äußeren Faktoren. Das stimmt nicht. Jeder Mensch ist Schöpfer seines Lebens und hat das eigene Drehbuch geschrieben. Mit zunehmender Reife, häufig erst nach harten Schicksalsschlägen, erkennt er dies und sieht sich immer mehr verantwortlich für das, was in seinem Leben geschieht. Ab dem Moment der Einsicht in die Verantwortlichkeit beginnt das Leben spannend, leichter und freudig zu werden. Zunehmend immer mehr Menschen erkennen dies.

Das Filmskript setzt sich aus den bewussten und vor allem den unbewussten Anteilen der Persönlichkeit zusammen. Das gesamte Denken und Fühlen des bewussten und unbewussten Anteils bildet sozusagen die Filmstory. Das Denken ist immer die Ursache. Als Wirkung werden bestimmte Kräfte nach außen freigesetzt. Die Kräfte manifestieren dann in der äußeren Welt einen Film, einen Lebensfilm mit bestimmten Ereignissen, Herausforderungen und Prüfungen. Eben Dein Leben.

Wenn wir uns mit unserem Filmskript beschäftigen und beginnen, uns an den Lebensplan zu erinnern, heißt es, dass die bisherige Verhütung für uns überflüssig ist?

Nein, ganz und gar nicht! Wir fangen an dem Punkt an, wo wir gerade stehen. Alles bleibt zunächst so wie bisher. Du wirst vielleicht weiterhin die Spirale oder die Minipille als Deine Verhütungsmethode benutzen. Aber parallel zu Deinem bisherigen Verhalten beginnst Du mit den Übungen zur spirituellen Empfängnisverhütung. Du suchst Dir aus diesem Buch eine oder mehrere Methoden aus, die Dir am besten gefallen. Möglicherweise variierst Du sie leicht, so dass sie zu einer ganz eigenen Methode werden. Diese übst Du, wenn immer möglich mit Deinem Partner, eine ganze Weile. Tauscht Eure Erfahrungen jeweils aus und beobachte ehrlich, was in Dir passiert. Was verändert sich an Deiner Einstellung, an Deinem Verhalten?

Vielleicht wirst Du irgendwann eine Pillenmüdigkeit bei Dir feststellen und zu einer sanfteren Methode wechseln. Oder Du wechselst von der Spirale zum Diaphragma. Beobachte weiterhin sorgfältig, was in Dir passiert. Wie ist das Gefühl der Sicherheit zu Dir selbst? Hast Du nach wie vor Angst, dass etwas passieren könnte? Wie groß ist Deine Angst? Verändert sie sich? Wird sie kleiner oder bleibt sie gleich? Versuche so gut es geht, Deine Angst anzunehmen. Wähle weiterhin eine Methode, die Dir hilft, einigermaßen gut mit der Angst zu leben.

Irgendwann stellst Du vielleicht fest, dass die Angst etwas kleiner geworden ist und dass Du zunehmend mehr Zutrauen in Deine Absicht bekommst, kein Kind (mehr) empfangen zu wollen. Möglicherweise probierst Du jetzt aus, an Deinen unfruchtbaren Tagen ohne die gewohnte Verhütung Sexualität zu leben.

Nachdem dies gut gegangen ist, wächst Dein Vertrauen weiterhin. Irgendwann, vielleicht nach ein paar Jahren, bist Du so weit, dass Du sagst: „Ich bin nun im guten Kontakt mit mir und vertraue meiner eigenen Kraft." Ab diesem Moment brauchst Du keine materiellen Verhütungsmethoden mehr. Die spirituellen Methoden reichen für Dich aus. Und irgendwann brauchst Du auch diese nicht mehr. Das wirst Du spüren. Du hast einen natürlichen Schutz um Dich aufgebaut. Deine Absicht, Deine Kraft und Dein Vertrauen zu Dir selbst sind ganz in Dich hineingegangen, haben sich mit Dir vereinigt. Jetzt bist Du Du selbst. Du brauchst nicht mehr zu verhüten, weil es nichts mehr zu verhüten gibt.

Können alle diesen Zustand erreichen, oder ist er nur für wenige gedacht?

Alle können diesen Zustand potentiell erreichen. Er ist in unserem Menschsein angelegt. Nur, jede Frau, jedes liebende Paar braucht unterschiedlich lange Zeit, um ihn zu erreichen. Jedes Paar beginnt da, wo es steht, und wird zum Ziel kommen. Aber es braucht viel, viel innere Arbeit und Geduld!

In früheren Jahrhunderten war dieser Geisteszustand bei uns für breite Kreise der Bevölkerung, nicht für alle, ganz normal. In Europa haben Frauen früher nur mit ihren Gedanken verhütet. Noch heute tun es viele Frauen aus den gesunden Naturvölkern. Wir im Westen müssen also wieder etwas erlernen, was wir früher bereits kannten.

Wie viel Zeit braucht es, um diesen Zustand zu erreichen?

Das ist sehr unterschiedlich. Es hängt vom Reifegrad der Persönlichkeit ab. Es kann in einigen Monaten gelingen oder einige Jahre, vielleicht sogar ein bis zwei Jahrzehnte dauern. Vor allem hängt es von dem ehrlichen Bemühen ab. Selbst wenn Du diesen Zustand erst nach zwanzig Jahren erreichen solltest, was auch möglich wäre, so ist das, was währenddessen auf dem Weg geschieht, so wertvoll, dass es sich auf jeden Fall lohnt, die Bemühungen aufzubringen. Noch einmal, es geht nicht um das Ziel, es geht um den Weg und darum, was sich in Dir verändert.

Kannst Du noch einmal genau sagen, was die Seelenabsprache mit der Verhütung zu tun hat? Das habe ich noch nicht richtig verstanden.

Die herkömmliche Verhütung soll verhindern, dass ein Kind ungewollt zu Dir kommt. Sie setzt voraus, dass es da irgendwo ein Kind gibt oder dass bei der Zeugung irgendwie ein Kind gemacht wird, das dann ungefragt zu Dir kommt. Die Verhütung soll genau das vermeiden. Ist es für Dich verständlich?

Ja!

Das Denkmodell der Verhütung besagt ferner, dass es eine Macht gibt, die Dich eventuell überrumpeln könnte. Diese Macht wird außerhalb von Dir selbst gesehen und hat mit Dir nichts zu tun. Deine Aufgabe ist es, diese Macht auszuschalten, eben durch diverse Verhütungsmethoden. Du identifizierst Dich dabei völlig mit Deinem Körper, der das Opfer dieser Kräfte werden könnte. Und ausschließlich auf der körperlichen Ebene wird dann der Kampf gegen die anonyme Macht ausgetragen. Dies ist der gewohnte Blick der westlichen Schulmedizin. Der Geist, und damit die eigene Verantwortung, scheint dabei keine Rolle zu spielen. Er bleibt bei diesem Denkmodell völlig außen vor.

Bei dem Weg der spirituellen Verhütung übernimmst Du selbst die Verantwortung für Dein Fühlen, Denken und Handeln. Du erfährst allmählich, dass es die äußeren Kräfte, deren Opfer Du werden könntest, gar nicht gibt. Das Leben will Dich gar nicht überrumpeln. Alles ist in Deinem Geist. Und Deinen Geist, Deine Absicht und Deine Kräfte, lernst Du genau kennen und langsam bewusst entwickeln. Der Schwerpunkt der Verhütung wird zunehmend vom Körper auf den Geist verlagert. Der Körper wird nicht länger missbraucht, sondern bekommt den Platz, der ihm zusteht. Er reflektiert die Gedanken des Menschen und verhält sich dementsprechend.

Das alte Konzept der Verhütung besagt, dass Du ein Opfer werden kannst von äußeren Kräften, die es zu bekämpfen oder eben zu verhüten gilt. Hier liegt der Trugschluss – und er ist Wahnsinn! Vor allem aber ist er ein grundlegender Irrtum im Denken. Er hat mit dem Ego-Denksystem der Welt zu tun, das nach wie vor noch heftig um seine Existenz kämpft, in uns selbst und auch kollektiv. Ein Irrtum, den wir korrigieren müssen.

Wir sind kein Opfer. Zu keiner Zeit unseres Lebens sind wir ein Opfer, sondern selbst der Schöpfer dieser Vorgänge. Das müssen wir begreifen lernen. Die spirituelle Verhütung ist eine gute Möglichkeit, dies zu lernen. Sie ist eine große Chance, aus der falschen Wahrnehmung aufzuwachen.

In meiner Sicht ist es so, dass wir in der Welt viele kollektive Lernfilme abspulen lassen. Jeder Mensch läuft mit seinem eigenen Film herum. Der Projektor ist der Geist. Der Film selbst sind die Inhalte im Geist, eben die bewussten und unbewussten Gedanken und Gefühle.

Wenn wir diese Sichtweise akzeptieren können, dann ist es so, dass wir irgendwann und irgendwo diesen Film selbst kreiert haben müssen. Die Kreation des persönlichen Filmes geschah im Jenseits, als wir noch nicht hier waren, aber dieses Leben vorbereitet haben. Bei der Vorbereitung haben wir festgesetzt, mit wem wir auf der Erde zusammentreffen wollten und wer sozusagen unsere wichtigsten Lernpartner sein sollten. Wir haben auch bestimmt, ob und wenn ja, wie viele Kinder wir haben wollten. Wir haben dann die Seelen, mit denen wir uns in der Rolle von Eltern und Kindern treffen wollten, gefragt, ob sie damit einverstanden waren. Wenn sie „Ja" gesagt haben, haben wir uns mit ihnen zu einem Wiedersehen und einem gemeinsamen Leben verabredet.

Bei diesem Geschehen bin ich selbst die Schöpferin. Wenn ich dann hier auf der Erde bin und mich daran erinnere, dass ich Mutter von zwei Kindern werden will, weil es mein Wunsch und meine Sehnsucht ist, entsteht daraus ein Gefühl der Sicherheit. Was will ich dann noch verhüten? Denn das, was ich mir vorgenommen habe und was sich für mich stimmig anfühlt, wird zu mir kommen. Warum sollte ich es verhüten? Natürlich gibt es Zeiten der Unsicherheit und Unklarheit. Ich meine jetzt die großen Linien und wie sie im Leben wirken.

Spirituelle Verhütung bringt Dich in Kontakt mit Deinem Lebensplan. Das Wissen um Deinen Plan und die darin enthaltene Seelenabsprache gibt Dir Sicherheit, ein klares Gefühl der Stimmigkeit für Lebenssituationen. Mit dem Gefühl der Sicherheit kannst Du in Kontakt treten zur jenseitigen Welt und mit geistigen Methoden Deinen individuellen Schutzraum errichten. Der Schutzraum wird immer mehr zu einem Raum Deiner Kraft und Sicherheit. Je mehr Sicherheit Du spürst, umso weniger brauchst Du körperlich zu verhüten. Irgendwann kannst Du Dich ganz auf die Kraft Deines Geistes verlassen.

Das ist mir noch unklar. Wie spüre ich genau, dass ich die körperlichen Verhütungsmethoden nicht mehr brauche?

Wenn es so weit ist, wirst Du es spüren. Der Verstand kann das nicht nachvollziehen, weil es nicht die Ebene ist, auf der er funktioniert. Er kann immer nur im Nachhinein versuchen, Erfahrungen zu verstehen, indem er sie analysiert, erklärt und in sein gewohntes Denkschema einordnet. Mehr kann er nicht. Aus ihm kommt kein Gefühl der Sicherheit und wird es nie kommen. Es ist nicht seine Sache. Versuche die Frage nicht so sehr mit dem Kopf zu verstehen, sondern lass Dich auf neue Erfahrungen ein. Irgendwann weißt Du es.

Das Gefühl der Sicherheit, von dem Du sprichst, wie kriege ich das im Einzelnen?

Noch einmal: Das Gefühl der Sicherheit kommt aus dem Innern zu Dir. Es ist das Ergebnis von vielen, vielen persönlichen Erfahrungen, die Du mit Dir machst, das Resultat eines langen Weges. Lass den Kopf nun beiseite, sei stattdessen ehrlich und frage Dich: „Wie groß ist meine Bereitwilligkeit, mich wirklich auf diesen neuen Weg einzulassen?" Das ist die entscheidende Frage. Und von diesem Punkt einer ehrlichen Selbstanalyse und auch von Deinen ehrlichen Bedürfnissen aus kannst Du den Weg beginnen.

Kannst Du trotzdem noch einmal genau erklären, wie das Gefühl der Sicherheit im Körper wirksam wird, so dass keine Empfängnis stattfindet?

Das Gefühl von Sicherheit und Vertrauen zu Dir selbst baut ein kräftiges Energiefeld um Dich herum auf. Dieses Energiefeld strömt Deine Absicht aus. Wenn es Deine Absicht ist, kein Kind (mehr) empfangen zu wollen, ist das eine energetische Botschaft, die Dein Energiefeld permanent abstrahlt. Vor allem ist es der Mentalkörper, der hier wirksam wird.

In Deinem physischen Körper spielt sich der normale weibliche Zyklus ab, so wie Du ihn kennst. Es verändert sich nichts auf der körperlichen Ebene. Dein Körper reagiert nicht auf Deine Verhütungsabsicht. Er spürt Deine Sicherheit, Deine innere Harmonie und reagiert mit Harmonie. Deine Absicht richtet sich nach außen und lässt keine Seele in Dein Energiefeld hineinkommen. Die Sicherheit ist die klare Abgrenzung, die keinen Seelenkontakt erlaubt. Wenn keine Seele da ist, kann es in Deinem Körper zu keiner Empfängnis kommen. So einfach ist das.

Wie kriege ich heraus, was ich will? Ich meine, wie lerne ich meinen Lebensplan kennen?

Indem Du Dir genau Dein Unterbewusstsein anschaust. Da ist Dein Lebensplan, Dein Wollen gespeichert. Was denkst Du über Dich selbst? Welche Dinge an Dir magst Du nicht? Welches sind die wichtigsten Vorwürfe, die Du in Deinem Kopf ständig gegen Dich richtest? Schau Dir das ehrlich an. Wenn Du Dir die wichtigsten Kritikpunkte über Dich selbst bewusst gemacht hast, wirst Du darin auch einige Deiner hartnäckigen Verhaltensmuster, festen Gewohnheiten und Abhängigkeiten feststellen. In diesen Verhaltensmustern tief verborgen ruht Deine Sehnsucht, Dein Wille oder der Lebensplan. Es geht darum, aus eigenen Schwachpunkten Stärken aufzubauen, das Negative umzuwandeln in etwas Positives, Aufbauendes. Auf diesem konkreten Weg offenbart sich der Lebensplan.

Das ist allgemein gesagt. Auf die Frage von Verhütung und Seelenabsprache bezogen bedeutet es, dass es vor allem wichtig ist, Deine unbewussten Wünsche, Bedürfnisse und Sehnsüchte kennenzulernen. Hilfreich sind bestimmte Methoden der Körperwahrnehmung, der Meditation und Kontaktaufnahme mit Deinem Höheren Selbst. Es gibt eine ganze Reihe von guten kreativen Möglichkeiten der Selbstwahrnehmung. Das Entscheidende ist die Bereitschaft, es wirklich zu wollen.

Dein Lebensplan, der besagt, ob Du Dir vorgenommen hast, allein zu bleiben, mit mehreren Kindern oder mit einem Kind zu leben, wird sich Dir allmählich entfalten. Vielleicht spürst Du ihn schon manchmal in Träumen, Ahnungen oder Visionen. Wenn Du wirklich bereit bist, ihn kennenzulernen, wird er Dir zur richtigen Zeit offenbart werden. Natürlich kannst Du den Prozess auch intensivieren, indem Du regelmäßigen Kontakt zum Höheren Selbst pflegst. Es wird Dich genau das wissen lassen, was für Dich in der jeweiligen Situation am besten ist.

Es ist auch wichtig, nicht etwas vorwegnehmen zu wollen, damit das Leben sich natürlich und frei von innen heraus entfalten kann. Wenn Du den Kontakt mit Deinem Höheren Selbst ständig übst, wirst Du wunderbar durch das Leben geführt, alles wissen und fühlen, was für Dich von Bedeutung ist. Meiner Erfahrung nach ist die Methode von Phyllis Krystal der einfachste und direkteste Weg zur Aufnahme der Kontaktes.

Gibt es auch Änderungen in diesem Lebensplan? Oder verläuft alles genauso, wie es im Filmskript geschrieben steht?

Grundsätzlich gilt, jeder Mensch und jede Seele hat jederzeit die Möglichkeit, sich frei zu entscheiden. Es gibt kein Muss und keinen Zwang.

Jeder kann immer wieder neu entscheiden und gestalten. Von daher ist es möglich, dass es zu Veränderungen im Lebensplan kommen kann. Aber auch diese Veränderungen sind sozusagen schon in einem Teil des Drehbuches enthalten. Du denkst, es sei eine Änderung, doch wieder ist es der Plan, der sich folgerichtig entfaltet. Das ist nicht einfach mit dem Verstand zu verstehen, weil es einer anderen Logik angehört.

Ich denke an etwas Konkretes. Wenn ich mir im Jenseits vorgenommen habe, Mutter von zwei Kindern zu werden und ich bekomme aber nur eines, habe ich dann meinen Plan nicht erfüllt?

Hast Du denn persönlich das Gefühl, dass da etwas nicht in Ordnung ist?

Ich habe ein Kind bekommen, hatte danach aber noch zwei Fehlgeburten. Es hat nie wieder geklappt und ich war lange traurig. Irgendwie ist da auch ein Gefühl von Schuld, ich hätte eigentlich noch ein Kind bekommen sollen. Und jetzt geht es nicht mehr, weil ich zu alt bin.

Hast Du Dich mit den beiden Seelen, oder vielleicht war es ja auch nur eine, die es zweimal versucht hat, ausgesöhnt?

Ich glaube, noch nicht richtig.

Hast Du denn das Gefühl, dass es zwei Seelen waren oder nur eine?

Ich hatte das Gefühl, dass es nur eine Seele war, obwohl ich mir da auch nicht ganz sicher bin.

Ich finde es wichtig, dass Du Dir noch einmal genügend Zeit nimmst, um mit dieser Seele Kontakt aufzunehmen. Du kannst es mit der Lichtspirale machen, die Du ja kennst, und den Raum oben ausleuchten. Dann bitte die Seele oder die Seelen zu kommen. Schau genau hin, ob eine oder zwei kommen, und vertraue Deiner Wahrnehmung. Dann erzähle der Seele alles, was Dir noch am Herzen liegt, und bitte sie zum Schluss um Vergebung. Frage sie, warum sie nicht gekommen ist und ob sie schon in einer anderen Familie lebt. Ob es ihr gut geht und ob sie noch etwas von Dir möchte. Gib ihr alles, was Du ihr geben möchtest, und lass sie dann ganz los. Bitte sie, wieder ins Licht zu gehen.

Vor allem vergib Dir selbst, bis Du keinen Rest von Trauer, Schuld oder Wehmut mehr in Dir wahrnimmst. Und das, was Du vorhattest, mit diesem Kind zu leben, kannst Du vielleicht mit einem Teil von Dir, der noch eine besondere Art von Zuwendung braucht, jetzt selbst leben. Diesem Teil wende Dich nun besonders zu. Vielleicht ist da etwas ganz Neues in Deinem Leben, das durch Dich wachsen und in die Welt hinaus möchte. Kannst Du Dir vorstellen, das in dieser Weise zu tun, und traust Du Dir es jetzt selbst zu?

Ja, es ist in Ordnung. Es geht mir gut damit. Ich werde es tun.

25
Die individuelle Wahl der Methoden

Liebe Leserin und lieber Leser!

Ihr seid mir nun bis hierhin gefolgt und fragt Euch vielleicht: Welche Methode ist für uns am besten? Wie können wir das herausfinden? Dazu kann ich Euch einige Anregungen geben. Solltet Ihr bereits durch das Lesen des Buches Eure persönliche Verhütungsmethode gefunden haben, könnt Ihr dieses Kapitel ruhig überspringen. Gehört Ihr zu den Lesern, die sich sagen: „Das klingt zwar interessant, aber wir möchten das Ganze sich jetzt erst einmal setzen lassen", ist es in Ordnung so. Vielleicht werdet Ihr irgendwann wieder Interesse bemerken und macht dann einfach weiter – oder auch nicht. Der Weg, für den Ihr Euch bewusst entscheidet, ist der richtige.

Noch einmal möchte ich als Erstes die Frau ansprechen:

Liebe Leserin,

jetzt geht es ganz konkret um Dich, um Deine Verhütung im Alltag und möglicherweise um einen neuen spirituellen Weg, den Du für Dich allein oder zusammen mit Deinem Partner gehen möchtest. Zunächst ist es wichtig, dass Du für Dich klärst, welche Methode Du am liebsten ausprobieren willst. Was hat Dich beim Lesen am meisten angesprochen? Wenn es mehrere Methoden waren, lies bitte alle Texte darüber noch einmal in Ruhe durch und beobachte, welche Methode Freude, Neugier oder ein angenehmes Kribbeln bei Dir hervorruft. Keine der Übungen, die ich beschrieben habe, ist für einen bestimmten Typus, Charakter oder für eine Frau mit bestimmten Vorerfahrungen besser geeignet als eine andere. Von mir aus gibt es keine Empfehlung für eine bestimmte Entscheidung. Die Auswahl liegt ganz an Dir.

Wähle also als Erstes nach Deiner persönlichen Vorliebe eine Methode aus. Wenn es eine Methode für die Frau ist, beginne erste Erfahrungen mit ihr zu machen. Beim Schreiben des Buches habe ich mich bemüht, die Übungen so einfach, klar und deutlich wie möglich darzustellen. Sie sind aus der Praxis und dem Alltag von vielen Frauen und Paaren entstanden. Es müsste Dir, wenn Du bereit bist, nun gelingen, mit der Übung allein klarzukommen. Wenn Du merkst, dass sie Dir liegt, beziehe nach einiger Zeit Deinen Partner mit ein und sag ihm deutlich, was Du an Unterstützung von ihm brauchst, damit Du noch mehr entspannen und loslassen kannst.

Wenn Du merkst, dass Du mit der Übung, auch nach ernsthaftem Bemühen, nicht zurechtkommst, probiere eine weitere aus, die Dich ebenfalls angesprochen hat. Beziehe Deinen Partner mit ein, macht gemeinsam Erfahrungen mit der Übung und tauscht Euch danach aus, wenn immer dies möglich ist. Sei ehrlich mit Dir selbst und Deinem Partner, auch wenn es etwas Unangenehmes ist, das Du empfindest oder bei ihm wahrnimmst. Vor allem scheue Dich nicht, ihm etwas sehr Persönliches, Intimes oder gar Spirituelles mitzuteilen. Vielleicht sind gerade darin Deine wahren Schätze verborgen. Lerne, Deine Erfahrungen, Gefühle und Gedanken nicht zu beurteilen oder gar zu verurteilen, sondern nimm sie so an, wie sie kommen. Sei Dir bewusst, Deine Ehrlichkeit als Frau Dir selbst gegenüber ist der Gradmesser des Fortschrittes für Euch beide.

Lieber Leser,

Es ist jetzt an Dir, ebenfalls zu entscheiden, ob Du den Weg der spirituellen Verhütung mit Deiner Partnerin zusammen gehen möchtest oder nicht, und wenn ja, was Dein Beitrag dazu ist. Nimm Dir genügend Zeit, dies herauszufinden. Wie willst Du, als Mann, den Weg mitgestalten? Welche Paarübung hat Dich am meisten angesprochen? Wenn Du merkst, dass Du Zweifel, Skepsis oder Ablehnung den Übungen oder Inhalten gegenüber empfindest, dann nimm diese Gefühle an und teile sie Deiner Partnerin ehrlich mit.

Jetzt ein entscheidender Punkt: Frage Dich aufrichtig, bist Du, obwohl möglicherweise Zweifel und Ablehnung da sind, dennoch bereit, Dich auf diesen Weg gemeinsam einzulassen oder nicht? Letztendlich geht es nicht darum, was Du über diesen Weg *denkst*, sondern wie *bereit Du wirklich bist,* Dich auf neue und unbekannte Erfahrungen einzulassen und mit ihnen zu wachsen. Die Frage Deiner Bereitwilligkeit ist zuerst einmal ehrlich und möglichst eindeutig zu klären.

Wenn Du merkst, dass Du bereit bist, den neuen Weg zu gehen, und Dich vielleicht sogar auf ihn freust, dann teile Deiner Partnerin mit, welche Paarübung Dich am meisten angesprochen hat. Achte stets auf die Impulse Deiner Frau oder Freundin. Lädt sie Dich ein, eine Frauenübung zu unterstützen, dann tu dies. Einigt Ihr Euch darauf, mit einer von beiden gewollten Paarübung anzufangen, beginnt damit.

Sei mutig und direkt! Teile Deiner Partnerin die persönlichen Erlebnisse mit, die Du während der Übung empfunden hast. Beobachte Deine Gedanken über die Übung, aber äußere sie nur dann, wenn sie mit Gefühlen verbunden sind. Das sollte für Dich weiterhin der Fokus sein. Es geht um einen gemeinsamen Prozess von Erfahrungen und nicht so sehr ums Denken.

Wenn Du merkst, dass Du Dich dauerhaft darauf einlassen kannst, wirst Du vielleicht in einen neuen Raum der Begegnung mit Dir selbst kommen. Hier liegen die Schätze Deines wirklichen Reichtums verborgen. Hier können sich auch Wunder einer neuen Wahrnehmung ereignen, die Du nie für möglich gehalten hättest. Öffne Dich für neue Seiten in Dir!

Lieber Leser, wenn Du allerdings merken solltest, dass Du nicht wirklich bereit bist, den Weg mit Deiner Partnerin zu gehen, dann sag es ihr, auch wenn sie vielleicht enttäuscht ist. Mute ihr das zu! Mute ihr Deine ehrliche Einschätzung zu! Achte aber darauf, dass Du ihren Weg nicht beurteilst, verurteilst oder gar bekämpfst. Das ist der mindeste Beitrag, den Du ihr schuldest. Vielleicht ist er nicht einfach, aber bemühe Dich! Es kann sein, dass Dein Interesse nach einer gewissen Zeit wächst. Du kannst auch später noch jederzeit einsteigen. Steh zu Dir und sei ehrlich. Alles entwickelt sich.

Liebe Frau,
lieber Mann,

wie auch immer Ihr Euch entscheiden werdet, ich wünsche Euch wunderbare und spannende Erfahrungen auf dem neuen Weg der spirituellen Verhütung. Nutzt die alltägliche Verhütung, um Euch selbst, Euren Körpern und den Seelen im Jenseits Frieden zu bringen. Dadurch entsteht ein leuchtendes Energiefeld, das Euch als ein liebendes Paar unterstützt.

Um Euch zu ermutigen, habe ich im letzten Kapitel einige Beispiele für eine geglückte und beglückende Verhütung zusammengetragen.

26
Fallbeispiele von Paaren – Wie spirituelle Verhütung glücken kann

Im Laufe der letzten 20 Jahre habe ich in meiner Praxis viele Paare kennengelernt, die ausschließlich auf spirituellem Wege erfolgreich verhüten. Sie sind wahre Pioniere. Einige dieser mutigen Frauen und Männer möchte ich hier vorstellen, damit ihr Weg anderen Liebespaaren Mut macht, es ihnen gleichzutun. Um die Anonymität dieser Menschen zu schützen, habe ich Namen, Orte und konkrete persönliche Details abgeändert. Ich wünsche mir, dass immer mehr liebende Paare sich der spirituellen Empfängnisverhütung zuwenden, damit ihre Intimität schöner und strahlender, ehrlicher und liebevoller wird.

Paar Nr. 1: Monika und Paul

Monika und Paul leben in Hamburg. Sie riefen mich an, als eine Bekannte ihnen von mir erzählte. Sie verhüteten seit mehreren Jahren rein geistig, hatten aber einige Fragen und Bedenken, die sie allein nicht klären konnten. Wir vereinbarten einen gemeinsamen Beratungstermin und sie kamen für ein verlängertes Wochenende nach Freiburg.

Hier erzählten sie mir ihre Geschichte. Beide waren bereits einmal verheiratet gewesen. Er war Anfang fünfzig und sie Mitte vierzig. Sie waren seit acht Jahren zusammen. Aus ihrer ersten Ehe hatte sie zwei Kinder, die inzwischen erwachsen waren und unabhängig von ihr einen eigenen Weg gingen. Er hatte keine Kinder und hatte sich auch nie welche gewünscht.

Nach vielen beruflichen Erfahrungen und Wechseln hatten sie vor einigen Jahren begonnen, ein gemeinsames Büro für Firmencoaching und Management aufzubauen. Sie arbeiteten mit verschiedenen mentalen und kreativen Methoden. Es ging ihnen inzwischen recht gut, so dass sie davon leben konnten. Beide waren von ihrem neuen Beruf zeitlich nicht nur sehr in Anspruch genommen, sondern auch persönlich tief erfüllt.

Monika und Paul wohnten seit einigen Jahren zusammen und hatten ein lebhaftes, spontanes und für beide sehr befriedigendes Sexualleben. Am Anfang ihrer Beziehung hatte sich Monika noch ein Kind von Paul gewünscht. Dieser Wunsch trat aber im Laufe der Jahre und des Älterwerdens in den Hintergrund, so dass sie ab Anfang vierzig deutlich spürte, dass sie kein Kind mehr wollte. Diese Entscheidung war immer mehr zu einer tiefen und befriedigenden inneren Sicherheit geworden. Wie viele Frauen in ihrem Alter hatte Monika bereits sämtliche zur Verfügung stehenden Verhütungsmethoden mit mehr oder weniger großen inneren Widerständen und Bedenken ausprobiert und teilweise über mehrere Jahre angewandt. Nie hatte sie dabei wirklich das Gefühl gehabt, dass es etwas durch und durch Gutes gewesen sei, immer nur ein mehr oder weniger fauler Kompromiss. Sie stand weltanschaulich der Anthroposophie nahe und war von daher offen für geistige Fragestellungen und Sichtweisen.

Paul war zeit seines Lebens darin entschieden gewesen, dass er keine Kinder wollte, und hatte deshalb als Mann stets verantwortlich für die Verhütung mitgesorgt. Auch er war kein Freund von drastischen Eingriffen oder hormoneller Manipulation des Körpers. Nach einem dramatischen Verkehrsunfall mit Anfang dreißig lag er mehrere Wochen bei Lebensgefahr im Koma. Als er wieder aufgewacht war, konnte er sich nach einiger Zeit an für ihn beglückende Erfahrungen in der geistigen Welt erinnern. Diese intensiven spirituellen Erlebnisse in der anderen Welt beeindruckten ihn so tief, dass er seine Lebenssicht und seinen Alltag in einigen wesentlichen Punkten konsequent veränderte. Nach mehreren positiven Erfahrungen mit seiner neuen Sichtweise glaubte er inzwischen fest an die Wirklichkeit der geistigen Welt und meditierte regelmäßig. Als er dann Monika kennenlernte und sie ihm von der Möglichkeit spiritueller Verhütung erzählte, war er sofort interessiert und offen, mit ihr gemeinsam diesen neuen, spannenden und freien Weg der Verhütung zu gehen.

Sie fingen damit an, dass sie vor dem sexuellen Liebesspiel einige Zeit miteinander meditierten, um ein gemeinsames Kraftfeld aufzubauen. Anschließend sprachen sie ein Gebet, in dem sie die Wesen in der Lichtwelt baten, nicht als Kinder zu ihnen zu kommen. Anfänglich verhüteten sie zusätzlich entweder mit dem Kondom oder dem Diaphragma und schliefen auch nur dann miteinander, wenn Monika nicht in ihrer fruchtbaren Zeit war. Nach etwa zweieinhalb Jahren fühlten sich beide so sicher, dass sie ganz auf die materiellen Verhütungsmittel verzichteten, aber noch nicht an den Tagen um den Eisprung herum miteinander schliefen.

Einmal hatte Monika das Gefühl gehabt, schwanger zu sein. Ein Schwangerschaftstest und ein darauffolgender Besuch beim Frauenarzt bestätigten ihre Vermutung. Das war in der Anfangszeit, als sie in Paul tief verliebt war und sich lebhaft ein Kind von ihm wünschte. Diese Wochen waren für beide eine schwierige, krisenhafte Zeit in ihrer Partnerschaft. Paul fühlte sich tief verletzt in seiner Entscheidung, nicht Vater werden zu wollen. Er war in seinem Vertrauen zu Monika heftig erschüttert und dachte sogar daran, die Beziehung zu beenden. Monika war anfänglich in ihren Gefühlen sehr irritiert und hätte es fast darauf ankommen lassen. Als sie dann aber sah, dass es bei ihr darum ging, sich zwischen Paul oder dem Kind zu entscheiden, traf sie nach heftigen inneren Auseinandersetzungen eindeutig die Entscheidung für ihren Partner.

Als sie diese Klarheit gewonnen hatte, gingen beide zu einer Heilerin, die zusammen mit ihnen einen geistigen Kontakt zu dem Wesen des Kindes aufnahm. Hier stellte sich heraus, dass es ein Wesen war, das sich mit beiden seit Langem in einem tiefen inneren Seelenkontakt verbunden fühlte. Es hatte nicht unbedingt die Absicht, als Kind zu ihnen zu kommen, wenngleich das auch möglich gewesen wäre. Es wollte vor allen Dingen in ihrer Nähe sein und möglichst viel bewussten und liebevollen Kontakt zu ihnen pflegen. Es bot sich in dieser Sitzung an, als Seelenfreund und Unterstützer für all ihre Angelegenheiten im Alltag da zu sein und ihnen zu helfen. Das Wesen freute sich sehr, von ihnen beiden bewusst wahrgenommen zu werden, und wollte täglich den Kontakt zu ihnen spüren. In dieser Sitzung waren Monika und Paul tief berührt von der Liebe zwischen ihnen und dem Wesen und willigten freudig in einen dauerhaften Kontakt mit ihm ein. Beide baten anschließend bei sich zu Hause das Wesen darum, sich wieder von dem befruchteten Ei zu lösen und ganz aus der Körpersphäre von Monika zu gehen. Das Wesen stimmte zu. Wenige Tage danach setzten heftige Blutungen bei Monika ein und sie hatte das Gefühl, dass die Schwangerschaft nun beendet sei. Ihr Frauenarzt bestätigte dies und riet dennoch zu einer Ausschabung, die einige Tage später vorgenommen wurde.

All diese Erlebnisse hatten Monika tief berührt, beeindruckt und sehr verändert. Sie nahm nun völlig Abschied von der Möglichkeit, wieder Mutter zu werden, und richtete ihre ganze Energie fortwährend auf ihre berufliche Entwicklung, die weitere Begleitung ihrer beiden erwachsenen Kinder und auf ihre Partnerschaft.

Paul konnte langsam sein Vertrauen zu Monika wiedergewinnen und die Beziehung intensivierte sich. Beide freuten sich über den Kontakt zu ihrem neuen Seelenfreund und bauten langsam eine geistige Partnerschaft zu ihm auf. Fortan verhüteten sie rein geistig und schliefen auch miteinander, wenn Monika in ihrer fruchtbaren Zeit war. Beide hatten das Gefühl der Sicherheit und des Vertrauens in ihre eigene Kraft.

Dennoch gab es einen Punkt, der von Zeit zu Zeit einen dunklen Schatten auf ihr Intimleben warf. Wegen diesem Punkt waren sie zu mir nach Freiburg gekommen. Hin und wieder versank Monika in eine Art von depressiver Verstimmung, die manchmal Stunden oder sogar Tage andauern konnte. Während dieser Zeit igelte sie sich ganz ein, weinte viel und wollte keinen Kontakt zu Paul. Ja, sie empfand ihn als störend und lästig und seine Gegenwart machte sie zeitweise sogar wütend. Paul war darüber traurig, fühlte sich hilflos und manchmal wurde er auch ärgerlich. Auch nach Jahren der eigenen Versuche, diese Situation zu verändern, und der gelegentlichen Begleitung von Therapeuten und Heilern verbesserte sich der Zustand von Monika nicht wirklich dauerhaft. Manchmal war es sogar so, dass Monika über Wochen gar keinen sexuellen Kontakt wollte, oder wenn sie sexuell zusammen waren, die spirituelle Verhütung vernachlässigte. Darüber war Paul sehr irritiert und hilflos. Er hielt dann Distanz und fühlte sich unwohl.

Als beide bei mir in der Praxis saßen, führten wir zunächst ein längeres Gespräch, damit ich mir ein genaues Bild von ihnen machen konnte. Nach einiger Zeit hatte ich den Eindruck, dass es in Monikas Biografie etwas Dunkles und Unerlöstes gab, das vielleicht dieses Leiden verursachte. Ihr Atem ging nicht ganz hinunter in den Bauch und ich sah graue Farben in dem Bereich ihres zweiten Chakras. In ihrem Verhalten Paul gegenüber beobachtete ich eine Art von feiner Verkrampfung und Verunsicherung. Und ich spürte auch, dass Paul diesen Anteil von ihr nicht bewusst wahrnahm, aber als Mann stumm darunter litt. Ich verabredete für den nächsten Tag eine Einzelsitzung mit Monika und schlug ihr vor, einen Organdialog mit ihrer Gebärmutter zu führen.

Als wir während des inneren Gespräches mit ihrer Gebärmutter in die Tiefe kamen, schluchzte Monika plötzlich heftig auf und längeres Weinen setzte ein. Ein Teil von ihr weigerte sich dennoch hartnäckig, die Gebärmutter reden zu lassen. Als sie nach einiger Zeit der Ermutigung und des Zuspruchs von mir dann doch das Vertrauen fasste, erzählte ihre Gebärmutter nach und nach die Geschichte eines lange vergessenen und verdrängten Leidens. Mit vierzehn Jahren war sie von ihrer Mutter gegen ihren Willen in die Sommerferien zu Verwandten weit weg geschickt worden. Diese kannte sie kaum und fühlte sich nicht wohl bei ihnen. Sie lernte einen Nachbarjungen kennen und verliebte sich in ihn. Der Junge vertrieb ihre Einsamkeit, tröstete sie und bald entstand daraus ein erster sexueller Kontakt. Während mehrerer Wochen trafen sich beide heimlich entweder bei ihr oder bei ihm oder draußen in der Natur. Allmählich wurde der Kontakt immer leidenschaftlicher, so dass sie auch häufig miteinander schliefen. Die junge Monika war am Anfang sehr scheu und verhalten, löste sich aber bald und fand an ihrem Tun immer mehr Gefallen. Sie hatte zwar davon gehört, dass aus körperlich-sexuellen Kontakten Kinder entstehen können, aber irgendwie bezog sie das Ganze nicht auf sich. Außerdem war sie wütend auf ihre Mutter und wollte ihr irgendwie wehtun.

Als sie wieder zu Hause war und auch nach mehreren Wochen ihre Menstruation nicht einsetzte, kriegte sie plötzlich Angst und erzählte ihrer Mutter davon. Diese fiel aus allen Wolken und war entsetzt. Der Grund dafür, die Tochter und die anderen Kinder fortzuschicken, war nämlich eine eigene unerwünschte Schwangerschaft gewesen, die sich nach einem kurzen, aber unglücklichen Seitensprung eingestellt hatte. Genau in dieser Zeit hatte die Mutter einen eigenen Abbruch erlebt und die Ehe von Monikas Eltern war ernstlich in Gefahr. Bei der Bestätigung der Schwangerschaft ihrer Tochter geriet die Mutter dann völlig in Panik und dies umso mehr, als die Frist für einen Abbruch in Deutschland bereits abgelaufen war und der Frauenarzt zu einer Adoption riet.

Kurz entschlossen nahm die völlig entnervte Mutter ihre minderjährige schwangere Tochter mit nach Holland und organisierte dort in aller Eile einen Abbruch. Während der langen Autobahnfahrt dorthin drangsalierte und schikanierte die panische Mutter ihre Tochter derart, dass diese zwischen Wutausbrüchen und tiefer Verzweiflung hin und her gerissen wurde. Der Eingriff selbst wurde eher schonend und liebevoll durchgeführt. Aber bei all der Hektik und den Vorwürfen der Mutter wurde der Vorgang in Holland zu einem wahren Albtraum für die Tochter. Niemand hatte sie gefragt, wie sie eigentlich zu der Schwangerschaft stehe und was sie denn wolle. Durch das ganze Geschehen war sie völlig überrumpelt und fühlte sich wie eine hilflose Marionette in einem üblen Spiel.

Als Reaktion darauf entwickelte sie nach knapp einem Jahr eine Magersucht und während vieler Jahre setzte bei ihr die Menstruation aus. Sie zog sehr früh aus dem Elternhaus aus und hatte seither nie mit ihrer Mutter über diese Situation gesprochen. Aber das Schlimmste an der Sache waren ihre entsetzlichen Schuldgefühle dem Kind gegenüber. Denn der Pfarrer hatte ihnen im Religionsunterricht wiederholt gesagt, dass jemand, der einen Abbruch vornehme, mit Sicherheit im Himmel nicht aufgenommen, sondern auf ewig in die Hölle verstoßen würde. Dieser Gedanke quälte sie besonders und machte so manchen Traum zu einem wahren Horrorfilm. Als sie später studierte, nahm sie sich fest vor, dass ganze Geschehen endlich zu beenden und alles zu vergessen. Dies tat sie offensichtlich so erfolgreich, dass sie sich irgendwann nicht mehr bewusst daran erinnern konnte. Erst jetzt hatte sie „ihre Ruhe“.

Als die Gebärmutter diese Geschichte dennoch wieder erzählte, war Monika zunächst sehr überrascht, doch dann bereit, sich all dem zu stellen, was ihre innere Situation erforderte. Zunächst nahmen wir Kontakt mit dem Wesen auf, das sie fortgeschickt hatte. Und dies stellte sich als das eigentliche Problem ihrer Depression heraus: Dieses unglückliche Wesen hatte sich durch die Dramatik, die Panik und den Hass von damals an ihre Gebärmutter geheftet und flatterte dort wie ein ängstliches Vögelchen nach wie vor umher. Als Monika mit dem unglücklichen Wesen längere Zeit liebevoll sprach und es um Verzeihung bat, löste sich bei ihr und bei dem Wesen ein Ring aus Angst und Panik. Langsam kehrten wieder Ruhe, Frieden und Wärme ein. Bei der zweiten Sitzung konnte das Wesen endlich ins Licht zurückgehen und beide spürten das Gefühl der Dankbarkeit über die gemeinsame Erfahrung und die darin enthaltenen Lektionen.

Ein weiterer wichtiger Punkt war die innere Auseinandersetzung mit ihrer Mutter und die Versöhnung zwischen ihnen sowie das Verständnis, die Solidarität und der Respekt vor dem damals jugendlichen Mädchen. Hier war eine längere Klärungsarbeit nach der Imaginationstherapie von Phyllis Krystal nötig. Nach einer Einführung in die Methode und der ersten gemeinsamen Arbeit mithilfe der Übung „Die Acht“ konnte Monika die weitere Therapie in Hamburg mit einer Bekannten durchführen. Nach einigen Monaten kam sie dann wieder zu mir. Wir überprüften gemeinsam das aktuelle Beziehungsfeld zwischen ihr und ihrer Mutter und konnten dann das abschließende Ablösungsritual durchführen.

Nun fühlte sie sich endlich frei von ihren alten Emotionen und dem zugrunde liegenden Verhaltensmuster. Tief in sich spürte sie eine neue, bisher unbekannte Sicherheit im Kontakt zu Paul. Beide konnten daraufhin in eine sehr harmonische neue Phase ihrer Partnerschaft eintreten. Sie verhüteten weiterhin innerlich sicher und zufrieden ausschließlich mit der spirituellen Methode.

Paar Nr. 2: Isolde und Rainer

Isolde und Rainer leben in Karlsruhe. Sie war Ende dreißig und er Anfang vierzig. Beide waren seit fünfzehn Jahren verheiratet und hatten vier gemeinsame Kinder. Über eine Bekannte hatte Isolde von meinem Verhütungsseminar gehört und nahm daran teil. Sie war sofort davon angetan. Zunächst wollte sie ihren eigenen Kinderwunsch klären und dann mit Rainer sprechen, ob er sich vorstellen könnte, mit ihr gemeinsam zu lernen, geistig zu verhüten. Nachdem sie sich viel Zeit genommen hatte, in sich zu gehen und mit meditativen Methoden zu überprüfen, ob sie einen weiteren Kinderwunsch hatte oder nicht, war sie zu dem Schluss gekommen, dass sie keine weiteren Kinder mehr wollte. Es war eindeutig ihre Absicht, ihre ganze Kraft weiter in die Erziehung ihrer vier Kinder zu geben und langsam einen beruflichen Wiedereinstieg zu planen.

Rainer teilte ihren Entschluss, keine weiteren Kinder mehr zu wollen. Er war zunächst etwas skeptisch über ihren Vorschlag der spirituellen Verhütung, willigte dann aber ein. Isolde arbeitete am Anfang mit der Lichtspirale und versiegelte sie in einem gemeinsamen Ritual. Als beide sich einen Überblick über die verschiedenen Methoden verschafft hatten, entschieden sie sich für die Übung der goldenen Lichtkugel um das Bett.

Zunächst setzte Isolde die Pille ab und stieg auf die Spirale um. Nach einem Dreivierteljahr ließ sie sich die Spirale wieder herausnehmen und beide wechselten zum Kondom und Diaphragma bei gleichzeitiger Enthaltsamkeit während der fruchtbaren Zeit. Sie praktizierten regelmäßig die Übung der Lichtkugel und meditierten lange, bevor sie gemeinsam ins Bett gingen.

Zunächst war Rainer etwas verunsichert in seiner Sexualität, merkte jedoch bald, dass Isolde viel präsenter war und mehr Freude hatte. Dies steigerte seine Motivation und Spontaneität. Ihre Sexualität verbesserte sich deutlich und ein tiefes Gefühl der Verbundenheit und des Friedens umgab beide zunehmend.

Nach knapp zwei Jahren setzten sie auch das Kondom und das Diaphragma ab, verhüteten rein geistig, hatten aber während der fruchtbaren Tage keinen Sex. Als sie nach ca. drei Jahren spürten, dass ihr gemeinsames Kraftfeld sicher und klar war, schliefen sie auch während der fruchtbaren Zeit miteinander. Ihre restliche Unsicherheit verflog immer mehr, so dass sie mit dieser Methode sehr zufrieden waren. Als Isolde zusätzlich den blauen Schutzmantel der Göttlichen Mutter Maria für sich visualisierte, verlor sie auch die allerletzten feinen Reste von Angst und fühlte sich ganz in ihrer Kraft und Entschiedenheit. Nach fast fünf Jahren der gemeinsamen Erfahrung von spiritueller Verhütung war für Isolde und Rainer die Verhütung kein Thema mehr. Sie fühlten sich vollkommen sicher und ihre Ehe profitierte sehr davon.

Paar Nr. 3: Anastasia und Leon

Anastasia lebt mit ihrem Freund Leon in Oberbayern. Sie hatte einen Artikel über spirituelle Schwangerschaftsklärung von mir gelesen. Eines

Tages schrieb sie mir einen Brief, in dem sie mich bat, mit ihr in Einzelsitzungen zu klären, ob es für sie richtig sei, kein Kind zu bekommen. Außerdem wollte sie einige persönliche Methoden der spirituellen Empfängnisverhütung mit mir gemeinsam entwickeln. Dies fand ich spannend und willigte ein.

Sie kam für eine Woche nach Freiburg und gemeinsam entdeckten wir in langen und intensiven Sitzungen, die geistig wunderbar geführt waren, eine ganze Reihe von persönlichen Lichtübungen für ihre Verhütung. Die geistige Welt hatte offensichtlich Interesse an unserer Zusammenarbeit, denn sie inspirierte uns mit solch wunderbaren Vorschlägen, mit einer Leichtigkeit und einem Humor, dass wir uns häufig kugeln mussten vor Lachen.

Das Zentrum ihres Interesses war ihr Bauch und ihre Gebärmutter. Wir entwickelten speziell für sie mehrere geistige Übungen, die mit blauem Licht arbeiteten. Viel Zeit verbrachten wir für die Klärung ihrer Absicht, nicht empfangen zu wollen und darin völlig sicher zu sein. Anastasia war um die vierzig und führte ein sehr selbstständiges, freies und künstlerisches Leben. Ihr Partner Leon war ebenfalls Künstler.

Nachdem sie wieder zu Hause war, praktizierte sie diese Übungen vor dem sexuellen Kontakt. Ihr Partner unterstützte sie darin. Über einen längeren Zeitraum nahmen sie zusätzlich noch das Kondom zur Hilfe. Als Anastasia sich ganz sicher war, bat sie Leon, auch das Kondom wegzulassen. Dies irritierte ihn anfänglich so sehr, dass er für kurze Zeit sexuelle Probleme bekam. Nachdem beide sich intensiv und auch mit Unterstützung eines befreundeten Paares diesen Problemen zugewandt hatten, ging es Leon langsam besser und er konnte wieder neu Vertrauen fassen.

Hin und wieder schrieb mir Anastasia einen Brief und berichtete mir von der weiteren Entwicklung ihrer Verhütungspraxis. Bisweilen rief sie mich an und wir besprachen einige Fragen und Unklarheiten.

Vier Jahre hatte ich nichts von ihr gehört. Da kam plötzlich wieder ein Brief von ihr. Sie teilte mir freudig mit, dass sie sich jetzt vollkommen sicher fühle und vor allem das Recht genieße, sich als Frau frei gegen ein Kind zu entscheiden und ihren Willen auch frei auszudrücken. Diesen Aspekt betonte sie besonders, das wunderbare Gefühl der Freiheit als Frau. Sie sagte ebenfalls, dass für sie die Verhütung inzwischen kein Problem mehr sei, und bedankte sich für meine Begleitung.

Ich gebe diesen Brief mit ihrer Erlaubnis gern in einigen wesentlichen Passagen wieder:

Liebe Margarete,

heute sende ich Dir nun wie besprochen die Rückmeldung zu unserer Arbeit ... Mir ging es damals darum zu klären, ob es für mich wirklich richtig ist, kein Kind zu bekommen. Für mich selbst wusste ich schon seit Jahren, dass ich mir keines wünsche, doch es fiel schwer, dies nach außen zu vertreten, zumal ich auf wenig Verständnis stieß. Vor allem beschäftigte mich die Frage: Was tun, wenn ich ungewollt schwanger werde? Aufgewachsen in einer Religion, die Schwangerschaftsabbrüche verdammt, war es nicht einfach, für mich selbst zu anderen Schlüssen zu kommen. Bedeutet eine ungewollte Schwangerschaft, dass es Gottes Wille ist, dass ich doch ein Kind großziehen muss? Was ist mit meinen Gefühlen dazu? Muss ich mich unterordnen? Darf ich selbst entscheiden? Straffrei ausgehen, wenn meine Entscheidung gegen das Kind ausfällt?
Als ich den Artikel über Deine Arbeit der spirituellen Schwangerschaftsklärung in die Hände bekam, war das wie ein Lichtstreifen am Horizont. Endlich wurde das Thema ohne erhobenen Zeigefinger besprochen, endlich andere Lösungsmöglichkeiten benannt. Die Idee, mit der Seele Kontakt aufzunehmen, Fragen stellen zu können und dann frei zu entscheiden – das war Balsam für mich.
Da mich das Thema stark beschäftigte, fragte ich telefonisch an, ob eine Klärung auch prophylaktisch möglich sei, und erhielt eine bejahende Antwort. Bei unseren Sitzungen kam ganz klar und eindeutig zutage, dass für mein Leben meine Entscheidung für ein Leben ohne Kind stimmig ist.
Am eindrücklichsten blieb mir das Satz: „In diesem Leben bist Du Dir selbst Mutter." Dazu kamen Hinweise, wie ich Verhütung auch auf geistiger Ebene praktizieren kann, und viele weitere aufbauende Hinweise zu meinem Leben.
Heute, vier Jahre später, blicke ich zurück und ziehe Bilanz: Was brachte es mir? Das Wichtigste und Wohltuendste zugleich ist, dass mich das Thema ungewollte Schwangerschaft einfach nicht mehr beschäftigt. Es ist gelöst. Die Angst davor ist verschwunden. Es ist kein Thema mehr, und das bringt eine ungeheure Erleichterung mit sich.
Sogar die spirituelle Verhütung brauche ich nicht als Ritual. Ich lebe in einer liebevollen Partnerschaft, wie sind beide klar in unserer Absicht – das reicht völlig aus.
Seitdem begegne ich auch keinen Kritikern mehr. Wenn ich äußere, dass ich keine Kinder will, wird es akzeptiert.
Außerdem mache ich seitdem auch in anderen Lebensbereichen meine Entscheidungen nicht mehr abhängig von dem, was ein Wesen außerhalb von mir wollen könnte. Mehr als vorher trage ich selbst die Verantwortung für mein Leben und verstehe sie weniger als „eine Pflicht erfüllen" und mehr als „Bezug nehmen auf etwas und gestalten können".
Die Arbeit bei und mit Dir erhöhte deutlich meine Lebensqualität.

Wenn ich jetzt den Säugling einer Freundin in den Arm gelegt bekomme, kann ich mich einfach daran freuen. Da sind keine Ängste mehr, kein Grummeln im Magen, kein Druck auf der Seele. Ich bin klar. Das Kind einer anderen Frau ist nicht mehr Erinnerung an eine Wunde in meinem Inneren, es ist einfach nur ein Kind ... nicht mehr und nicht weniger.

Ich bin zutiefst dankbar dafür! ...

Fühle Dich herzlich umarmt
und lass es Dir gut gehen.

Mit Liebe
Anastasia

Paar Nr. 4: Erika und Wolfgang

Erika und Wolfgang leben in der Nähe des Bodensees. Sie hatte aus zwei Ehen vier Kinder, die sie überwiegend allein erzog. Die Kinder waren zwischen 18 und 5 Jahre alt und lebten alle bei ihr. Mit ganzem Herzen war sie hauptberuflich Mutter und Hausfrau und liebte ihre Kinder über alles. Ebenso konsequent und begeistert ging sie bereits seit fünfzehn Jahren einen Weg der Selbsterfahrung und der spirituellen Suche. Gemeinsam mit einer Freundin fing sie recht erfolgreich an, ein Institut für Kosmetik, Wellness-Angebote und Ayurvedische Massagen aufzubauen. Seit einem halben Jahr war sie mit Wolfgang befreundet. Er hatte aus seiner Ehe drei Kinder im Alter von 19, 12 und 9 Jahren, die bei ihrer Mutter lebten. Wolfgang arbeitete als Lehrer an einem Gymnasium, war inzwischen geschieden und wohnte allein. Jedes zweite Wochenende kamen die Kinder zu ihm.

Beide waren frisch verliebt, als Erika einen Vortrag von mir über spirituelle Empfängnisverhütung besuchte. Sie rief mich einige Tage später an und bat um einen Beratungstermin. Während dieser Sitzung entwickelten wir einige geistige Methoden der Verhütung, die ganz speziell ihren persönlichen Bedürfnissen entsprachen. Erika war angetan von der gemeinsamen Arbeit und teilte mir freudig mit, diese Methoden sicher bald anzuwenden.

Nach einem weiteren halben Jahr rief sie mich erneut an und teilte mir mit schwerer Stimme mit, dass es bei ihr nicht geklappt habe mit der spirituellen Verhütung, denn sie sei trotzdem schwanger geworden. Sie bat um schnelle Hilfe und wir vereinbarten einen neuen Termin. Als sie mir in der Sitzung gegenübersaß, wirkte sie verwirrt, deprimiert und sehr traurig. Erika erzählte mir Folgendes: Nach der ersten Sitzung bei mir war sie absolut überzeugt gewesen von der Wirksamkeit der spirituellen Verhütung. Sie erzählte ihrem Freund davon und er willigte nach einigem Widerstreben ein, mitzumachen. Er sagte ihr aber noch einmal eindringlich, dass er auf keinen Fall mehr ein Kind wolle, auch kein Kind mit ihr zusammen.

Gemeinsam praktizierten sie die Übung mit der goldenen Lichtkugel um das Bett. Außerdem hatte sie ihre Lichtspirale am Bauchnabel vorher eindeutig versiegelt. Ferner hatten sie vereinbart, dass sie das Diaphragma zusätzlich als körperliche Verhütung einsetzen solle. Als ich an diesem Punkt nachfragte, wie es dennoch möglich gewesen sei, dass sie trotz Diaphragma schwanger werden konnte, stockte sie zunächst und fing dann an zu weinen. Unter Tränen gestand sie mir, einen großen Fehler gemacht zu haben. Wolfgang und sie hatten ein verlängertes Wochenende dazu genutzt, einen gemeinsamen Kurzurlaub zu machen. Sie waren in freudiger und gelöster Stimmung, hatten sich häufig körperlich geliebt und „irgendwann brannte der Kinderwunsch mit mir durch“, sagte sie wörtlich. Bei einer sexuellen Vereinigung ließ sie das Diaphragma einfach weg und dachte sich, dass die Lichtkugel und die Lichtspirale wohl sicher genug wären. Ich fragte sie, ob sie sich denn persönlich sicher gefühlt hätte. Dann überlegte sie lange und fing abermals zu schluchzen an. Sie sagte: „Erst war ich ganz sicher, doch dann wurde die Leidenschaft immer stärker und irgendwann verband sich die Sehnsucht nach Nähe zu ihm mit dem Wunsch, es wäre doch schön, ein Kind von ihm zu bekommen.“

Ich bat sie, genau nachzuvollziehen, wie sie sich damals gefühlt und die ganze Situation erlebt hätte. Dabei führte ich sie durch eine tiefe Körperentspannung in das damalige Erleben wie in einen inneren Film zurück. Plötzlich wurde sie hellwach und setzte sich aufrecht hin. Sie sagte nervös:

„Da war etwas, das ich vergessen hatte. Ich habe deutlich die große strahlende Lichtkugel um unser Hotelbett gesehen, aber an einer Stelle oben, direkt über uns, war es besonders hell. Es funkelte mir zu, wie ein Brillant. Ich fand dieses runde kleine Licht sehr schön und wollte, dass es bleibt. Aber plötzlich ging es weg und irgendwie machte mich das traurig. Doch dann wurde es in meinem Bauch immer schöner und wohliger. Wir liebten uns lange und intensiv. Ich vergaß dann alles um mich herum und tauchte einfach ein in das selige Gefühl im Innern meines Bauches.“

Ich teilte ihr meinen Eindruck mit, dass sie wohl gerade das Hineingleiten dieses Wesens in ihren Bauch beschrieben hätte. Als ich die Worte aussprach, spürte ich, dass sie in dem Moment das Gleiche gedacht hatte.

Nun bat sie mich eindringlich darum, dass wir gemeinsam mit der Seele des Kindes sprechen sollten, um sie zu bitten, wieder zu gehen. Ich sagte ihr, dass es nur dann wirken würde, wenn sie sich vollkommen sicher sei, dass sie das Kind wirklich nicht wolle. Und ich fragte sie nun eindeutig, ob sie das Kind wolle oder nicht. Unter Tränen gestand sie mir dann, dass der größere Teil von ihr das Kind wolle, aber dass ihre Vernunft, auch durch den Druck ihres Freundes, es wieder wegschicken wolle. Ich sagte ihr, dass das nicht gehe, und bat sie, sich Zeit zu nehmen, um mehr Klarheit zu bekommen. Sie ging traurig und längere Zeit hörte ich nichts von ihr.

Nach gut zwei Jahren meldete sich Erika wieder telefonisch und wir vereinbarten einen neuen Beratungstermin. Sie erzählte mir, dass sie damals mehrfach allein versucht habe, die Seele wieder wegzuschicken, dass es ihr aber nicht geglückt sei. So habe sie schließlich einen Abbruch vornehmen lassen. Die Beziehung zu Wolfgang habe sich in der Zwischenzeit stabilisiert und sie seien zusammengezogen. Gut ein halbes Jahr nach jenem Abbruch sei sie wieder von ihm schwanger geworden und hätte sich entschieden, diesmal das Kind zu behalten. Wolfgang stimmte nach anfänglichem heftigen Widerstand schließlich doch zu.

Das Kind, es wurde ein Mädchen mit Namen Marie, war der Stolz und die Liebe der beiden Eltern. Auch Wolfgang hatte sich inzwischen ganz mit seiner erneuten Vaterschaft ausgesöhnt und entdeckte durch die Liebe zu Erika und zu seiner jungen Tochter bisher unbekannte weiche Wesensanteile von ihm selbst, die ihn zunehmend harmonisierten und sein Leben intensiver gestalteten.

Erika sagte mir lächelnd, dass sie nun wirklich reif sei für die spirituelle Verhütung, denn nun wolle sie wirklich kein weiteres Kind mehr. Da sei sie sich ganz sicher. Ich konnte ihr diesmal glauben und gemeinsam entwickelten wir daraufhin neue persönliche Verhütungsmethoden. Wiederum zwei Jahre später erfuhr ich durch einen kurzen Anruf von ihr, dass ihre Entschiedenheit gewachsen sei, dass beide seit einem Jahr auch kein Kondom und Diaphragma mehr benutzten und dass nichts passiert sei, weil beide sich nun ganz sicher seien. Sie bedankte sich bei mir. Seither habe ich nichts mehr von Erika und Wolfgang gehört.

Paar Nr. 5: Heike und Manfred

Heike und Manfred leben im Vorarlberg in Österreich. Sie hatten sich kennengelernt, als sie sechzehn und er zwanzig Jahre alt war. Vier Jahre später hatten sie geheiratet. Als ich sie kennenlernte, war er 49 und sie

45 Jahre alt. Gemeinsam hatten sie vier Kinder, von denen die beiden ältesten schon aus dem Hause waren und die beiden jüngsten noch bei ihnen lebten. Beide hatten in der Ehe viele Höhen und Tiefen miteinander erlebt. Nachdem zwanzig Jahre überwiegend Manfred für das gemeinsame Einkommen gesorgt hatte, veränderten sich die Verhältnisse dramatisch, als Manfred plötzlich von seiner Firma gekündigt wurde und er dadurch in eine tiefe Depression fiel. Das war in der Zeit, als Heike sich zunehmend unabhängig von ihm machte, sich beruflich eine neue Laufbahn als Modedesignerin aufbaute und auch zunehmend den Wunsch äußerte, entweder allein oder mit einer ihrer zahlreichen Freundinnen in Urlaub zu fahren. Dies verunsicherte Manfred noch mehr, so dass er ernsthafte körperliche Symptome bekam.

Heike hatte mein Buch *Singe dein Lied Debora – Weiblichkeit und Reinkarnation* gelesen. Sie kam anfänglich zur psychotherapeutischen Begleitung für ein paar Tage zu mir, um sich Klarheit zu verschaffen, ob sie die Ehe weiter aufrechterhalten wollte oder nicht. Das zweite Mal kam sie mit Manfred zusammen, und wir arbeiteten eine Woche ehrlich und intensiv an der Verbesserung ihrer Kommunikation in der Ehe. Wieder ein halbes Jahr später erzählte sie mir, dass es ihnen inzwischen deutlich besser gehe, dass Manfred eine Psychotherapie angefangen habe und sich auch langsam dafür öffne, mit ihr gemeinsam Selbsterfahrungsgruppen zu besuchen. Am letzten Wochenende hätten sie einen Tantra-Workshop besucht und dadurch sei das sexuelle Interesse, das bisher lange zwischen ihnen geruht hätte, wieder geweckt worden. Beide hätten den Wunsch, den Tantra-Weg weiterzugehen.

Heike und Manfred kamen zweimal für jeweils einige Tage wieder nach Freiburg und wir arbeiteten daran, wie sie als liebendes Paar eine wirksame spirituelle Verhütung aufbauen könnten. Beide waren sich darin ganz sicher, dass sie kein Kind mehr wollten. Die Erziehungsphase war für beide eindeutig abgeschlossen.

Da Heike und Manfred von einem traditionell katholisch bestimmten Umfeld und einer strengen katholischen Erziehung geprägt waren, konnten sie sich anfänglich überhaupt nicht vorstellen, dass sie als Mann und Frau selbst entscheiden dürften, ob sie weitere Kinder wollten oder nicht. Sie glaubten beide, und besonders hartnäckig Manfred, dass nicht sie, sondern Gott darüber entschied, ob, wie viel und wann Kinder kommen würden.

Es brauchte einige Bewusstseinsarbeit, um sie mit dem Gedanken vertraut zu machen, dass ihr individuelles Leben ein von ihnen selbst geschaffener persönlicher Lernfilm sei und dass es Gott egal sei, wie sie im Einzelnen dieses Leben lebten, ob als Eltern mit vier, fünf oder mit sechs Kindern. Gott sei nur an einem interessiert, nämlich dass sie glücklich seien. Für dieses Glück, für diese Freude, hätte er eine Heerschar von hohen Wesen und Engeln geschaffen, die ständig bemüht seien, den Menschen Frieden und Liebe zu bringen.

Heike und Manfred machten sich beim ersten Mal ihre tiefsitzenden hartnäckigen Glaubensmuster und einschränkenden Verhaltensweisen bewusst. Nach und nach öffneten sie sich in ihrem Bewusstsein für völlig neue, eigenständige, nur von ihnen und ihrer Intuition geprägte Gedanken und Gefühle. Wir formulierten Interessen, die sie als Paar hatten, unabhängig davon, ob sie dies mit ihrem alten Denken für realistisch oder illusionär hielten. Mit einer Reihe von Aufgaben und Übungen für den Alltag schickte ich die beiden wieder heim.

Der zweite Termin einige Monate später gestaltete sich wesentlich einfacher. Der enge Ring um ihr altes Denken hatte sich inzwischen deutlich gelockert. Er war an einigen wichtigen Stellen geöffnet, so dass beide begannen, Vertrauen und Zuversicht in ihre eigenen Vorstellungen und Bedürfnisse als Paar zu fühlen. Sie lernten behutsam, zu sich selbst zu stehen und sich nicht mehr so sehr als Opfer von anonymen Kräften wie „Gott“, „Natur“ oder „Schicksal“ wahrzunehmen. Heike und Manfred konnten immer deutlicher an konkreten Beispielen aus ihrem Alltag nachvollziehen, dass ihr Denken Einfluss und Macht besaß. Ja, sie fanden sogar langsam Gefallen an dieser Idee. Sie lösten sich von verinnerlichten alten Leid-Vorstellungen und übernahmen zunehmend Verantwortung für die Gestaltung ihres eigenen Lebens. Damit waren die beiden Haupthindernisse für die Wirksamkeit geistiger Verhütung ausgeräumt: *das eigene begrenzte Denken und das mangelnde Vertrauen zu sich selbst.*

Als ich mit Manfred und Heike konkrete Methoden der spirituellen Verhütung für sie als Paar zu entwickeln begann, verlief die Arbeit fast wie ein Spiel. Beide hatten eine Vorliebe für Rituale, Gebete und Anrufungen, so dass wir hier mithilfe unserer Intuition einige Formen neu erschaffen konnten.

Weiter wählten sie aus, ihr wunderschön gelegenes Haus als Licht-Schutzraum gegen ungebetene Seelen zu nehmen. Sie dehnten damit ihre Absicht, nicht mehr als Eltern für Seelen zur Verfügung zu stehen, auf das ganze Haus aus und imprägnierten jedes einzelne Zimmer mit der Qualität und Farbe ihrer Entschiedenheit. Das Wohnzimmer wurde zum Raum der Kraft, das Schlafzimmer zum Ort des Vertrauens zu sich selbst, die Küche zum Platz der Verantwortlichkeit usw.

Sich selbst wollten sie gegenseitig genau beobachten, um zu sehen, wie der Gradmesser des momentanen Vertrauens war. Heike verknüpfte einige Licht-Übungen für ihren Körper mit neuen Übungen aus dem

Tantra-Weg. Auch die materiellen Verhütungsmethoden wollten sie weiterhin sorgfältig einsetzen und dann nach und nach mit dem Wachsen ihrer eigenen Sicherheit absetzen.

Ich begleitete dieses Paar noch weitere zwei Jahre. Erst schien es, dass sie ihren Weg geradeaus weitergehen würden. Doch dann, als die Mutter von Manfred plötzlich verstarb und er daraufhin in eine ernsthafte Sinn- und Loyalitätskrise kam, gerieten beide wieder ins Stocken. Er glaubte nicht mehr an die Wirksamkeit und Richtigkeit ihres bisherigen Verhaltens und wollte sich ausklinken. Für Heike jedoch gab es kein Zurück mehr. Sie war von dem neuen Weg ganz und gar überzeugt, weil sie deutlich spürte, dass er ihr sowohl seelisch als Frau und Mutter als auch beruflich in ihrer neuen Tätigkeit viel Kraft und Harmonie gab. Sie sprühte vor Lebensfreude und Tatendrang. Als die Krise sich nach einem Jahr zuspitzte und sie ihn vor die Konsequenz stellte, entweder mit ihr den neuen Weg weiterzugehen oder sich räumlich zu trennen, ließ er sich zunächst widerwillig, doch dann zunehmend überzeugter wieder ein. Er nahm zusätzlich psychotherapeutische Hilfe in Anspruch. Mit der daraufhin einsetzenden Verarbeitung des Todes seiner Mutter und noch ungelöster emotionaler Bindungen zu ihr fand er langsam zurück zu sich selbst. Manfred verband sich wieder mit ihrem gemeinsamen, recht anspruchsvollen, aber sehr zufriedenstellenden Weg.

Nach vier Jahren waren sie so weit, dass sie jegliche materielle Verhütung weglassen konnten und sich ganz auf die Kraft ihrer Absicht, nicht mehr Eltern werden zu wollen, verließen. Das Thema der Verhütung wurde immer weniger ein Thema für sie. Von Zeit zu Zeit rief mich Heike an und stellte mir einige Fragen. Sie sagte mir dabei jedes Mal, wie gut und wohltuend für sie beide der neue Weg sei. Gegenseitige Achtsamkeit, Toleranz und Zärtlichkeit seien als neue Qualität zwischen ihnen in solch einem Maße gewachsen, dass sie sich beide als Paar wohler denn je fühlten.

Ein Schlusswort zur Frage der Verantwortung

Liebe Leserin und lieber Leser,

abschließend ein Thema, das ich bisher schon mehrmals gestreift habe, jetzt aber ausführlicher darstellen möchte: die Verantwortung für das Denken und speziell die Verantwortung bei der spirituellen Empfängnisverhütung.

Wir sind in einer Kultur aufgewachsen, die glaubt, dass der Mensch nur verantwortlich für sein Tun ist, die es aber, teilweise vehement, noch ablehnt zu begreifen, dass wir vor allem für unser Denken verantwortlich sind. Dies ist ein grundlegender Irrtum im menschlichen Geist, der zu den vielen Formen von Gewalt geführt hat, die wir kennen: Gewalt gegen sich selbst, gegen andere, gegen das Leben auf der Erde und gegen die Erde selbst.

Inzwischen haben sich weltweit viele Menschen und Organisationen auf den Weg gemacht, der Gewalt zu begegnen. Sie erkennen, dass Gewalt zuallererst im menschlichen Denken selbst erkannt und verändert werden muss, und zwar konkret in der Situation, in der ein einzelner Mensch sich gerade befindet. Die Aufhebung von Gewalt geschieht immer in der Gegenwart, durch liebevolle Präsenz im Hier und Jetzt. Sie wirkt unmittelbar und sehr persönlich in jede Art von Beziehung hinein: zu uns selbst, zu anderen, zur Natur und zu Gott. Auflösung von Gewalt kann in der Tiefe nicht von außen, das heißt, von anderen Menschen an anderen Orten für die Zukunft verordnet werden. Sie ist Teil eines lebendigen, gegenwärtigen Feldes von Beziehungen und Verflechtungen, das die ganze Erde umspannt.

Was meine ich mit Gewalt? Jeder nicht liebevolle Gedanke im menschlichen Geist ist im Grunde bereits Gewalt. Er beruht auf Angst und richtet seine zerstörerische Kraft gegen den Menschen selbst. Alle Formen von Selbsthass, seien es Unruhe, Hektik, Ängste, Ärger, Unsicherheit oder Missgunst, sind subtile Formen von Gewalt. Gewalt geschieht nicht nur äußerlich, als etwas, das ein Mensch einem anderen angetan hat. Vor allem ist sie innere Gewalt, der alltägliche Kampf gegen sich selbst, das Leben als Kriegsfeld im Kopf. Jedes Urteil gegen mich selbst, gegen andere oder anderes ist eine subtile Form von Gewalt.

Diese feine Form von Gewalt ist Teil des individuellen und kollektiven Ego-Denksystems, das die gesamte westliche Zivilisation durchzieht. Mithilfe der Mechanismen von Schuld, Verleugnung und Projektion will das Ego Gewalt aufrechterhalten und vor allem eines: den unschuldigen göttlichen Anteil in uns selbst bekämpfen, unsere wahre Größe und Heiligkeit.

Eine stetig wachsende Anzahl von Menschen erkennt dies und praktiziert vielfältige und unterschiedliche Arten der Gedankenkontrolle. Durch Meditation und die Hinwendung zur Stille klären die Menschen ihren Geist und schaffen dadurch innere Räume des Friedens. Sie unterstellen ihren Geist zunehmend der Führung einer höheren Form von Intelligenz.

Entsprechend den Begriffen von *Ein Kurs in Wundern* nenne ich diese Intelligenz gern den „Heiligen Geist". Wenn er die Leitung übernimmt, verändert sich wirklich etwas in uns. Jenseits der Schicht von Emotionen fühlen wir Frieden, nach dem wir uns immer gesehnt haben, spüren wir endlich die Ruhe des Nach-Hause-Kommens. Innere Kämpfe gegen uns selbst und äußere Kämpfe gegen andere werden weniger. Eine veränderte Wahrnehmung schenkt uns überraschend viele kleine und große Wunder, die wir uns nie hätten vorstellen können. Wir fügen uns in einen größeren harmonischen Plan ein, in dem wir einen gesunden und leuchtenden Teil bilden. Anerkennung und Liebe breiten sich vom Herzen zur ganzen Welt aus. Und die Erde verändert sich.

Für die spirituelle Empfängnisverhütung bedeutet das:

Die Vielzahl der heute auf dem Markt befindlichen Verhütungsmethoden setzt ausnahmslos am Körper an. Sie manipulieren entweder den gesamten Körper oder einzelne Körperabläufe. Es ist wichtig zu erkennen, dass die materiellen Verhütungsmethoden Gewalt sind, die dem Körper angetan wird. In erster Linie meine ich damit alle Formen der hormonellen Verhütungsmittel, des Weiteren aber auch die Spirale. Ausnahmen bilden das Diaphragma, die Portiokappe, das Kondom und die Berechnungen der fruchtbaren Zeit. Als Maßstab gilt: Je invasiver eine Methode in den weiblichen Körper eingreift, umso höher ist der damit verbundene Grad an Gewalt.

Die harten hormonellen Verhütungsmittel schädigen direkt den Körper. Die weicheren wie das Diaphragma oder die Methoden zur Bestimmung der fruchtbaren Zeit schädigen den Körper nicht. Dennoch gilt:

Sämtliche am Körper ansetzenden Verhütungsmethoden verändern lediglich das Handeln und bleiben somit oberflächlich. Sie verändern nicht das Denken und schaffen deshalb kein wirkliches, dauerhaftes Gefühl von Sicherheit. Wahre Sicherheit liegt im Denken über mich selbst begründet und kann nur aus mir selbst entstehen. Es ist deshalb wichtig, dass wir ehrlich sind und erkennen, wie unser Denken funktioniert und was wir tun.

Die materiellen Verhütungsmethoden ermöglichen es den Frauen, scheinbar Verantwortung für ein selbstbestimmtes Handeln zu übernehmen, mit dem Ziel, eine Schwangerschaft zu vermeiden. Das äußere Ziel der Verhütung wird meistens erreicht, doch um welchen Preis? Der Preis ist Manipulation und Gewalt gegen den Körper. Diesen zahlen überwiegend die Frauen, denn sie unterdrücken massiv ihre vitalen weiblichen Kräfte und gefährden im hohen Maße ihre Gesundheit.

Die Verantwortung, die materielle Verhütungsmethoden suggerieren, ist eben nur eine scheinbare. Sie basiert auf Gewalt gegen den weiblichen Organismus. Eine Verantwortung, die auf Gewalt beruht, ist keine wirkliche Verantwortung. Verantwortung bedeutet, dass ich entweder spontan oder nach reiflicher Überlegung eine freie Entscheidung treffe, die sich zum größtmöglichen Wohl aller Beteiligten auswirkt.

Das innere Ziel der materiellen Verhütungsmethoden, wirklich sicher zu sein vor einer ungewollten Schwangerschaft, weil ich in mir selbst die Sicherheit fühle, dass ich kein Kind will und deshalb keines bekommen kann, wird nicht erreicht und ist auch nicht beabsichtigt. Gewollt ist nur, das eigene Handeln zu verändern. Nicht gewollt ist, das eigene Denken zu verändern, weil aus medizinischer Sicht keine ursächlichen Zusammenhänge zwischen Denken und Handeln gesehen werden. Stillschweigend in Kauf genommen wird dagegen eine teilweise jahrzehntelange Abhängigkeit von materiellen Verhütungsmitteln. Diese Abhängigkeit wird von den Frauen entweder innerlich grollend oder ganz unbewusst akzeptiert.

Die Abhängigkeit insbesondere von hormonellen Verhütungsmethoden spiegelt meines Erachtens die individuelle und kollektive Ohnmacht wider, in der sich die Frauen nach wie vor befinden. Sie zeigt das dahinterliegende Denken, das ich ein Opfer von Kräften bin, die ich nicht selbst beeinflussen kann.

Alle materiellen Verhütungsmethoden basieren auf diesem falschen Denkansatz: Wir sind Opfer von Naturkräften, die wir nur durch Manipulation von inneren oder äußeren Körperabläufen in den Griff bekommen können. Wir verändern unser Handeln, indem wir zum Beispiel die Pille einnehmen, doch das dahinterliegende Glaubenssystem, dass die

Verhütung nichts mit meinem Denken zu tun hat, bleibt davon völlig unberührt. Hinter dem Handeln bleibt die Angst vor einer ungewollten Schwangerschaft nach wie vor bestehen. Sie ruht subtil und unerkannt in tieferen Schichten des Geistes und wird weiterhin verdrängt, indem sie entweder umgangen, übersehen oder durch Körpermanipulation direkt erstickt wird. Die Angst wird nicht aufgelöst. Nur ein verändertes Denken und die Entwicklung von Vertrauen zu mir selbst kann sie wirklich auflösen.

Verantwortung in der Verhütung bedeutet:

- Ich delegiere meinen Einfluss nicht länger an materielle Methoden der Körpermanipulation.
- Ich stelle mich selbst in das Zentrum meines Denkens und Handelns.
- Ich erkenne, dass ausschließlich ich selbst verantwortlich bin für das, was in meinem Körper geschieht.
- Ich bin bereit zu lernen, über mich selbst und meine Möglichkeiten völlig anders als bisher zu denken.
- Ich lerne die Macht meines Geistes kennen, indem ich die Kraft meiner Absicht wahrnehme und ihr vertraue.
- Schritt für Schritt übernehme ich Verantwortung für das, was in meinem Denken, Fühlen und in meinem Körper geschieht.
- Ich erkenne, dass es keine äußeren Kräfte mehr gibt, die in meinem Körper etwas bewirken, das ich nicht will.
- Ich bin davon überzeugt, dass meine Energie eine Wirkung erzielt, und weiß, dass die Wirkung immer das Ergebnis meiner Absicht ist.

Einige Fragen zum Thema Verantwortung habe ich nachfolgend aufgelistet. Sie sind bunt zusammengewürfelt und teilweise provokant formuliert. Vielleicht helfen sie Euch zu erkennen, wo Ihr gerade steht und was Ihr wirklich wollt. Die Reise kann beginnen!

- Glaube ich, dass ich selbst verantwortlich für die Gestaltung meines Lebens bin?
- Inwieweit glaube ich, dass ich von den Kräften der Natur und meines Körpers abhängig bin?
- Wie groß schätze ich meine Bereitschaft ein, verantwortlich für mich selbst zu sein?
- Glaube ich, dass ich das Recht habe, selbst zu entscheiden, ob ich ein Kind will oder nicht?
- Glaube ich an meine eigene Kraft?
- Glaube ich, dass ich die Kraft habe, selbst spirituell verhüten zu können?
- Wo liegen meiner Meinung nach meine Grenzen und was sind meine Schwachpunkte?
- Welche Glaubensmuster in mir delegieren die Verhütung an materielle Mittel?
- Glaube ich an mich selbst oder glaube ich an die Macht der Pille/Spirale?
- Wie denke ich darüber, dass ich meinen Körper durch die Verwendung materieller Verhütungsmethoden manipuliere?
- Was bedeutet mir mein Körper?
- Glaube ich, dass die Abläufe in meinem Körper meinem Denken folgen?
- Spüre ich die Unterdrückung meiner weiblichen Kraft, wenn ich materielle Verhütungsmittel verwende?
- Kenne ich meine vitale und kreative weibliche Energie?
- Wie groß ist meine Bereitwilligkeit, mich von alten Gewohnheiten und Mustern in meinem Denken zu lösen, um eine freie Entscheidung treffen zu können?
- Bin ich bereit, einen vielleicht längeren und mühevollen Weg des Lernens zu gehen, um selbst die Verantwortung für die Verhütung zu übernehmen?
- Will ich wirklich die Verantwortung dafür übernehmen, ob ich ein Kind will oder nicht?
- Glaube ich daran, dass ich die Schöpferin (der Schöpfer) meines Lebens bin?
- Kenne ich die Kraft meiner Absicht?
- Vertraue ich meiner Absicht?
- Will ich frei oder weiter abhängig sein?
- Was will ich?

Wiederum in der Form von Frage und Antwort werde ich nun auf einige Punkte näher eingehen, denn es ist mir wichtig, dass das Thema der Verantwortung klar verstanden wird. Im ersten Teil geht es um Fragen und Schwierigkeiten, die immer wieder auftauchen. Er gibt eine kurze Beratungssituation wieder. Persönliche Details wurden verändert. Im zweiten Teil werden allgemeine Fragen beantwortet.

Ich weiß nicht wirklich, was Du mit Verantwortung meinst. Du hast es zwar schon ein paar Mal beschrieben, aber bei mir hat es noch nicht so richtig „klick" gemacht. Kannst Du mir das bitte noch mal erklären?

Was genau verstehst Du nicht richtig?

Theoretisch ist es mir klar, mit meinem Kopf meine ich. Ich kann Deine Gedanken nachvollziehen und finde sie stimmig. Aber ich fühle nicht, was Du damit sagen willst.

Was meinst Du damit, dass Du es nicht fühlst? Was fühlst Du nicht?

Ich fühle keine wirkliche Betroffenheit in mir. Es hört sich zwar gut an, aber irgendwie hat es mit mir und meiner Beziehung nichts zu tun.

Wieso nicht?

Na ja, glaubst Du wirklich, ich könnte das eines Tages erreichen, ohne Verhütungsmittel zu verhüten? Das glaube ich nicht. Vielleicht ist das was für andere, die weiter sind als ich, aber ich? Nein, das glaube ich nicht!

Ich glaube daran, dass Du die Kraft hast, eines Tages ganz ohne Verhütungsmittel zu verhüten. Die Kraft steckt in jeder Frau. Es ist eher die Frage, ob Du es willst. Willst Du es? Willst Du Dich auf diesen neuen Weg einlassen?

Ich weiß es nicht richtig.

Was weißt Du nicht richtig?

Ich weiß nicht wirklich, ob ich es will. Es ist nicht nur, dass ich mich für nicht so weit halte. Es ist auch, dass ich nicht recht weiß, ob wir das überhaupt tun dürfen. Ich meine, ob wir da nicht in verbotene Bereiche sozusagen reingehen. Und außerdem ist da noch mein Partner. Er findet das Ganze zwar interessant, aber er denkt, das soll ich mal machen, und er würde sich dann einklinken, wenn ich so weit bin.

Ja, das finde ich stimmig. Meines Erachtens ist es Aufgabe der Frau, den neuen Weg zu beginnen und den Mann dann sozusagen mitzunehmen, bis es irgendwann ein gemeinsamer, schöner und beglückender neuer Weg wird. Die Frau trägt da schon die Hauptverantwortung, weil sie das Tor zur anderen Welt ist und über ihre Energiekörper die Seelen angezogen werden.

Auf die Frage, ob wir das dürfen oder nicht, möchte ich jetzt nicht näher eingehen. Du kannst es an mehreren Stellen des Buches nachlesen. Kurz meine ich dazu, dass wir es nicht nur dürfen, sondern dass wir sogar die Verantwortung haben, unseren Körper nicht länger durch lieblose Manipulationen zu missbrauchen, und dass es unsere Aufgabe ist, unser größtmögliches geistiges und kreatives Potential zu entfalten.

Du sagst „verbotene Bereiche". Vielleicht ist es so, dass Du Dir selbst heute noch immer etwas verbietest, Dich einschränkst und für kleiner und schwächer hältst, als Du in Wirklichkeit bist. Vielleicht nimmst Du sogar das Verbot als Rechtfertigung für den mangelnden Mut, ehrlich mit Dir zu sein und Dich selbst zu erforschen. Du brauchst keine Angst mehr haben. Es gibt heute keine machtvolle Inquisition mehr. Auch wirst Du als Frau heute nicht mehr für unliebsames Denken und Handeln auf dem Scheiterhaufen verbrannt. Entspanne Dich und lass die Angstgedanken los!

(Pause)

Ich verstehe noch nicht, wie ich jetzt und konkret Verantwortung in meiner Verhütung ausüben kann.

An welchem Punkt stehst Du persönlich in Deiner Verhütung?

Ich bin jetzt Ende zwanzig und lebe in einer festen Partnerschaft. Wir haben viel Sex miteinander und es macht mir Spaß. Vor drei Jahren habe ich mein Studium beendet und vor einigen Monaten einen tollen Job begonnen. Auf jeden Fall will ich noch einige Jahre arbeiten und stelle mir vor, dass ich vielleicht ab 33 oder 34 dann gern ein oder zwei Kinder hätte. Ich habe fast zehn Jahre lang mit der Pille verhütet. Aber seit Kurzem vertrage ich sie nicht mehr so richtig.

Was unternehmt Ihr jetzt?

Ich fange an, meine Temperatur regelmäßig zu messen und meinen Schleim zu beobachten. Manchmal nehme ich auch das kleine Gerät zur Hilfe, das meine fruchtbare Zeit berechnet. Wir passen auf und mein Partner nimmt das Kondom.

Und, bist Du damit zufrieden?

Es ist zwar anstrengender als früher, aber im Grunde fühle ich mich wohler. Wenn nur nicht das permanente Gefühl da wäre: „Hoffentlich passiert nichts!"

Ist es in Ordnung so für Dich oder würdest Du gern etwas verändern?

Ich würde gern noch mehr Sicherheit haben, nicht diese permanente Angst im Hintergrund.

Schau, genau hier kannst Du ansetzen, bei Deinem Gefühl der Unsicherheit.

Wie meinst Du das?

Das Gefühl der Unsicherheit hat etwas mit Deiner Absicht zu tun. Es hat etwas damit zu tun, ob Du sicher bist, dass Du wirklich kein Kind willst oder nicht. Der Grad Deiner Unsicherheit steht in direkter Beziehung zu Deiner mangelnden Entschiedenheit. Bist Du wirklich entschieden, kein Kind jetzt zu wollen, dann bist Du auch sicher und richtest Deine Energie entsprechend aus. Sie sagt dann zu den Wesen in der geistigen Welt: „Kommt nicht in meine Nähe! Ich bin nicht offen für Euch!"

Wenn Du unsicher bist oder Angst hast, sendest Du an die geistige Welt eine doppelte Botschaft aus: „Ich will nicht, aber ich bin mir nicht ganz sicher, ob ich wirklich nicht will." Diese doppelte Botschaft stößt die Seelen einerseits ab und zieht sie andererseits doch wieder an, ein Hin und Her.

Ach so ist das!

(Pause)

Hm ... Jetzt macht es bei mir gerade „klick". Dann ist meine Unsicherheit meine mangelnde Entschiedenheit ... Jetzt begreife ich das.

Und, was geht jetzt in Dir vor?

(Wiederum Pause)

Das möchte ich natürlich ändern. Gibt es dafür vielleicht auch irgendwelche Übungen?

Wärst Du bereit, etwas zu machen, regelmäßig, für eine ganze Zeit?

(Nach einigem Zögern:)
Ja, das bin ich.

Welche der Übungen, die ich bisher vorgestellt habe, hat Dich am meisten angesprochen?

Ich glaube, es war die Auraschutz-Übung, die Aura so abzudichten, dass keine Seele durchkommt.

Ja, das ist gut. Dann praktiziere diese Übung eine Zeit lang, so wie ich sie beschrieben habe. Zusätzlich solltest Du die Übung mit dem goldenen Lichtschacht machen. In den Lichtschacht kannst Du die Energie Deiner Ängste hineinwerfen, die Du während der Aura-Übung spürst und vorher genau in Deinem Körper lokalisierst und wahrnimmst. Mit Deinen Händen kannst Du die Angstenergie aus Deinem Körper sozusagen rauszupfen und in dem Erdloch entsorgen. Die Erde freut sich darüber und wird die Energie sofort umwandeln. Sie ist die große Heilerin für alle blockierten Energien. Nimm Deinen Atem dabei zu Hilfe. Er wird Dir helfen. Probiere es aus!

Das werde ich tun. Und was mache ich mit meinen jetzigen Verhütungsmethoden? Wie soll ich da vorgehen?

Du verhütest weiter wie bisher. Es geht zunächst nicht um eine Veränderung Deines Handelns, sondern Deines Denkens, des Bewusstseins. Richte zunehmend Deine Aufmerksamkeit darauf.

Nimm Deine bisherige Verhütung nicht weniger wichtig als bisher. Doch mach es Dir zur Gewohnheit, Dich dabei zu beobachten. Die Veränderung findet im Bewusstsein statt! Beziehe die Lichtspirale ebenfalls mit ein. Sie ist die energetische Grundlage für jede Frau, die spirituell verhüten will. Probiere später noch weitere Methoden aus und übe mit ihnen. Erst wenn Deine Unsicherheit kleiner wird und irgendwann ganz weg ist und wenn Ihr Euch beide, Du und Dein Partner, sicher seid und Euch dabei wohlfühlt, könnt Ihr damit anfangen, an den nicht fruchtbaren Tagen nur spirituell zu verhüten. Langsam, eines nach dem anderen. Der Weg ist im Buch genau beschrieben.

Und wenn ich mit Anfang oder Mitte dreißig Kinder will, was mache ich dann?

Dann hörst Du auf mit dieser Art von Übungen, fährst auch Deine Lichtspirale wieder aus und sprichst mit den Wesen in der geistigen Welt. Du bittest darum, dass die Seele, die zu Dir will, jetzt kommen möge. Du lädst sie einfach ein, zu Euch zu kommen. Du kannst die Übungen zur Verhütung dann austauschen mit Übungen zur Einladung einer Seele

So einfach ist das?

Ja, so einfach. Aber Du musst es wirklich wollen, ehrlich sein. Zum Schluss möchte ich den Punkt Verantwortung zusammenfassen, damit Du ihn wirklich verstehst: Du setzt da an, wo Du gerade stehst, so wie bei Dir jetzt. Du guckst, zu welcher Veränderung Du bereit bist. Erst dann schaust Du, welche Hilfe Du zur Veränderung brauchst. Das heißt Verantwortung übernehmen. Hast Du es nun verstanden?

Ich weiß jetzt, was Du damit meinst. Es ist nicht mehr theoretisch. Ja, es ist gut so.

Dialog – Zweiter Teil

Was ist, wenn mein Partner und ich uns nach Jahren der Übung sicher fühlen, wir nur noch spirituell verhüten, aber ich nach einer bestimmten Zeit dennoch ungewollt schwanger werde? Haben wir dann nicht wirklich verantwortlich gehandelt?

Von einer absoluten Ebene aus gesehen, ja. Es hat sich wieder Unsicherheit bei Dir eingeschlichen. Vielleicht kam aus der Tiefe doch noch ein Kinderwunsch in Dir hoch und Du hast die Seele unbewusst eingeladen.

Wie gehen wir dann mit dieser Situation um?

Zunächst müsstet Ihr beide ehrlich klären, was Ihr wollt. Wenn Ihr das Wesen bei Euch aufnehmen wollt, ist es eindeutig und es gibt kein Problem. Wenn Ihr beide Euch aber klar darüber seid, dass Ihr kein Kind wollt, könntet Ihr gemeinsam Kontakt mit der Seele aufnehmen, ihr in einem inneren Gespräch zu dritt ausführlich und ehrlich erklären, warum Ihr nicht wollt, dass sie kommt, und sie dann bitten, wieder zu gehen. Wenn Ihr beide das wirklich einfach, klar und direkt aussprecht und auch so meint, wird die Seele das einsehen und bald wieder gehen. Die Schwangerschaft wird aufhören und eine Blutung einsetzen.

Falls sie dennoch nicht geht, musst Du einen körperlichen Abbruch vornehmen lassen. Dann überlegt Euch, welche Methode die beste ist, und lasst Euch gut beraten. Das Wichtigste ist auch hier, mit der Seele weiterhin in Kontakt zu bleiben, sie für den Schritt der Trennung um Verzeihung zu bitten und sie dann zurück ins Licht zu begleiten. Strebt auf jeden Fall Frieden zwischen Euch und der Seele an.

Wie spüre ich denn, was die Seele empfindet? Sind das nicht meine eigenen Projektionen?

Am Anfang des Gespräches können da schon einige Projektionen mit dabei sein. Aber wenn Du Dich wirklich als Frau tief öffnest und das Beziehungsfeld zwischen Dir und der Seele spürst, wirst Du die Seele irgendwann eindeutig erleben und fühlen, was sie meint. Du wirst ihre Botschaft an Euch in Dir selbst, tief in Deinem Herzen wahrnehmen können. Denn Ihr seid verbunden als Seelen. Ihr bildet eine Einheit. Da gibt es in Dir keine Zweifel mehr, weil es um sehr persönliche, intime Erfahrungen geht. Du spürst einfach, dass es wahr ist, und hörst auf, mit dem Kopf weiter nachzufragen. Aber das kann ich Dir nicht theoretisch vermitteln, das kannst Du nur durch eigene Erfahrung wissen.

Ist die Verantwortung, so wie Du sie siehst, nicht eine Manipulation der Schöpfung?

Nein, das ist sie nicht. Die Schöpfung, das sind wir selbst. Wir sind die Schöpferinnen oder Schöpfer unseres individuellen Lebens. Dies zu lernen heißt Verantwortung übernehmen. Gott hat an unseren persönlichen Lebensdramen, wie es zum Beispiel eine ungewollte Schwangerschaft darstellt, oder an unserem Selbstzweifel, wie der Frage, was soll ich dann machen, kein Interesse, so wie es *Ein Kurs in Wundern* sagt. Er kennt diese Dramen nicht einmal. Gott ist nicht Teil unseres persönlichen Lebensdramas, weil er uns nur im Licht kennt. Er will nur eines, dass wir glücklich sind und in Ihm ewige Freude empfinden. Sehr wohl hat Er uns aber einen Helfer geschickt, damit wir in unserem getrennten Geist lernen können, nach Hause, in seine gütigen Arme zurückzufinden. Das ist der Heilige Geist mit seinen Heerscharen der Engel und Lichtwesen.

Deine persönlichen Engel begleiten Dich seit Deiner Geburt. Tag und Nacht wachen sie um Dich. Auch sie wollen nur eines, dass Du glücklich wirst und aus dem selbstgemachten Traum der Trennung erwachst. Du kannst Dich mit ihnen verbinden und gemeinsam könnt Ihr ein neues schöpferisches Leben kreieren. Das meine ich mit Schöpfung, gemeinsam mit Deinen Helfern und im Einklang mit dem Höheren Selbst lernen, schöpferisch zu werden. Für Kenner von *Ein Kurs in Wundern* möchte ich hinzufügen, dass der Begriff „Schöpfung", so wie ich ihn hier verwende, nicht identisch ist mit der Bedeutung, die im *Kurs* ausgeführt wird.

Ich nutze in diesem Buch das persönliche und gesellschaftliche Drama der unbewussten und manipulativen Verhütung, um Frauen und Männer aus ihrer Unbewusstheit herauszuführen und sie in das Licht der eigenen kreativen Gestaltung ihres Lebens zu begleiten. Ich möchte sie ermutigen, schöpferisch zu werden.

Glaubst du, dass alle Menschen das Potential haben, selbst die vollständige Verantwortung in ihrem Leben zu übernehmen?

Ja, das glaube ich. Ich glaube daran, dass jeder Mensch dieses Potential besitzt und es eines Tages auch realisieren wird. Gerade in unserer Zeit werden die Menschen durch harte Schicksalsschläge, wie Krankheiten oder Katastrophen, dahin geführt. Dem kann sich niemand mehr entziehen. Es ist nur die Frage, wann ein Mensch sich zur Entscheidung der Verantwortlichkeit durchringt. Diese Freiheit hat er.

Glaubst Du daran, dass die spirituelle Verhütung sich irgendwann einmal ganz durchsetzen wird und die materiellen Methoden dann überflüssig sind?

Das wünsche ich mir! Es ist mein Beitrag, diesen Prozess zu initiieren, zu unterstützen und weiterhin zu begleiten. Ja, ich persönlich glaube daran, dass es so sein wird. Es ist nur eine Frage der Zeit und hängt mit der allgemeinen Veränderung des menschlichen Bewusstseins zusammen.

Vielleicht wird es am Anfang schwierig für die wenigen Pionierinnen und Pioniere, die sich kollektiv auf den neuen Weg machen. Da ist zunächst viel individuelle und auch mühevolle Bewusstseinsarbeit nötig. Alte Glaubensmuster über die Beziehung zwischen Körper und Geist, Denkweisen über Körperabläufe und emotionale Abhängigkeiten müssen bewusst gemacht und aufgelöst werden. Auch kollektive Muster und Tabus werden abgelöst. Aber wenn erst einmal eine kritische Masse überschritten ist, das heißt, das neue Bewusstsein dabei ist, sich durchzusetzen, kann es schnell gehen, wie alles in unserer Zeit.

Es wird kommen!

Teil IV
Anhang

Glossar

Das folgende Glossar enthält Begriffe aus Medizin, Psychotherapie und Spiritualität. Es soll helfen, den Inhalt des Buches genau zu verstehen und sich mit der Bedeutung von einigen Fachausdrücken näher zu befassen. Das Glossar stellt einen grundlegenden, teilweise detaillierten Einblick in ein interdisziplinäres Wissensgebiet dar. Einige medizinische Themen sind spirituell-psychosomatisch erläutert, andere subjektiv von mir gedeutet. Die geistige Ausrichtung orientiert sich an *Ein Kurs in Wundern*. Die Ausführungen erheben keinen Anspruch auf Vollständigkeit oder wissenschaftliche Objektivität.

Ätherisches Doppel – ist die Bezeichnung für die feinen Organstrukturen im Ätherkörper eines Menschen. Während sich der physische Körper aus den Elementen der Materie zusammensetzt, wird der Ätherleib aus einer feinen gasförmigen Substanz, dem Äther, gebildet. Jedes physische Organ besitzt im Ätherleib ein Doppel, eine Art Zwillingsstruktur, die genau die gleiche Form besitzt. Im ätherischen Bereich sind Organstörungen und Erkrankungen bereits vorher durch eine Veränderung von Farben, Schwingungen und Energien sichtbar.

Bewusstsein – ist ein Begriff aus verschiedenen geistigen Strömungen. Er wird nicht in *Ein Kurs in Wundern* verwendet. Ich unterscheide drei Ebenen des menschlichen Bewusstseins:

Ebene I ist das Höhere Bewusstsein oder Gott, Liebe, Einheit oder Frieden. Hier ist unsere eigentliche Heimat, aus der wir alle kommen. Auf dieser Ebene gibt es keine Trennung, nur Liebe. Als Teil der Einheit sind wir das Geschöpf, das vom Schöpfer erschaffen wurde, und mit den Worten des *Kurses* der „Christus", der in meinem Herzen leuchtet. Auf der nicht-dualen Ebene besitzen wir alle Eigenschaften unseres Schöpfers: ewig, unveränderbar, formlos, liebend und schöpferisch. Alles, was nicht diese Kriterien beinhaltet, sind nicht wir, sondern Projektionen des Ego.

Ebene II ist die Welt, in der wir Erfahrungen machen, unser Alltagsbewusstsein. Hier erleben wir Trennung und Dualität, Krankheit und Schmerz, Urteil, Angst und Hass. Das Ziel unserer Existenz in der Welt ist die Überwindung der Trennung durch die Erinnerung an unsere wahre Identität. Dies geschieht durch tägliches intensives Lernen: Wir nutzen die Beziehung zu uns selbst, zum Körper, zu anderen Menschen und zur Welt, um uns die vielfältigen und subtilen Mechanismen des Ego bewusst zu machen. Schritt für Schritt erwachen wir in unsere Wirklichkeit.

Ebene III ist das Unbewusste oder der Schatten. Hier ruht der uns nicht bewusste Anteil unseres Glaubens an Trennung oder unseres Selbsthasses. Auf dieser Ebene unseres Bewusstseins sind wir ebenfalls mit kollektiven Mustern verbunden. Durch eine intensive Lerndynamik auf der Ebene II werden psychische Inhalte aus der Ebene III nach oben oder ins Bewusstsein befördert. Die Inhalte mentaler oder emotionaler Art wollen von uns gesehen, angenommen und integriert werden. Es findet Heilung oder ein Erwachen aus dem Traum der Trennung statt. Die Bereitwilligkeit zur Heilung wächst, indem wir lernen, uns ausschließlich auf die Ebene I zu beziehen, und darum bitten, dass die Kraft des göttlichen Selbst in unsere irdische Persönlichkeit einströmt.

Chakra – stammt aus dem Sanskrit und bedeutet „Rad", „Kreis" oder „Scheibe". Es ist die Bezeichnung für die Energiezentren in den feinstofflichen Körpern des Menschen. Die Chakren sind Orte, an denen körperliche und seelische Kräfte ineinander übergehen und sich durchdringen. Sie sammeln, transformieren und verteilen subtile Energien. Jedem Chakra sind bestimmte Organe zugeordnet. Die sieben Hauptchakren liegen senkrecht auf einer Energiebahn, die parallel zur Wirbelsäule verläuft. Entlang dieser vertikalen Achse des Körpers richtet sich der Mensch im Verlauf seines spirituellen Erwachens auf. Seine Lebenskraft oder Kundalini-Energie steigt durch die sieben Chakren nach oben.

Chemische Verhütungsmittel – sind Präparate, die vor dem sexuellen Kontakt in die Scheide der Frau eingeführt werden. Mit ihrer Substanz verschließen sie den Muttermund vor Samenzellen und wirken gleichzeitig spermizid, also Spermien abtötend. Es gibt sie in Form von Zäpfchen, Gels, Salben, Schaum, Tabletten, Sprays und Schwämmchen.

Werden chemische Verhütungsmittel nur allein verwendet, gelten sie als unzuverlässig. Deshalb wird darauf hingewiesen, sie gleichzeitig mit mechanischen Methoden wie Kondom, Diaphragma oder Portiokappe zu benutzen. Beim Kondom ist darauf zu achten, ob eine gleichzeitige Verwendung mit chemischen Verhütungsmitteln vom Hersteller empfohlen wird oder nicht, da die chemische Substanz das Kondom beschädigen kann. Im Unterschied zu den hormonellen Mitteln sind chemische Verhütungsmittel rezeptfrei in Apotheken und Drogerien erhältlich. Die Nebenwirkungen sind im Allgemeinen gering. Es kann zu einer Reizung der Schleimhäute, zu allergischen Reaktionen oder zu Scheideninfektionen kommen. Eine eher verträgliche Form sind natürliche Gels auf der Basis von Milch- oder Zitronensäure.

Corona radiata – ist die medizinische Bezeichnung für eine Zellschicht, die das weibliche Ei nach dem Eisprung umgibt. Sie bildet die innere Schicht der Cumulus-Zellen. Das befruchtungsfähige Ei im Eileiter besteht aus dem Zellkern, dem Zellplasma als Energiespender, dem Polkörperchen, dem Eizellhäutchen *Oolemma,* einer durchsichtigen Membran oder Hülle, die *Zona pellucida* genannt wird, und der Zellschicht *Corona radiata.*

Der Begriff Corona radiata ist abgeleitet von den lateinischen Wörtern *corona* für „Ring“, „Kranz“ oder „Krone“ und *radiata* für „mit Strahlen versehen“ und „strahlend“. Corona radiata bedeutet demnach wörtlich übersetzt „Strahlenkrone“. Dies ist erstaunlich, da in der Zeit, als dieser Begriff geprägt wurde, offensichtlich ein Wissen über die – spirituell gesehen – goldene Ausstrahlung der weiblichen Eizelle vorhanden gewesen sein muss.

Die goldene Corona radiata ist ein wunderbarer Ausdruck von Weiblichkeit. Sie verkörpert die Energie und Strahlkraft weiblicher Empfängnisbereitschaft:

- den natürlichen Weg des Lebens gehen
- den Sprung ins Risiko wagen
- mit ganzem Vertrauen in das tiefe Labyrinth des Lebensweges aufgenommen und fortbewegt werden
- die Gegenwärtigkeit erwachter weiblicher Kraft strahlen lassen und dadurch anziehend auf den männlichen Gegenpol wirken
- die Vereinigung mit dem Männlichen zulassen und dadurch neues Leben erschaffen.

Das Vorhandensein der Corona radiata sollte jedem Mädchen und jeder Frau vermittelt werden, um die weibliche Identität und das Selbstwertgefühl zu stärken. Die Einnahme der Pille verhindert jedoch genau dies: den Aufbau einer tiefen energetischen Anziehungskraft der Frau.

Diaphragma – ist ein mechanisches Mittel der Empfängnisverhütung. Es wird auch Scheidenpessar genannt. Wie auch die Portiokappe gehört das Diaphragma zu den sogenannten Barrieremethoden, die das Zusammenkommen von Eizelle und Spermium verhindern sollen. Das Diaphragma besteht aus einer weichen Latex-Gummimembran, die wie eine kleine Kuppel über eine elastische ringförmige Feder gespannt ist. Es sind unterschiedliche Größen von 60 bis 110 mm sowie Diaphragmen aus Silikon erhältlich.

Vor dem sexuellen Kontakt wird das Diaphragma von der Frau tief in ihre Vagina eingeführt. Es dehnt sich vom hinteren Scheidengewölbe bis in die Grube des Schambeins hinein und bedeckt damit vollständig den Muttermund und den Gebärmutterhals. Das Diaphragma muss stets zusammen mit einem Verhütungsgel oder einer Verhütungscreme verwendet werden. Die chemischen Gels oder Cremes wirken spermizid oder Samen abtötend. Die ebenfalls erhältlichen natürlichen Gels oder Cremes erhöhen den normalen Säuregrad der Scheide und machen deshalb die Spermien bewegungsunfähig.

Das Diaphragma kann unmittelbar vor dem sexuellen Kontakt oder bis zu zwei Stunden vorher eingeführt werden. Es sollte frühestens acht Stunden nach dem letzten Geschlechtsverkehr wieder herausgenommen werden. Bei korrekter Anwendung gilt das Diaphragma als eine sichere Verhütungsmethode. In Deutschland wurden durch eine Fragebogenuntersuchung Versagerquoten von 0,8 Prozent bei richtiger Anwendung und 7 Prozent bei mitgerechneten Fehlern in der Anwendung ermittelt. Die Beratungsstellen wie „pro familia“, die Frauengesundheitszentren und fortschrittliche Frauenärztinnen und Frauenärzte beraten über das Diaphragma und passen es individuell an.

Elohim – ist die Bezeichnung für eine Gruppe von Engeln, die den Übergang der Seelen von der Erde in die geistige Welt und umgekehrt betreuen. Sie sind lichtvolle himmlische Wesen, die sich mit ganzer Hingabe ihrem Dienst widmen. Bei den unterschiedlichen Schritten, sanft auf die Erde zu kommen und sie gut wieder zu verlassen, geben sie eine umfassende geistige Hilfe.

Besonders wichtig sind sie für einen sterbenden Menschen. Segensreich stehen sie ihm bei, seinen Körper und diese Welt langsam loszulassen und friedlich ins Licht gehen zu können.

Ebenso wirken sie voller Sanftheit auf den unteren astralen Ebenen, um erdgebundene oder verlorene Seelen zu erlösen. Hier arbeiten sie gern mit bereitwilligen Menschen zusammen, denn manche Schichten des Bewusstseins sind nur von der Erde aus beeinflussbar.

Die Elohim begleiten ebenfalls die Wesen im Astralbereich, die sich entschieden haben, ein neues Erdenleben zu beginnen. Sie unterstützen das Wesen bei den Umwandlungen, die nötig sind, um sich harmonisch in die konkrete Familie und die irdische Materie einzuschwingen. Bei allen Vorgängen, die mit Empfängnis, Schwangerschaft, Abbruch, Fehlgeburt, Frühgeburt, Totgeburt oder Geburt zu tun haben, wirken diese Engel stets hilfreich mit.

Wir können die Elohim anrufen und sie um Unterstützung und Segen bitten, wenn wir andere Menschen oder Seelen auf dem Weg des Übergangs begleiten oder wenn wir selbst diesen Weg gehen. Sie werden uns gern helfen.

Epithelgewebe – ist ein Verband von gleichartig aufgebauten Zellen, die innere oder äußere Körperoberflächen bedecken. Es wird deshalb auch Deckgewebe genannt. Die Vorsilbe *epi* leitet sich aus dem Griechischen ab und bedeutet „auf“, „darauf“ und „darüber“. Thel kommt ebenfalls aus dem Griechischen und bedeutet „Mutterbrust“ oder „Brustwarze“. Das Epithelgewebe ist neben dem Binde-, Muskel- und Nervengewebe eine der vier Gewebearten des menschlichen Körpers. Es hat die Funktionen von Schutz, Stoffaustausch und Reizaufnahme. Die Epithelzellen sitzen auf einer Basalmembran und kommen ein- oder mehrschichtig vor. Die wichtigsten Formen sind Plattenepithel, kubisches Epithel, Zylinderepithel, mehrreihiges, hohes Epithel und Übergangsepithel.

Follikel – ist ein aus dem Lateinischen abgeleiteter medizinischer Begriff und bedeutet „Bläschen“ oder „Säckchen“. Es werden damit allgemein die Eizellen in den Ovarien bezeichnet.

Die weibliche Eizelle besitzt eine feine durchsichtige Hülle, die von Bläschen- oder Follikelzellen umgeben wird. Die Eizelle mit den Follikelzellen wird Eierstockfollikel oder kurz Follikel genannt. Zum Zeitpunkt der Geburt enthält jeder Eierstock etwa 250 000 Eizellen oder sogenannte Primärfollikel. Nach der Pubertät entwickeln sich jeweils einige Primärfollikel durch den monatlichen

Zyklus weiter zu Sekundär- und schließlich zu Tertiärfollikeln. Bei ihrem Reifungsvorgang bilden sie das weibliche Hormon Östrogen. Pro Zyklus wächst ein Tertiärfollikel zum sogenannten „Graaf-Follikel“ heran. Dieser wandert zur Oberfläche des Eierstocks, wölbt sich vor und reißt sich und die Oberfläche durch das weitere Wachstum ein. Das Ei wird in die Bauchhöhle ausgeschwemmt und vom Fransentrichter des Eileiters aufgenommen. Dieser Vorgang ist der monatliche Eisprung in der Mitte des weiblichen Zyklus. Aus dem Graafschen Follikel bildet sich schließlich der Gelbkörper, der das Progesteron bildet.

Psychosomatisch gesehen bedeuten die Follikel im Eierstock die Fülle des Lebens selbst, das „Ja“ der Frau zum Leben in ihrem weiblichen Körper und zu dessen in die Natur eingebetteten Rhythmus. Weibliches Leben ist immer konzentrisch, auf ein Zentrum hin aufgebaut. Die runde Form des Kreises und der Kugel ist das Symbol für das unendliche Leben selbst:

In der Mitte der weiblichen Eizelle befindet sich der runde Zellkern. Er enthält die konzentrierte Information der Frau über ihren Körper, ihre seelischen Prägungen und Fähigkeiten. Ebenfalls hat er die Aufgaben der Frau für diese Inkarnation gespeichert sowie ihr Wesen und ihre weibliche Identität. Der Zellkern ist umgeben von einem Zellraum, einer abgrenzenden Glanzschicht und den schützenden und ernährenden Follikelzellen. Alle Zellen sind wiederum rundlich geformt und auf den Kern hin ausgerichtet. Sie sind da, um ihn zu erhalten und ihm zu dienen. Während sie reifen, produzieren sie die weiblichen Östrogene. Östrogene sind somit die Produkte der Follikelzellen im rhythmischen Prozess des Dienens auf das eigene Zentrum hin. Dieser Vorgang geschieht kreativ, lustvoll, spielerisch und freudig. Das ist die Natur der Follikelzellen und des Eierstocks selbst.

Fruchtbarkeitswahrnehmung, Methoden der – werden die Möglichkeiten genannt, mit denen die fruchtbaren und unfruchtbaren Tage im Monatszyklus einer Frau bestimmt werden können. Sie werden auch als „Methoden der natürlichen Familienplanung“ bezeichnet. Die Methoden der Fruchtbarkeitswahrnehmung beziehen den spontanen Eisprung während der Sexualität nicht mit ein und gelten deshalb aus der Sicht der spirituellen Empfängnisverhütung als nicht zuverlässig.

FSH oder ***Follikel-stimulierendes Hormon*** – wird vom Hypophysenvorderlappen vor allem in der ersten Zyklushälfte freigegeben. Bei der Frau bewirkt es im Eierstock die Reifung einer Eizelle zum Graaf-Follikel und die Ausschüttung von Östrogen aus den Ovarien. Beim Mann stimuliert FSH die Bildung der Spermien und die Ausreifung der Hodenkanälchen.

Psychosomatisch gesehen bedeutet das Follikel-stimulierende Hormon die konkrete persönliche Macht einer Frau über ihren weiblichen Monatszyklus. Das FSH ist mit einem hormonellen Erlass aus dem Innenministerium der Hypophyse zu vergleichen. Es ist das bewusste „Ja“ einer Frau zu ihrem hormonellen

Rhythmus. Damit bedeutet es auch das „Ja" zur Reifung der Eizellen in den Eierstöcken und das „Ja" zur Produktion von Östrogen in den reifenden Follikeln.

Durch die Einnahme der Pille wird die Ausschüttung von FSH in der Hypophyse blockiert. Damit fehlt in den Eierstöcken der Impuls zur Reifung einer Eizelle und zur Bildung von natürlichem körpereigenem Östrogen. Die Pille attackiert somit direkt das hormonelle Machtzentrum einer Frau über ihren Körper. Die Frau wird energetisch Schachmatt gesetzt. Sie ist nicht mehr in der Lage, ein eigenes Ei und eigene Östrogene heranreifen zu lassen. Hormonelle Verhütungsmittel bekämpfen die Kraft von tiefer körperlicher Kreativität und Freude bei der Frau. Energetisch gesehen findet ein Krieg im eigenen Körper statt. Dies sollte jede Frau bedenken, wenn sie sich für eine materielle Verhütungsmethode entscheidet.

Gelbkörper oder *Corpus luteum* – ist die Bezeichnung für die Reste des Graaf-Follikels, die nach dem Eisprung im Eierstock zurückbleiben und sich unter dem Einfluss von LH und der Einlagerung eines gelben Farbpigmentes zum Gelbkörper umwandeln. Die Bezeichnung ist abgeleitet vom lateinischen Wort *corpus* für „Körper" und *luteus* für „gelb". Bis zum Eintritt der Menstruation bildet der Gelbkörper das die Schwangerschaft erhaltende Gelbkörperhormon Progesteron und Östrogene. Wird die Eizelle nicht befruchtet, bildet er sich bis zu einer kleinen bindegewebsartigen Narbe zurück. Wenn ein Ei befruchtet wird, sich in die Gebärmutterschleimhaut einnistet und eine Schwangerschaft entsteht, wächst der Gelbkörper bis zum dritten Schwangerschaftsmonat weiter, produziert Progesteron und bildet sich dann langsam zurück.

Psychosomatisch gesehen steht der Gelbkörper für den Ort des Wachstums von mütterlichen Kräften in der Frau. Der Gelbkörper und seine Hormone fördern alle Vorgänge im Körper und in der Seele einer Frau, die neues körperliches Leben ermöglichen, unterstützen und bewahren. Durch die Einnahme von hormonellen Verhütungsmitteln wird die Bildung des Gelbkörpers und des Progesteron unterbunden. Damit bekämpft die Pille energetisch gesehen die feine mütterliche Kraft und Fähigkeit einer Frau, neues Leben hervorzubringen und zu schützen.

Gestagen ist die medizinische Bezeichnung für eine Gruppe von chemisch hergestellten weiblichen Hormonen, die nur teilweise ähnliche Eigenschaften haben wie das natürliche, die Schwangerschaft erhaltende Gelbkörperhormon Progesteron. Sie werden zur schulmedizinischen Therapie bei verschiedenen Formen von Störungen der weiblichen Sexualorgane verwendet und sind Hauptbestandteil chemischer Verhütungsmittel wie der Pille.

Gewalt – ist eine Form von Hass gegen sich selbst, gegen andere Menschen oder andere Lebewesen. Sie verletzt die Einheit aller fühlenden Wesen in der Schöpfung und verursacht stattdessen Trennung, Aggression und Leid. Derjenige, von dem Gewalt ausgeht, greift zuallererst sich selbst an. Er befindet sich in einem inneren Ego-Film der Abspaltung und Zerstörung. Er glaubt an seine Taten und deren Wirkungen. In der Wahnidee des Hasses gefangen, vergisst er seine wahre Identität.

Hinter allen Formen von Hass steckt der Hilferuf eines verzweifelten Menschen, der sich in seinem Geist und in seinem Handeln verirrt hat. Doch im Kern ist er unverletzt geblieben. Wenn er sich beruhigt hat oder ein anderer Mensch ihn liebevoll annimmt, wird er tief in sich die Sehnsucht spüren, friedlich mit sich und anderen umzugehen. Er wird zunehmend Verantwortung für sich übernehmen und erkennen, dass jeder nicht liebevolle Gedanke eine subtile Form von Gewalt ist. Konsequente Gedankenkontrolle wird ihn schließlich in seine Mitte führen, zum göttlichen und stets friedlichen inneren Kern.

Auch die Beziehung zum eigenen Körper wird entweder von einer friedvollen oder einer gewaltsamen Wahrnehmung bestimmt. Die natürlichen Vorgänge im Körper zu respektieren und zu achten ist eine Form des friedlichen Umgangs mit sich selbst! Je mehr ein Verhütungsmittel die natürlichen Abläufe im Körper bekämpft, umso gewaltgeprägter wirkt es. Um diese Zusammenhänge zu erkennen, ist es erforderlich, den eigenen Gefühlen genügend Zeit und Raum zu geben. Dann sehen wir ebenfalls, dass die Wahrnehmung unseres Körpers ein Spiegel der Gedanken über uns selbst ist.

Wir können die Beziehung zu unserem Körper verändern, wenn wir unser Denken über uns verändern. Das bedeutet, zuallererst zu verstehen, dass wir geistige Wesen sind, die den Körper bewohnen, aber nicht von seinen Abläufen abhängig sind. Unser Geist ist frei, grenzenlos und unabhängig, ein mächtiges Werkzeug.

Spirituelle Empfängnisverhütung bietet einen Weg zum gewaltfreien Umgang mit dem Körper und der Sexualität. Wahre Verhütung, die einzige, die es wirklich gibt, findet im Geistigen statt. Sie ist die Kraft und Schönheit einer eindeutigen Absicht.

Höheres Selbst – ist ein Begriff, der in verschiedenen geistigen und spirituell-therapeutischen Richtungen verwendet wird. Er meint unsere wirkliche Identität, unseren göttlichen Wesenskern, der sich nie von der Liebe getrennt hat. Im Unterschied zum niederen Selbst oder Ego, das wir selbst gemacht haben, ist das Höhere Selbst von Gott erschaffen und besitzt seine Qualitäten: grenzenlos, ewig, formlos, unveränderbar, liebend und schöpferisch. Demgegenüber versucht unser Ego durch einen permanenten Angriff gegen Gott und das Göttliche in uns eine Welt zu errichten, die, wie es in *Ein Kurs in Wundern* heißt, auf Sünde, Schuld und Angst aufgebaut ist. Indem wir die Mechanismen des Ego in uns erkennen und lernen, uns selbst anzunehmen, vereinigen wir uns mit dem Höheren Selbst. Der Begriff „Selbst“ wird in *Ein Kurs in Wundern* mit dem „Sohn Gottes“ gleichgesetzt, während „Höheres Selbst“ nicht verwendet wird.

Hormonale Langzeitverhütung – ist die Bezeichnung für eine Gruppe von chemischen Verhütungsmethoden, die in den Körper der Frau eingesetzt werden und dort über einen längeren Zeitraum eine Empfängnis verhüten. Es gibt drei Methoden: die Dreimonatsspritze oder Depot-Gestagene, das Implantat und die Hormonspirale.

Bei der *Dreimonatsspritze* wird ein hoch dosiertes Gestagen-Präparat intramuskulär gespritzt. Dadurch werden drei Monate lang kontinuierlich Gestagene freigesetzt, die den hormonellen Regelkreis der Frau blockieren. Der Hypothalamus und die Hypophyse werden an der Ausschüttung ihrer Hormone gehindert, so dass die Eierstöcke keine zentralen Impulse mehr erhalten. Dadurch werden die Follikelreifung, der Eisprung und in der Folge der Aufbau der Gebärmutterschleimhaut radikal unterdrückt. Der Schleimpfropf am Gebärmutterhals unterliegt nicht mehr den zyklischen Veränderungen und bleibt deshalb für Spermien undurchdringlich. Die Nebenwirkungen dieser Manipulation des weiblichen Körpers sind lang anhaltende Schmierblutungen, eine Zurückbildung der Gebärmutterschleimhaut und das Ausbleiben der Monatsblutung.

Das *Implantat* hat die Form eines Kunststoff-Stäbchens, das Gestagen enthält. Speziell geschulte Gynäkologen befestigen das Implantat den Frauen direkt unter die Haut an der Innenseite ihres Oberarms. Die Wirkung auf den weiblichen Körper geschieht auf ähnliche Weise wie bei der Dreimonatsspritze. Durch eine fortwährende Freisetzung der Gestagene werden zunächst die steuernden Drüsen Hypothalamus und Hypophyse an der Ausschüttung ihrer Hormone gehindert. Das natürliche Leben in den Eierstöcken wird daraufhin abgeschaltet. Eine Follikelreifung kann nicht mehr stattfinden und damit keine Bildung von Östrogen. Es findet kein Eisprung mehr statt, keine Bildung eines Gelbkörpers und damit keine Produktion von Progesteron. Der Aufbau der Gebärmutterschleimhaut kann sich nicht mehr vollziehen. Der gesamte weibliche hormonelle Rhythmus wird so außer Kraft gesetzt. Die Dauer dieser drastischen Manipulation des weiblichen Körpers beträgt drei Jahre. Die bis jetzt erforschten Nebenwirkungen sind denen der Dreimonatsspritze vergleichbar: Blutungsstörungen, Ausbleiben der Monatsblutung, Zurückbildung der Gebärmutterschleimhaut, Gefahr einer Osteoporose durch Fehlen der Östrogene, eine längere Regenerationszeit der weiblichen Organe nach Entfernen des Implantats.

Die *Hormonspirale* oder die Hormone freisetzende Spirale wird medizinisch auch „Intrauterinpessar“ genannt. Es handelt sich dabei um einen kleinen Plastikkörper mit einem Kunststoffröhrchen am Schaft, das Hormone abgibt, und einen dünnen Faden aus Kunststoff zum Entfernen. Die Hormonspirale sondert ständig kleine Mengen von Gestagen in die Gebärmutterhöhle ab. Dadurch wird der Aufbau der Gebärmutterschleimhaut unterdrückt und der Schleimpfropf am Gebärmutterhalskanal bleibt zäh und damit undurchlässig für Spermien. Die Follikelreifung und der Eisprung werden nicht blockiert. Die Nebenwirkungen und Begleiterscheinungen sind bei dieser Verhütungsmethode geringer als bei den anderen hormonellen Methoden: Unterleibsschmerzen, Schmierblutungen, Ausbleiben der Monatsblutung und Eierstockzysten.

Die hormonale Langzeitverhütung ist eine noch massivere Form von Gewalt gegen den Köper der Frau, als es die Pille ohnehin schon ist. Hier wird die Verantwortung für das eigene Tun noch weitgehender abgegeben und massiver verdrängt. Die Frau „institutionalisiert“ quasi ihre Gewalt gegen sich selbst in den Körper hinein und nennt diesen Vorgang dann „Sicherheit“. Die körperlichen sowie die feinstofflichen Auswirkungen sind denen der Pille vergleichbar. Hier wiegt zusätzlich das psychologische Moment der Verleugnung von Verantwortung für das eigene Tun.

Hormone – sind Wirkstoffe, die von den Drüsen mit innerer Sekretion gebildet werden. Das sind die endokrinen Drüsen, die ihr Sekret direkt, ohne einen Ausführungsgang, ins Blut abgeben. Das Wissen von den Hormonen und der Funktion der endokrinen Drüsen wird Endokrinologie genannt.

Der Begriff *Hormon* ist aus dem Griechischen abgeleitet und bedeutet „erregen“ und „antreiben“. Die Hormone erreichen über das Blut ihre Zielorgane und beeinflussen deren Stoffwechsel bereits in sehr geringen Mengen entscheidend. Die Wirkung der Hormone wird durch bestimmte Hormonrezeptoren vermittelt.

Psychosomatisch gesehen sind Hormone chemische Produkte des Willens eines Menschen, innere Körpervorgänge zu regulieren und aufeinander abzustimmen. Sie stehen für die autonome Kraft des Geistes, zielgerichtet in den Körper hineinzuwirken.

Hypophyse – *die Hirnanhangsdrüse* ist eine kleine, aber wichtige übergeordnete Hormondrüse an der knöchernen Schädelbasis. Sie bildet mit dem Hypothalamus, mit dem sie über einen Stiel verbunden ist, eine funktionelle Einheit. Die Hypophyse steuert sämtliche Funktionen der ihr untergeordneten Hormondrüsen im Körper. Ihre Bezeichnung ist abgeleitet von griechisch *hypo* für „unter“ oder „unterhalb“ und *physe* für „entstehen“ und „wachsen“. Sie besteht aus zwei Teilen: dem Hypophysenvorderlappen HVL und dem Hypophysenhinterlappen HHL.

Die Hormone des HVL und ihre Funktionen sind: ACTH, das die Nebennierenrinde beeinflusst; TSH, das die Schilddrüse beeinflusst; FSH, das Follikelstimulierende Hormon; LH, das Luteinisierende Hormon; Prolaktin oder STH, welches das Körperwachstum anregt; und MSH, das auf die Haut einwirkt. Die Hormone des Hypophysenhinterlappens Oxytocin und Adiuretin werden unter dem Stichwort *Hypothalamus* vorgestellt.

Aus der Sicht der spirituellen Psychosomatik ist die Hypophyse vergleichbar mit dem Ministerium für innere Angelegenheiten. Während der Hypothalamus mit dem Kanzleramt verglichen werden könnte, stellt die Hirnanhangsdrüse ein beigeordnetes eigenes Fachressort dar: die konkrete Macht und Kontrolle über die Hormondrüsen des Körpers. Die Hormone der Hypophyse sind mit ministeriellen Erlassen zu vergleichen, mit denen die Beeinflussung und Überwachung der Drüsen konkret durchgesetzt wird. Es geht um die geistige Macht und Autonomie eines Menschen, mithilfe der Hormone die Innenwelt seines Körpers zu steuern.

Hypothalamus – ist ein unter dem Thalamus liegender Teil des Zwischenhirns. Es ist ein übergeordnetes Zentrum für die Koordination der vegetativen oder unwillkürlichen Körperfunktionen. Dazu gehören Aufgaben wie die Wärmeregulation, der Wach- und Schlafrhythmus, die Regulation von Blutdruck und Atmung, die Nahrungsaufnahme, der Wasserhaushalt, die Sexualfunktion und die Entstehung von Gefühlen wie Ärger, Angst und Trauer. Die Vorsilbe *hypo* leitet sich aus dem Griechischen ab und bedeutet „unter" oder „unterhalb". *Thalamus* kommt ebenfalls aus dem Griechischen und hat die Bedeutung „Schlafgemach" und „Kammer". Damit ist der Sehhügel oder der Hauptteil des Zwischenhirns gemeint.

Im Hypothalamus liegen zahlreiche Kerngebiete, eine Anhäufung von Nervenzellkörpern, in denen Hormone gebildet werden. Die wichtigsten Hormone sind die Releasing- oder Freisetzungshormone und die Inhibiting- oder Hemmhormone, die an den Hypophysenvorderlappen abgegeben werden und ihn dazu anregen, seine Hormone entweder freizusetzen oder zurückzuhalten.

Außerdem stellt der Hypothalamus die beiden Hormone Oxytocin und Adiuretin her und gibt sie an den Hinterlappen der Hypophyse weiter, der sie speichert und bei Bedarf ins Blut freisetzt. *Oxytocin* regt bei einer Geburt die Muskulatur der Gebärmutter zu Kontraktionen an. *Adiuretin* wirkt blutdrucksteigernd und veranlasst eine Rückgewinnung von Wasser in den feinen Nierenkanälchen. Die Steuerung des Hypothalamus erfolgt einerseits auf nervlichem Wege über das vegetative Nervensystem und andererseits hormonell über den Blutweg. Er schüttet sowohl Neurotransmitter als auch Neuropeptide und Hormone aus. Dadurch ist der Hypothalamus die zentrale übergeordnete Verbindungsstelle zwischen Nerven- und Hormonsystem.

Aus der Sicht der spirituellen Psychosomatik ist der Hypothalamus ein Zentrum der persönlichen Macht eines Menschen über seinen Körper und damit eine wichtige Schaltstelle zwischen Geist und Körper. In Zusammenarbeit mit dem limbischen System ist er das körperliche Organ für die Bereitschaft des Menschen, Impulse aus seiner Seele aufzunehmen und sie in körpereigene feine Elemente und Strukturen umzuwandeln. Damit ist der Hypothalamus Ausdruck der körpereigenen Autonomie des Menschen oder seines Willens, sich selbst und damit die inneren Körpervorgänge zu steuern.

Der Hypothalamus besitzt zwei Arten der Steuerung: der chemische oder hormonelle Weg sowie der physikalisch-elektrische oder nervale Weg. Bei beiden Arten der Steuerung geht es um die Themen von Beeinflussung und Kontrolle über die körpereigene Innenwelt. Wie erlaube ich meinem Geist, meinen Körper zu beeinflussen? Und wie setze ich die Impulse meines Geistes in körpereigene hormonelle und nervale Impulse um? Zusammen mit dem limbischen System und der Hirnanhangsdrüse ist der Hypothalamus eine Art Regierungssitz der persönlichen Macht eines Menschen über seinen Körper.

Karma – ist ein häufig verwendeter Begriff aus dem Sanskrit. Dort wird er verstanden als:

1. eine körperliche oder geistige Handlung,
2. die Wirkung aus einer körperlichen oder geistigen Handlung,
3. die Summe aller Handlungen einer Seele in der jetzigen und in allen früheren Inkarnationen und
4. das geistige Gesetz von Ursache und Wirkung im Universum.

Das persönliche Karma eines Menschen stellt seinen aktuellen Geisteszustand dar. Wie weit ist er jetzt verwirklicht? Erkennt er, dass aus jedem seiner Gedanken eine Wirkung im Außen entsteht? Glaubt er weiterhin an die Illusion der Trennung und erschafft durch unbewusste Handlungen neues Karma? Oder nutzt er sein Leben, um sich die vielfältigen Formen von Selbsthass bewusst zu machen und sich auflösen zu lassen? Hierdurch wird auch Karma oder Schuld aufgelöst. Ein bewährter spiritueller Weg aus der hinduistischen Tradition ist der Karma-Yoga: Jede Handlung, jeder Gedanke und jedes Gefühl bei einer Handlung wird nicht getan, um ein bestimmtes Ergebnis zu erzielen, sondern wird durch die innere Haltung des tätigen Dienens ganz dem Göttlichen geweiht. Auf diese Weise lockert sich allmählich das Gefühl der Trennung von der Liebe und zunehmend vollzieht sich ein Prozess der inneren Vereinigung: Der Schöpfer vereinigt sich mit mir, seinem Geschöpf, und ich vereinige mich mit ihm.

Körperelementargeist – wird das Wesen genannt, das den physischen Körper des Menschen von der Zeugung bis zum Tod am Leben erhält. Es kommt aus dem Ätherfeld im Innern der Erde und hat die Aufgabe, alle Gedanken- und Gefühlskräfte eines Menschen in seine Körperstrukturen zu übertragen. Das Körperelementarwesen wird von der Liebe der Erdmutter erhalten und dient jeweils einer individuellen Seele vom Beginn ihrer Trennung aus der Einheit bis zu ihrer Wiedervereinigung damit.

Kondom – ist eine der ältesten Methoden der Empfängnisverhütung. Es zählt zu den mechanischen oder Barrieremethoden, da es den Kontakt zwischen Ei- und Samenzellen verhindert. Im Volksmund haben Kondome viele Namen, wie Pariser, Präser, Gummis, Fromms oder Verhüterli. Die heute üblichen Kondome bestehen aus Naturkautschuk, sind dünn, sehr elastisch und reißfest. Vor dem sexuellen Kontakt wird das Kondom über den erigierten Penis gestreift und nimmt bei der Ejakulation die Samenflüssigkeit auf. Die Verhütungssicherheit hängt von der Art der Anwendung ab. Bei richtiger und regelmäßiger Anwendung hat das Kondom eine Versagerquote von 2 Prozent. Der große Vorteil des Kondoms liegt vor allem darin, dass es heutzutage die einzige Möglichkeit ist, sich beim sexuellen Kontakt vor AIDS zu schützen. Daneben ist das Kondom die einzig sichere Verhütungsmethode, die Männer anwenden können und die zudem den weiblichen Körper vor Manipulationen bewahrt.

Krypten – sind die kleinen, höhlenartig verzweigten Drüsengänge in der Schleimhaut des Gebärmutterhalses. Der Begriff ist vom griechischen *kryptein* abgeleitet und bedeutet „verbergen" und „verborgen". Die Zellen der zahlreichen Krypten bilden einen zähen Schleimpfropf, der die weiter innen liegenden weiblichen Sexualorgane vor eindringenden Keimen schützt. Die Produktion des Schleimes ist ein von der Frau aktiv geschaffener Schutzwall vor ihrer Gebärmutter, die damit vor dem Betreten durch Unberechtigte geschützt wird.

Aus spirituell-psychosomatischer Sicht entsprechen die Krypten wichtigen und bislang verborgenen geheimnisvollen Höhlen im tiefen Innern des weiblichen Schoßes. In ihnen liegen die Erinnerungsspeicher einer Frau über ihre gesamten weiblichen Inkarnationen. Auf dem Weg zu ihrem spirituellen Erwachen wird jede Frau eines Tages an diesen bedeutsamen Ort geführt und wird sich dann seinem Inhalt stellen müssen.

Kundalini – ist eine Bezeichnung aus dem Sanskrit für die Schlangenkraft, die am unteren Ende der Wirbelsäule des Menschen in drei Windungen aufgerollt liegt. Sie ist eine Form der Shakti, der hinduistischen Göttin, die das gesamte Universum belebt. Wird die schlafende Kundalini-Kraft durch die Veränderung des Bewusstseins wachgerufen, so steigt sie durch die sieben Chakren entlang der Wirbelsäule des Menschen hoch bis zum Scheitelchakra. Hier entwickelt sie ihre volle Kraft als Erwachen oder Erleuchtung. Ebenso kann die Kundalini-Kraft durch Gnade von oben erwachen. Dann senkt sich göttliche Kraft in die Tiefe des Menschen hinab und hebt ihn zu sich empor.

Kurs in Wundern – ist ein spirituelles Lehrwerk, das einen Weg zum inneren Frieden aufweist. Es ist als Selbststudium konzipiert, um Menschen die Möglichkeit zu geben, ihr Denken von Schuld und Angst in alltäglichen Situationen umzuwandeln. Der *Kurs* lehrt, wie wir systematisch eine andere Wahrnehmung von Beziehungen zu uns selbst, zu anderen Menschen und zur Welt aufbauen können. Dies geschieht durch die Hinwendung zur wahren Vergebung, durch den Aufbau von Vertrauen in unsere innere Führung und durch die Erinnerung an Gott.

Auf einzigartige Weise verbindet der *Kurs* moderne Psychotherapie mit universeller Spiritualität. Er besteht aus drei Teilen: dem Textbuch, dem Übungsbuch und dem Handbuch für Lehrer. Durch eine konsequente Schulung unseres Geistes soll bewirkt werden, dass wir die subtilen Mechanismen unseres bedürftigen und stets fordernden Ego genau kennenlernen. Es geht darum, sein Streben nach persönlicher Wichtigkeit, nach körperlichem oder seelischem Leiden anzuschauen und mithilfe des Heiligen Geistes in uns aufzulösen. Parallel dazu lernen wir, unsere wahre, ganz und gar friedliche und uns von Gott geschenkte Identität anzunehmen. Diese Identität ist das Licht unserer Unverletzlichkeit, Unschuld und Liebe, das wir nie verloren haben.

Den Körper sieht *Ein Kurs in Wundern* als eine Manifestation unserer Schuldgedanken an, die tief im Unterbewusstsein verborgen ruhen. Jederzeit bildet der

Körper exakt den Zustand unseres Geistes ab. Wir können ihn deshalb nutzen, um unversöhnliche Gedanken über uns oder andere anzuschauen und umzuwandeln. In diesem Prozess erfahren wir, dass unser Geist ein mächtiges Werkzeug ist, mit dem wir lernen können, schöpferisch und weise umzugehen.

Vor diesem spirituellen Hintergrund sehe ich die persönliche Situation der Empfängnisverhütung als eine wichtige Möglichkeit an, unseren großen und machtvollen Geist kennenzulernen. Durch die Praxis des Übens erfahren wir, dass die Wahrnehmung unseres Körpers vom Ego bestimmt ist, und lernen allmählich, seine engen und angstbesetzten Grenzen auszuweiten. So gelangen wir Schritt für Schritt in den Raum der friedvollen und stillen Klarheit unseres Geistes. In ihm formt sich wie von selbst die Schönheit unserer Absicht und vollzieht sich auf spielerische Weise die Kommunikation mit der geistigen Welt.

LH oder ***Luteinisierendes Hormon*** – wird vom Hypophysenvorderlappen bei der Frau vor allem in der Zyklusmitte freigesetzt. Zusammen mit dem FSH löst es den Eisprung aus und regt im Eierstock die Umwandlung des Graaf-Follikels in den Gelbkörper an. Beim Mann bewirkt es das Wachstum der Leydig-Zwischenzellen im Hoden, die das männliche Hormon Testosteron bilden.

Psychosomatisch gesehen bedeutet das LH die konkrete geistige Macht einer Frau über ihren Eisprung. Mit dem Eisprung sagt die Frau: „Die weiblich-schöpferische Kraft meines Körpers ist so weit entwickelt, dass ich bereit bin, mich auf den Weg zu begeben, um den männlichen Gegenpol zu empfangen und mich mit ihm zu vereinigen."

Das LH regt gleichzeitig die sexuelle Freude und Kreativität einer Frau an. Das Hormon ist ein chemischer Ausdruck für das geistige „Ja" einer Frau zu ihrer Ausgelassenheit, spielerischen Freude und Heiterkeit.

Lichtdreieck – ist ein Symbol aus der Phyllis-Krystal-Methode. Zwei Personen setzen sich gegenüber und visualisieren zwischen sich ein Dreieck aus goldenem Licht. Das Dreieck dient der Anbindung an die Führung durch das Höhere Selbst. Zur genauen Durchführung siehe die Anleitungen aus dem Buch *Die inneren Fesseln sprengen* von Phyllis Krystal.

Limbisches System – ist eine funktionelle Einheit, die von Teilen des Großhirns, des Zwischenhirns und des Mittelhirns gebildet wird und die den Hirnstamm und den Hirnbalken wie einen Saum oder lateinisch *limbus* umgibt. Anteile des Hypothalamus gehören ebenfalls dazu. Das limbische System ist zuständig für die Bildung von Gefühlen und emotionalen Reaktionen. Hier entstehen für den Menschen sowohl deutlich fühlbare Emotionen, wie Ärger, Wut, Angst, Neid, Depression und Schuldgefühle, als auch sexuelle Wünsche. Die emotionalen Erregungen werden vom limbischen System über den Hypothalamus an zahlreiche vegetative Organfunktionen weitergeleitet. So entstehen die akuten psychosomatischen Körperreaktionen, wie Durchfall, Stress, nervöser Magen und Herzrhythmusstörungen. Eine andere Bezeichnung für das limbische System ist „visceral brain“, das viszerale oder Eingeweidegehirn, da es als übergeordnete Zentrale die endokrinen und vegetativen Körperfunktionen regelt. Das limbische System hat durch eine Verknüpfung mit den Assoziationsbahnen des Gehirns ebenfalls eine Bedeutung für das Gedächtnis.

Psychosomatisch gesehen ist das limbische System eine Überträgerinstanz für den Geist des Menschen auf seinen Körper. Es wandelt die energetischen Muster aus seinem Mentalkörper in gefühlsmäßige Körperreaktionen um. Hier werden die mentalen Kräfte, Prägungen und Botschaften des Menschen in die Gefühlssprache des Körpers übersetzt, so dass der Mensch sie körperlich fühlen und bewusst wahrnehmen kann.

Malachim – ist eine Gruppe von Engeln, die dem Wirken der Großen Göttlichen Mutter unterstehen. Der Begriff leitet sich ab vom hebräischen *malacha* für die „Königin“, die „Göttin“, und *malachut* für das „Reich der Königin“ und das „Reich der Göttin“. Die feministische Theologie hat herausgefunden, dass Jesus mit seiner wichtigsten Botschaft, „das Himmelreich in uns herzustellen“, das weibliche Reich der Königin meinte und nicht das männliche Reich des Königs. Den hebräische Begriff für „König“, *melech,* verwendete Jesus im aramäischen Urtext des Evangeliums nicht.

Malachim sind die Engel der Malacha, der himmlischen Königin oder Göttin, die ihr Reich wiederherstellen. Sie helfen das weiblich-mütterliche Prinzip auf der Erde zu entfalten und alle Verletzungen der Weiblichkeit zu heilen. Das weibliche Prinzip im Menschen ist die Kraft, die uns wieder mit dem Spirituellen verbindet. Es ist eine empfangende, öffnende und auf die Mitte hin zentrierende Energie. Sie ist gleichzusetzen mit Vertrauen und Hingabe.

Bei allen Wunden und Verletzungen in diesem Bereich auf den unterschiedlichen Energieebenen können wir die Malachim anrufen und um ihre segensreiche Unterstützung bitten. Ihre heilende Kraft wirkt sehr subtil und unendlich sanft. Bei menschlichen Verirrungen im Äußerlichen helfen sie uns, wieder Kontakt aufzunehmen mit dem Zentrum tief in der Mitte unseres Selbst. Die Malachim wirken stets harmonisierend, zentrierend und besänftigend. Ihr reicher Segen ist für jeden unmittelbar zu spüren, der offen ist und aufrichtig und beständig darum bittet.

Meditation – ist eine geistige Disziplin, die den Menschen zum Raum der inneren Stille, zur Gedankenkontrolle und zur Erfahrung des inneren Selbst führt. Es gibt viele unterschiedliche Wege und Praktiken. Allen ist gemeinsam, dass es darum geht, in die eigene Mitte zu kommen und sie dauerhaft zu halten. Meditative Praktiken sind Teil des spirituellen oder mystischen Lebens von allen Religionen. Jede hat ihre eigene Art, ihren ganz eigenen Zugang geschaffen, um sich mit dem Göttlichen zu vereinigen.

In der neueren Zeit erkennt die wissenschaftliche Medizin und Psychologie ebenfalls, dass Meditationen eine heilsame Wirkung auf Köper und Seele haben. Zunehmend werden heute meditative Praktiken in Therapiekonzepte mit aufgenommen.

Neuropeptide – sind im Nervengewebe vorkommende Botenstoffe aus Eiweiß. Der Begriff ist abgeleitet von *neuro* für „Nerv" und „Peptid" von griechisch *peptos,* „gekocht" und „verdaut". Peptide sind Spaltprodukte aus dem Eiweißabbau. Sie bestehen aus Aminosäureketten unterschiedlicher Länge. Neuropeptide wirken im Gehirn wie eine Art Lautstärkeregler, der eine Feinregulation der Klangfarben vornimmt. Sie sind auch an der Regulation der Schmerzwahrnehmung beteiligt. Die bekanntesten Neuropeptide sind die Endorphine.

Neurotransmitter – sind chemische Überträgerstoffe, die an den Synapsen, das heißt, an den Verbindungsstellen von zwei Nervenzellen oder zwischen einer Nervenzelle und einem angrenzenden Organ oder einer anderen Zelle einen chemischen Reiz übermitteln. Das Wort *neuro* kommt aus dem Griechischen und heißt „Nerv" oder „Nervengewebe"; „Transmitter" ist vom lateinischen Verb *transmittere* abgeleitet und heißt „hinüberschicken". Die Überträgerstoffe werden in den Nervenzellen gebildet. Die bekanntesten sind Acetylcholin und Noradrenalin.

Östrogen – ist ein weibliches Sexualhormon. Es wird in den reifenden Follikeln im Eierstock der Frau gebildet und deshalb auch als Follikelhormon bezeichnet. In geringen Mengen werden Östrogene auch in der Nebennierenrinde und beim Mann in den Hoden gebildet. Die wichtigsten Östrogene sind Östradiol, Östron und Östriol.

Östrogen hat eine Vielzahl von körperlichen Wirkungen: Es fördert das Wachstum der Gebärmutterschleimhaut, vermehrt die Oberflächenzellen und die Einlagerung von Glykogen in der Vaginalschleimhaut, wirkt auf die Reifung des Eifollikels, löst die Ausschüttung des LH in der Hypophyse aus, erhöht die Beweglichkeit und die Sekretion der Eileiter, stellt den Gebärmutterhalskanal weit, regt seine Schleimproduktion an und bewirkt um den Eisprung herum und während der Menstruation die Durchlässigkeit des dünnflüssigen Schleimes, fördert die Entwicklung und das Wachstum der weiblichen Brust, unterstützt den Aufbau von Knochen und Eiweißen, verbessert die Aufnahme von Kalzium, Natrium und Phosphor, bewirkt ein Zurückhalten von Wasser im Gewebe und steigert das sexuelle Lustempfinden.

Das Wort *östrus* ist aus dem Griechischen abgeleitet und bedeutet „Leidenschaft", „Stachel" im Sinne von einem „Zustand von erhöhter sexueller Erregung mit einer großen Bereitwilligkeit, sich sexuell zu vereinigen". Östrogene sind somit ein chemisch-stoffliches Produkt oder ein körperlicher Ausdruck für das sexuelle Lustempfinden der Frau. Sie drücken ihre Bereitschaft aus, körperliche Liebe zu praktizieren, und fördern alle Vorgänge im Körper, die dieses Empfinden unterstützen.

Die sexuelle Lustbereitschaft einer Frau hängt wiederum eng damit zusammen, wie sehr sie auf sich selbst, auf ihr inneres Zentrum ausgerichtet ist. Östrogene sind die chemischen Produkte, die aus dem Dienen der reifenden Follikelzellen auf den weiblichen Zellkern hin entstehen. Lust und Zentriertheit hängen bei der Frau eng zusammen. In der Zentriertheit entsteht die umfassende sexuelle Freude einer Frau.

Opfer – ist ein psychologischer Begriff für das Gefühl, dass eine äußere Macht mir Verletzungen zufügen kann. Die äußere Macht kann sich auf Menschen, Geschehnisse oder Dinge beziehen. Das Opfergefühl ist in der westlichen Kultur ein weitverbreitetes Muster unseres Ego-Denksystems. Opferdenken ruft den Täter hervor und umgekehrt. Täter- und Opferdenken wird durch die Mechanismen von Verleugnung, Urteil und Projektion sowohl individuell im Geist eines Menschen als auch kollektiv aufrechterhalten.

Besonders Frauen haben sich lange Zeit über ihre Opfererfahrungen definiert und Männer als Täter gesehen wie auch erlebt. Das dahinterliegende dualistische Denken ist ein subtiler und hartnäckiger Trick des Ego-Verstandes, der bemüht ist, die Trennung von der Einheit durch permanentes Urteilen und Abspalten unbedingt aufrechtzuerhalten. Nur durch die oft mühsame und manchmal langwierige Veränderung unseres Bewusstseins überwinden wir allmählich das Opferdenken und lösen in uns das Opfergefühl auf. Dies ist ein wichtiger Schritt auf dem Weg, die Verantwortung für das eigene Leben zu übernehmen. Zunehmend erfahren wir, dass unser Wesenskern und damit unsere Wirklichkeit ganz und gar unverletzlich ist.

Ovarien – ist ein medizinischer Begriff für die paarig angelegten Eierstöcke der Frau. Er ist abgeleitet vom lateinischen Wort *ovum,* „Ei". Die Eierstöcke sind die Orte für die Differenzierung der weiblichen Eizellen und die Bildung der weiblichen Geschlechtshormone.

Das lateinische Verb *ovare* bedeutet „jubeln", „frohlocken" und „feierlich einziehen". Dies kann als ein Hinweis gesehen werden, dass die psychosomatische Bedeutung der Ovarien als Orte des Jubelns, des Frohlockens, der ausgelassenen Freude und Heiterkeit früher noch verstanden wurde. Das reife ausdifferenzierte Ei und die weiblichen Hormone sind somit ein Produkt, ein körperlicher Ausdruck von innerer ausgelassener Heiterkeit und Freude. Jubel und Frohlocken entstehen wiederum durch innere Präsenz oder „feierliches Einziehen".

Ovulation – ist ein medizinischer Begriff für den Eisprung im weiblichen Zyklus, das heißt, für das Freiwerden der reifen Eizelle aus dem Graaf-Follikel. Er ist abgeleitet von lateinisch *ovum,* „Ei" oder die befruchtungsfähige weibliche Eizelle. *Ovulum* ist die Verkleinerungsform. – Siehe hierzu auch die Ausführungen über LH oder das Luteinisierende Hormon.

Pearl-Index – ist ein nach dem Biologen Raymond Pearl benanntes Beurteilungsmaß für die Zuverlässigkeit von Verhütungsmethoden. Der Index zeigt die Zahl der ungewollten Schwangerschaften an, wenn 100 Frauen die betreffende Methode ein Jahr lang anwenden.

Phyllis-Krystal-Methode – ist eine spirituelle Psychotherapie, die mithilfe von Symbolen und inneren Bildern abhängige negative Bindungen auflöst und Vertrauen in den Kontakt zum Höheren Selbst aufbaut. Sie wurde von der amerikanischen Psychologin Phyllis Krystal in über 50-jähriger Forschungsarbeit nach der Psychoanalyse von C. G. Jung entwickelt und ist in der ganzen Welt verbreitet. Die Symbole wie „Die Acht“ oder „Das Dreieck“ dienen als Informationsträger zum Unterbewusstsein. Sie ermöglichen auf einfache, spielerische und sehr effektive Weise eine Befreiung von alten Abhängigkeiten und einschränkenden Mustern. – Siehe auch die Bücher von Phyllis Krystal im Literaturverzeichnis.

Pille – ist eine seit 1961 eingeführte Form der hormonellen Empfängnisverhütung, die in Deutschland aktuell von mehr als 50 Prozent aller Frauen, die ein Verhütungsmittel benutzen, eingenommen wird. Sie wird auch als hormonale Kontrazeption oder als oraler Ovulationshemmer bezeichnet. Die Wirkung der Pille besteht darin, dass sie durch synthetische Hormone den hormonellen Regelkreis der Frau blockiert.

Die meisten Pillensorten sind sogenannte Kombinationspräparate. Sie bestehen aus einer Kombination von künstlichen Östrogenen und Gestagenen. Je nach Zusammensetzung der Hormone gibt es unterschiedliche Gruppen: Die Ein-Phasen-Präparate enthalten eine gleichmäßige Östrogen-Gestagen-Mischung. Die Zwei-Phasen-Präparate enthalten in der ersten Phase nur Östrogen und in der zweiten Phase eine Mischung aus Östrogen und Gestagen. Weiter gibt es die Zwei- und Drei-Stufen-Präparate, bei denen sich die Dosierung der Hormone innerhalb eines Monats verändert.

Was bedeutet die chemische Einwirkung im Einzelnen für den Körper der Frau? Die künstlichen Hormone geben falsche Informationen an die hormonelle Steuerungszentrale der Frau. Chemische Östrogene simulieren reifende Eierstockfollikel und chemische Gestagene täuschen eine Schwangerschaft vor. Durch die täglich zu erneuernden falschen Impulse werden die steuernden Drüsen im Kopf der Frau manipuliert und letztlich ausgeschaltet. Der Hypothalamus und die Hypophyse werden daran gehindert, das Follikel-stimulierende Hormon FSH freizusetzen. Dadurch wird die natürliche Reifung der Follikel im Eierstock unterdrückt. Das wiederum bedeutet, dass keine natürlichen körpereigenen Östrogene mehr gebildet werden und infolgedessen kein Eisprung mehr stattfindet. Ebenfalls unterdrückt wird die Freisetzung des den Eisprung auslösenden Luteinisierenden Hormons LH in der Hypophyse.

Der Hauptangriffspunkt der Pille ist, wie der Name Ovulationshemmer bereits sagt, der Eisprung. Die hormonelle Manipulation bekämpft das Bereitstellen einer befruchtungsfähigen weiblichen Eizelle. Durch den fehlenden Eisprung bildet sich kein Gelbkörper im Eierstock mehr. Dadurch wird kein natürliches Progesteron gebildet, die Gebärmutterschleimhaut kann sich nicht normal aufbauen und kein befruchtetes Ei mehr aufnehmen. Der Schleimpfropf am Gebärmutterhals wird nicht zyklisch dünnflüssig und durchlässig, sondern bleibt zähflüssig und dadurch für Spermien undurchlässig. Die Beweglichkeit und der Sekretstrom innerhalb der Eileiter werden eingeschränkt, so dass der Transport der Eizelle und des Samens gehemmt wird.

Die Minipille gehört ebenfalls zur hormonalen Kontrazeption. Sie enthält nur synthetisches Gestagen und blockiert dadurch die zyklischen Veränderungen am Schleimpfropf des Gebärmutterhalses. Er wird nicht dünnflüssig und fadenziehend, sondern behält seine feste Gitterstruktur und ist damit für Spermien undurchlässig. Die Minipille muss sehr regelmäßig und ohne Pause eingenommen werden. Sie ist nicht ganz so zuverlässig wie die Kombinationspräparate, hat aber weniger Nebenwirkungen, da sie nicht ganz so massiv in den weiblichen Hormonhaushalt eingreift.

Die „Pille danach" ist eine hormonelle Methode der Nachverhütung oder Notfallverhütung. Sie wird nach einem ungeschützten Geschlechtsverkehr eingenommen, wenn die Befürchtung vorhanden ist, dass eine Schwangerschaft entstehen könnte. Sie besteht aus zwei Hormontabletten, die maximal 72 Stunden nach dem sexuellen Kontakt eingenommen werden müssen. Je früher die Einnahme erfolgt, umso zuverlässiger ist ihre Wirkung. Die Einnistung einer eventuell befruchteten Eizelle in die Schleimhaut der Gebärmutter wird dadurch verhindert. Da die „Pille danach" sehr massiv in den weiblichen hormonellen Zyklus eingreift, sollte sie nur in Notfällen verwendet werden. Die Nebenwirkungen können Übelkeit, Erbrechen, Schwindel und Kopfschmerzen sein.

Portio – ist ein medizinischer Begriff, der von lateinisch *portio* abgeleitet ist und „Teil" oder „Anteil" bedeutet. Die bekannte „Portio vaginalis" ist der Teil des Gebärmutterhalses oder der Zervix, der in den oberen Bereich der Scheide hineinragt. Seine Öffnung wird kurz Muttermund oder genauer äußerer Muttermund genannt *(Ostium uteri externum).* Die Öffnung der Zervix in die Gebärmutterhöhle hinein wird innerer Muttermund *(Ostium uteri internum)* genannt.

Als Teil der Zervix hat die Portio spirituell-psychosomatisch gesehen eine ähnliche Bedeutung wie der Gebärmutterhals insgesamt.

Portiokappe – ist eine mechanische Methode zur Empfängnisverhütung. Sie wird auch Muttermundkappe, Gebärmutterhalskappe oder Okklusivpessar genannt. Die Portiokappe hat die Form eines kleinen Hütchens und besteht aus Latex oder Silikon. Sie wird vor dem sexuellen Kontakt von der Frau in ihre Vagina eingesetzt und direkt auf die Portio oder den Gebärmutterhals geschoben. Die Portiokappe bedeckt den Muttermund und den Gebärmutterhals vollständig und saugt sich dort fest. Damit eine sichere Verhütung gewährleistet ist, wird die Portiokappe zusammen mit einem Verhütungsgel oder einer Verhütungscreme benutzt. Die chemischen Gels oder Cremes wirken spermizid oder Samen abtötend. Als Alternative gibt es die Gels oder Cremes auf Zitronensäure- oder Milchsäurebasis. Diese intensivieren den natürlichen Säuregrad der Scheide und machen dadurch die Spermien unbeweglich. Die Portiokappe wird durch eine Ärztin oder einen Arzt, in einer Beratungsstelle oder in einem Frauengesundheitszentrum individuell angepasst.

Form und Beschaffenheit der Portiokappen werden ständig weiterentwickelt. Die „FemCap®" ist die moderne Entwicklung einer Muttermundkappe aus Silikon. Ein verlängerter Rand legt sich an das Scheidengewölbe und soll dadurch den Halt verbessern.

Ein weiteres Modell einer neueren Portiokappe ist das „LEA Contraceptivum®“. Das Material besteht ebenfalls aus Silikon. Von der Form her ist es dicker und größer als die anderen Kappen. Zusätzlich sind eine Schlaufe für das Herausziehen und ein Ventil für das Abfließen von Flüssigkeit angebracht. Für diese Kappe gibt es nur eine Standardgröße.

Progesteron – ist ein natürliches weibliches Eierstockhormon. Der Name leitet sich ab von lateinisch *progerere,* „hervortragen“ oder „heraustragen“. Das Hormon wird im Gelbkörper nach dem Eisprung im Verlauf der zweiten Zyklushälfte gebildet. Ab dem vierten Schwangerschaftsmonat wird es ebenfalls in der Plazenta, dem Mutterkuchen, gebildet.

Progesteron wirkt nach vorheriger Einwirkung und im gleichzeitigen Zusammenspiel von Östrogen in allen weiblichen Sexualorganen. Es hat eine die Schwangerschaft vorbereitende und erhaltende Funktion: Progesteron bereitet die Gebärmutterschleimhaut für die Einnistung des befruchteten Eies vor, unterstützt in der Schwangerschaft das Wachstum der Frucht, bereitet die Milchbildung in den Drüsen vor, bewirkt die Engstellung des Gebärmutterhalses und die verminderte Produktion eines zähflüssigen, undurchlässigen Schleimes und fördert insgesamt eine vermehrte Wassereinlagerung im Gewebe des Körpers.

Psychosomatisch gesehen bedeutet Progesteron das chemische Produkt der mütterlichen Kraft einer Frau. Diese Kraft entsteht erst nach dem Sprung zum empfangsbereiten Frau-Sein im zurückgebliebenen Rest des Eifollikels. Hier bildet sich eine qualitativ völlig neue Energie, die im Körper und in der Seele einer Frau alle Entwicklungen fördert, die neues körperliches Leben ermöglichen und schützen. Das enge Zusammenspiel zwischen Östrogen und Progesteron bedeutet die Beziehung zwischen den weiblichen und mütterlichen Kräften einer Frau.

Projektion – ist ein wichtiger psychologischer Begriff, der von lateinisch *proiacere,* „hinauswerfen“ oder „hinausschleudern“, abgeleitet ist. Er wird von vielen psychologischen, psychotherapeutischen und spirituellen Richtungen verwandt. Projektion bedeutet, dass ich etwas, das ich an mir selbst nicht mag, in anderen Menschen oder Situationen erlebe, kritisiere oder bekämpfe. Ich werfe buchstäblich meinen eigenen, mir unbewussten Selbsthass nach außen auf einen anderen Menschen. Es ist sehr wichtig, sich die Projektionen in Beziehungen zu anderen Personen oder zur Welt bewusst zu machen, um bisher abgelehnte Anteile von sich selbst anzunehmen und dadurch inneren Frieden zu erlangen. Der Begriff Projektion ist ebenfalls ein zentraler Begriff im spirituellen Lehrwerk *Ein Kurs in Wundern.* Er bedeutet dort eine Maßnahme des Ego, um die Trennung von der Einheit aufrechtzuerhalten.

Prolaktin – ist der Name für ein weibliches Hormon aus dem Hypophysenvorderlappen. Der Begriff leitet sich ab aus der lateinischen Vorsilbe *pro,* „vor“, „für“, „zum Zwecke von“, und *lactis,* der Genitiv von *lac,* „Milch“. Das Hormon regt das Wachstum der Brustdrüsen an und bringt während der Stillzeit im Zusammenwirken von Östrogen und Progesteron die Produktion von Milch, die Laktation, in Gang. Die Ausschüttung von Prolaktin kann durch Stress gefördert werden und ist im Blut nachweisbar. Psychosomatisch gesehen steht das Hormon Prolaktin für die aktive, gebende, mütterlich-nährende Kraft in einer Frau.

Schmerzkörper – ist ein Begriff von Eckart Tolle, den er in seinem Buch *Jetzt – die Kraft der Gegenwart* ausführlich beschreibt. Er meint damit Reste von Verletzungen, die wir erlebt haben und die uns wie ein negatives Energiefeld besetzt halten. Durch Hinwendung zur Gegenwärtigkeit löst sich der Schmerzkörper auf. Es gibt einen individuellen und einen kollektiven Schmerzkörper, die sich beide gegenseitig beeinflussen. Der kollektive Schmerzkörper belastet die Erde mit negativen Emotionen und Gedanken. Ein Teil davon ist der weibliche Schmerzkörper, der die Verletzungen gegen das weibliche Prinzip enthält.

Schuld – ist ein wichtiger Begriff aus dem Lehrwerk *Ein Kurs in Wundern.* Er meint dort etwas anderes als das, was wir normalerweise darunter verstehen. Schuld ist nicht das Gefühl, dass ich etwas Falsches getan oder etwas Richtiges unterlassen habe. Schuld bedeutet die Summe aller negativen bewussten und unbewussten Gedanken über mich selbst. Sie ist mein alltägliches Programm der Trennung von mir selbst, von meiner wahren Identität. Die uns bewusste Schuld bildet nur die oberste Spitze eines Eisbergs, die über die Wasseroberfläche hinausragt. Der weitaus größere Anteil unserer unbewussten Schuld ist der Eisberg unter der Wasseroberfläche. Den unbewussten Anteil können wir uns durch unsere Beziehungen bewusst machen. Immer wenn ich nicht mit mir in Frieden bin, benutze ich eine bestimmte Situation, um in mein Schuldbewusstsein oder meinen Selbsthass zu investieren. Demgemäß erscheint die Schuld in vielen unterschiedlichen Formen: als Ärger, Wut, Verdruss, Depression, Neid, Konkurrenzdenken, Eifersucht, Zweifel, Angst und Ohnmacht, als ein Gefühl von Mangel, Minderwertigkeit, Unsicherheit, Unvollständigkeit oder Wertlosigkeit.

Seelenpartnerschaft – ist ein Begriff, den ich verwende, um eine Beziehung zu bezeichnen, in der ein auf der Erde inkarnierter Mensch und ein nicht-inkarniertes Wesen aus dem Jenseits eine verbindliche Form von Partnerschaft eingehen. Diese Beziehung ist nicht zu vergleichen mit dem Kontakt von verlorenen Seelen zu Menschen oder gar mit Besetzungen. Ihre Absicht hat sich meist nach einem wichtigen gemeinsamen Reifeprozess entwickelt und äußert sich stets auf eine freie, liebevolle und achtsame Weise.

Der Zweck der Seelenpartnerschaft ist das gemeinsame Lernen, um Gutes zu bewirken und die eigene Liebesfähigkeit zu vergrößern. Es gibt diese Form von Partnerschaft zum Beispiel zwischen einer Frau, die eine Seele während einer frühen Schwangerschaft wieder weggeschickt hat, und der Seele, die gegangen ist. Sie sind für eine bestimmte Zeit wieder zusammen, um gemeinsam etwas zu erleben und zu bewirken. Ein weiteres Beispiel für die Seelenpartnerschaft ist eine

Person, die einen nahen Angehörigen durch Tod „verloren" hat und nach einiger Zeit wieder seelischen Kontakt zu diesem Wesen bekommt. Beide unternehmen auf der geistigen Ebene nun regelmäßig etwas Gemeinsames und pflegen ihre Beziehung.

Die Seelenpartnerschaft weist große Ähnlichkeit auf mit ganz normalen Beziehungen zwischen Menschen auf der Erde. Der einzig bedeutende Unterschied ist der, dass der eine Partner einen Körper besitzt und der andere nicht. Alle Seelen auf allen geistigen Ebenen sind im Herzen miteinander verbunden. Es gibt keine Trennung. Kommunikation und Beziehung sind jederzeit und überall möglich. Die Seelenpartnerschaft gibt es weitaus häufiger, als wir glauben. Die meisten geschehen leider immer noch unbewusst. Wie schön wäre es, wenn wir auch diesen Teil unserer menschlichen Existenz liebevoll, bewusst und voll innerer Schönheit gestalten. Dazu lädt uns die geistige Welt stets herzlich ein.

Spirale – gilt als ein mechanisches Verhütungsmittel, das die Einnistung einer befruchteten Eizelle in die Schleimhaut der Gebärmutter verhindert. Die medizinische Bezeichnung ist „Intrauterinpessar", abgeleitet von lateinisch *intra* für „innerhalb", *Uterus* für „Gebärmutter" und *pessare,* „eindringen". Das griechische Wort *pessos* bedeutet „Stöpsel" oder „ovales Steinchen, das in Körperöffnungen eingeführt wird".

Bei der Spirale handelt es sich um einen kleinen Kunststoffkörper von unterschiedlicher Größe und Form, der in die Höhle der Gebärmutter eingesetzt wird und dort zwischen drei und fünf Jahren verbleiben kann. Eines der ersten Pessare, das angeboten wurde, besaß eine spiralähnliche Form. Seither hat sich die Bezeichnung „Spirale" für alle Formen gehalten. Früher wurden rein mechanisch wirkende Spiralen aus Metall oder Kunststoff verwendet. Diese Formen sind heute weitgehend verdrängt durch die *Kupferspirale.* Der längliche Schaft dieser Spirale ist mit einem feinen Kupferdraht umwickelt, unten sind ein oder zwei Kunststofffäden zum Entfernen befestigt. Der Kupferdraht sondert permanent Kupferionen in die Höhle der Gebärmutter ab. Wie diese Ionen genau auf die Schleimhaut und auf das gesamte innere Milieu der Gebärmutter wirken, ist medizinisch nicht bekannt. Die Kupferspirale stört auf jeden Fall als ein eng anliegender Fremdkörper den Aufbau der Gebärmutterschleimhaut. Durch die mechanische Reizung und durch die ständige Abgabe der Kupferionen entsteht meist eine leichte chronische Entzündung der Uterusschleimhaut.

Die Nebenwirkungen der Spirale sind denn auch beträchtlich: heftige Unterleibsschmerzen, stärkere und längere Regelblutungen von teilweise bis zu zwei Wochen, Zwischenblutungen, Entzündungen der Eileiter und Eierstöcke mit dem Risiko einer späteren Unfruchtbarkeit, eine erhöhte Rate von Bauchhöhlen- oder Eileiterschwangerschaften, in seltenen Fällen ein Durchbruch der Uteruswand.

Neben der Kupferspirale gibt es die *Spirale mit Goldringen.* Dabei handelt es sich um eine Kupferspirale, die zusätzliche Goldringe aufweist, um vor aufsteigenden Entzündungen des Unterleibes zu schützen. Ferner ist eine *Kupferkette* auf dem Verhütungsmarkt, die aus mehreren kleinen Kupferzylindern besteht. Um zu verhindern, dass die Gebärmutter die Kette wieder ausstößt, was bei der Kupferspirale in 5 Prozent der Fälle vorkommt, wird der Knoten eines Nylonfadens in die Gebärmutterwand hineingedrückt. Die Nebenwirkungen sind ähnlich wie bei der Kupferspirale.

Eine *„Spirale danach"* kann, wenn die Frist für die „Pille danach" überschritten wurde, noch bis zu 5 Tagen nach ungeschütztem Geschlechtsverkehr eingelegt werden. Sie verhindert die Einnistung einer eventuell befruchteten Eizelle.

Sterilisation – ist die bewusste Herbeiführung der Unfruchtbarkeit durch eine chirurgische Maßnahme. Sie ist ein tiefer und meist endgültiger medizinischer Eingriff in das Leben eines Menschen und sollte deshalb gut überlegt werden. Sexualität und Fruchtbarkeit werden dadurch dauerhaft voneinander getrennt. Es kann zu schwerwiegenden psychischen Auswirkungen auf die sexuelle Identität kommen.

Tai Chi – ist ein traditionelles System von Körperübungen aus China, das der Vervollkommnung des Menschen und der Harmonisierung von Körper, Geist und Seele dient. Es beruht auf der Philosophie des Tao, dem Zusammenspiel der polaren Kräfte von Yin und Yang. Tai Chi setzt sich zusammen aus fließenden harmonischen Bewegungen, die langsam und ohne Anstrengung ausgeführt werden. Seine hauptsächlichen Aspekte sind Gesundheit, Selbstverteidigung und Meditation.

Vaginalring – ist eine moderne Form der hormonellen Empfängnisverhütung. Er besteht aus einem Kunststoffring von 54 mm Durchmesser, der beständig Hormone abgibt. Der biegsame Ring wird von der Frau in die Scheide eingeführt. Dort bleibt er 21 Tage liegen und wird dann von der Frau wieder entfernt. Es folgt eine siebentägige Pause, in der die Monatsblutung stattfindet. Nach dieser Pause wird der nächste Hormonring eingesetzt. Die Wirkung geschieht ähnlich wie bei der Pille. Die gleichen Hormone, die auch in den kombinierten Pillenpräparaten enthalten sind, werden in der Scheide freigesetzt, gelangen ins Blut und beeinflussen von dort den Körper der Frau. Der gesamte weibliche hormonelle Rhythmus wird unterdrückt, so dass es zu keiner Follikelreifung kommt, zu keinem Eisprung und zu keinem Aufbau der Gebärmutterschleimhaut.

Aus der Sicht der spirituellen Empfängnisverhütung ist der Vaginalring in seinen Auswirkungen auf den Körper, die Seele und die feinstofflichen Energien der Frau vergleichbar mit der Pille. Er ist eine nur scheinbar sanftere Form der hormonellen Gewalt gegen den weiblichen Körper.

Vegetatives Nervensystem – ist die Gesamtheit der Nerven, die nicht dem Einfluss des Bewusstseins und des Willens unterliegen. Das vegetative Nervensystem reguliert die unbewusste Innenwelt des Körpers, im Unterschied zum willkürlichen Nervensystem, das vom bewussten Willen gesteuert wird. Der Begriff „vegetativ" leitet sich ab von lateinisch *vegetare* mit der Bedeutung „in Bewegung setzen“, „erregen“ und „beleben“. Es besteht aus dem stets kampfbereiten und Energie mobilisierenden Sympathikus und dem für Ruhe, Erholung und Speicherung von Energie zuständigen Parasympathikus. Das vegetative Nervensystem innerviert die Muskulatur der Eingeweide, Blutgefäße und Drüsen, der Sinnesorgane, des Herzens und der Sexualorgane. Damit dient es der Regelung der grundlegenden Lebensfunktionen wie Herzschlag, Atmung, Blutdruck, Verdauung und Stoffwechsel.

Vergebung – ist der wichtigste Schlüsselbegriff aus dem spirituellen Lehrwerk *Ein Kurs in Wundern.* Im Unterschied zur herkömmlichen Form der Vergebung bedeutet Vergebung im *Kurs,* dass ich einem Menschen etwas vergebe, das er mir in Wirklichkeit nicht angetan hat. Das heißt, ich schaue in einer konkreten Situation über das hinweg, was ein anderer mir anzutun scheint, indem ich mich mit dem Licht im anderen verbinde und gleichzeitig in mir spüre, welche Reaktion die Handlung eines anderen in mir auslöst. Die emotionale oder mentale Reaktion mache ich mir in allen Einzelheiten bewusst. Ich fühle sie auf der Körperebene, nehme sie an und bitte anschließend darum, dass sie aufgelöst wird. Nach Kenneth Wapnick, dem international besten Kenner von *Ein Kurs in Wundern,* wird dieser Weg „die drei Schritte der Vergebung“ genannt. Er führt zum Bewusstsein meiner vollkommenen Verantwortung für mich selbst und alle meine Handlungen und zur Einsicht, dass ich tief in mir selbst ganz und gar unverletzbar bin.

Vulva – ist die medizinische Bezeichnung für die äußeren sichtbaren Geschlechtsteile der Frau. Der Begriff ist von lateinisch *vulva* abgeleitet und bedeutet „Hülle“ und „Gebärmutter“. Die Vulva besteht aus dem Schamberg oder Venushügel, den großen und kleinen Schamlippen, der Schamspalte, dem Scheidenvorhof und der Klitoris.

Psychosomatisch ist die Vulva zu vergleichen mit dem wunderschönen und reich differenzierten Eingang zum heiligen Tempel einer Frau. Hier findet eine erste Orientierung, eine Konzentrierung und Würdigung des Wesens einer Frau statt. In der Tradition des Tao wird die Vulva mit einer Blüte verglichen und trägt poetische Bezeichnungen wie Lotosblüte oder duftende Rose.

Yoga – ist ein Wort aus dem Sanskrit, das die Vereinigung mit dem göttlichen Ursprung meint. Nach den Yogasutras des Patanjali ist Yoga die Beruhigung der unruhigen Aktivitäten im menschlichen Geist. Es ist eine Wissenschaft, die alle körperlichen Praktiken und geistigen Disziplinen zur Beherrschung des Geistes umfasst. Yoga wird gesehen als die Verbindung aller Fähigkeiten des Menschen, für das eine Ziel, Gott zu erkennen. Durch die Yogapraxis soll der Übende die Impulse seines Geistes lenken und umwandeln, damit er die Seligkeit absoluter Stille im Innern erfährt.

Zervix – ist eine abgeänderte Schreibweise des lateinischen Wortes *cervix* und bedeutet „Nacken“, „Hals“ oder auch „halsförmiger Abschnitt eines Organs“.

Die „Cervix uteri“ ist der *Gebärmutterhals,* der ca. 3 cm lange, schmale unterste Abschnitt der Gebärmutter. Er wird unterteilt in die „Portio supravaginalis“, der oberhalb von der Scheide reichende Teil, und in die „Portio vaginalis“, der zapfenförmig in die Scheide hineinragende Teil.

Während der Anteil der Muskulatur gering ist, besitzt der Gebärmutterhals eine reich untergliederte Schleimhaut. Hier befinden sich ca. 100 Schleim produzierende Zellen, die einen zähen, für Spermien und Erreger undurchlässigen Schleimpfropf bilden. Unter dem hormonellem Einfluss des weiblichen Zyklus wird der Schleim beim Eisprung und bei der Menstruation dünnflüssig und damit durchlässig. Die zahlreichen Drüsen der Zervix bilden fein verzweigte Drüsengänge oder kleine Höhlen, die wegen ihres verborgenen Charakters auch *Krypten* genannt werden. Hierhin können die Spermien auf ihrem Weg zum weiblichen Ei gelangen. Sie sind in den Krypten sicher untergebracht, werden vom Schleim ernährt und können dann nach einem Zeitraum von vielen Stunden oder Tagen weiter zur Gebärmutterhöhle aufsteigen.

Aus der Sicht der spirituellen Psychosomatik ist der Gebärmutterhals ein sehr wichtiges Organ. Durch seine direkte energetische Verbindung mit dem zweiten Chakra geschieht hier eine Sammlung und Konzentration der weiblichen sexuellen Urenergie oder der spirituellen Essenz einer Frau.

Ferner befinden sich in den kleinen höhlenartigen Gängen der Krypten sogenannte Erinnerungszellen, die in ihrem Zellkern das gespeicherte psychische Material aller weiblichen Inkarnationen einer Frau enthalten. Die Erinnerungen werden im Laufe der Bewusstseinsentwicklung einer Frau aktiviert, angenommen und integriert. Ein wichtiger Vorgang, vor dem viele Frauen heute offensichtlich Angst empfinden. Auf einer tiefen energetischen Ebene liegt hier auch der Grund für nicht verarbeitete Autoaggressionen gegen das Weibliche und ihre Somatisierung als Gebärmutterhalskrebs.

Literaturverzeichnis

Dahlke, Ruediger und Margit/Zahn, Volker: *Frauen-Heil-Kunde.* Bertelsmann Verlag, München 1999.

Dahlke, Ruediger: *Krankheit als Symbol.* Bertelsmann Verlag, München 1996.

Dawson, Michael: *Im Ursprung liegt die Heilung.* Greuthof Verlag, Gutach 1997.

Dawson, Michael: *Der Weg der Vergebung.* Goldmann Verlag, München 2006.

Ensler, Eve: *Die Vagina – Monologe.* Piper Verlag, München 2005.

Frauenkörper neu gesehen. Hrsg. von Carol Downer [u.a.] Orlanda-Frauenverlag, Berlin 1987.

Gangaji: *Der Diamant in deiner Tasche.* Goldmann Verla6, München 2006.

Krystal, Phyllis: *Frei von Angst und Ablehnung.* Walter Verlag, Olten 1991.

Krystal, Phyllis: *Die inneren Fesseln sprengen.* Walter Verlag, Olten 1990.

Ein Kurs in Wundern. Greuthof Verlag, Gutach 1994, und: *Die Ergänzungen zu Ein Kurs in Wundern.* Greuthof Verlag, Gutach 1995.

Long, Barry: *Briefe in Liebe.* Param Verlag, Ahlerstedt 2002.

Long, Barry: *Sexuelle Liebe auf göttliche Weise.* Verlag Neue Erde, Saarbrücken 2004.

Matthews, Caitlin: *Sophia – Göttin der Weisheit.* Walter Verlag, Solothurn, Düsseldorf 1993.

Moeller, Michael Lukas: *Die Wahrheit beginnt zu zweit.* Rowohlt Verlag, Reinbek b. Hamburg 2011.

Myss, Caroline: *Chakren – die sieben Zentren von Kraft und Heilung.* Verlag Droemer Kanur, München 2000.

Northrup, Christiane: *Frauen-Körper, Frauen-Weisheit.* Verlag Zabert Sandmann, München 1994.

Piontek, Maitreyi D.: *Das Tao der Frau.* Ariston Verlag, Kreuzlingen 1996.

Piontek, Maitreyi D.: *Das Tao der weiblichen Sexualität.* O.W.Barth Verlag, München 1998.

Ramana Maharshi: *Gespräche des Weisen vom Berge Arunachala.* Lotos Verlag, München 2006.

Richter, Isolde: *Lehrbuch für Heilpraktiker.* Verlag Urban & Schwarzenberg, München 1993.

Sennekamp, Margarete: *Dialog mit Organwesen,* in: Thomas Mayer, Zusammenarbeit mit Elementarwesen. Verlag Neue Erde, Saarbrücken 2010.

Sennekamp, Margarete: *Singe dein Lied Debora–Weiblichkeit und Reinkarnation.* Meussling Verlag, Bonn 1994.

Spezzano, Chuck: *Wenn es verletzt, ist es keine Liebe.* Verlag Via Nova, Petersberg 1996.

Tolle, Eckhart: *Jetzt! Die Kraft der Gegenwart.* Kamphausen Verlag, Bielefeld 2002.

Tolle, Eckhart: *Eine neue Erde.* Goldmann Verlag, München 2005.

Tolle, Eckhart: *Stille spricht.* Goldmann Verlag, München 2003.

Tolle, Eckhart/Klatt, Oliver: *Die große Heilung kommt mit dem Erwachen.* Aquamarin Verlag, Grafing 2009.

Wapnick, Kenneth: *Betrachtungen über Ein Kurs in Wundern – eine Einführung.* Greuthof Verlag, Gutach 1993.

Williamson, Marianne: *Rückkehr zur Liebe.* Goldmann Verlag, München 1993.

Williamson, Marianne: *Verzauberte Liebe.* Ullstein Verlag, München 2001.

Williamson, Marianne: *Die Wiederentdeckung des Weiblichen.* Goldmann Verlag, München 1995.

Zurhorst, Eva-Maria: *Liebe dich selbst und es ist egal, wen du heiratest.* Goldmann Verlag, München 2004.

Über die Autorin

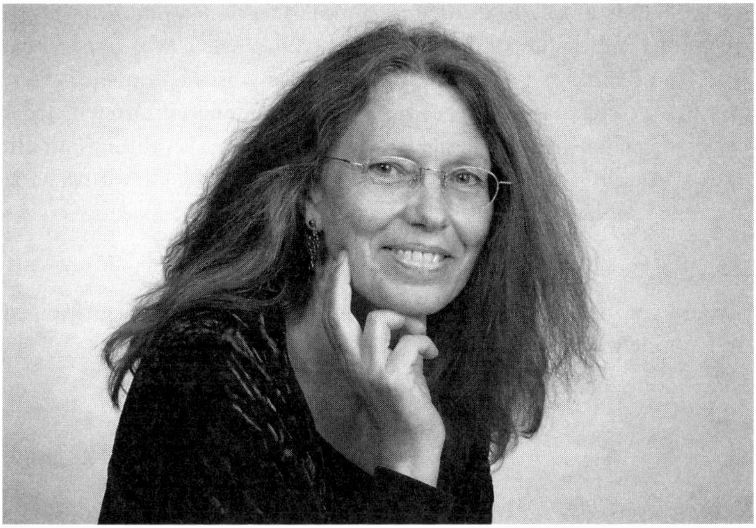

Margarete Sennekamp wurde im Münsterland geboren und studierte Geschichte, Germanistik und Kunstgeschichte in Freiburg und Paris. Als Feministin engagierte sie sich in der autonomen Frauenbewegung, war im Landesvorstand der Grünen von Baden-Württemberg, bevor sie 1985 bis 1991 in Freiburg als eine der ersten kommunalen Frauenbeauftragten von Deutschland tätig war.

Auf der tieferen Suche nach dem Weiblichen lernte sie Lehrer und Lehrerinnen aus vielen Religionen und Kulturen kennen und beschäftigte sich intensiv mit den heiligen Schriften östlicher und westlicher Traditionen. Die Begegnung mit der christlichen Frauenmystik gab ihr den Impuls, den Weg nach innen zu gehen. Ihren Geisteswandel und ihre persönlichen Erfahrungen beschrieb sie in dem Buch *Singe dein Lied Debora – Weiblichkeit und Reinkarnation* (1994).

Seit 1996 ist sie in Freiburg als Heilpraktikerin in eigener Praxis tätig. Sie arbeitet mit den Schwerpunkten spirituelle Psychotherapie, Psychosomatik und Naturheilverfahren. Ihre geistige Heimat fand sie schließlich in den Lehren von *Ein Kurs in Wundern.* Seither geht sie mit Freude und Dankbarkeit den Weg der Vergebung. 1999 gründete sie das „Sophia-Institut – Der Weg der Weisheit in Heilkunde, Forschung und Lehre". In Seminaren, Ausbildungen, Vorträgen und Veröffentlichungen gibt sie ihr intuitives Wissen um die Heilung des Weiblichen weiter.

Dieses Buch ist eine Pionierarbeit. Erstmalig stellt Margarete Sennekamp ihre langjährigen Erfahrungen über spirituelle Empfängnisverhütung, die sie aus Einzelbegleitungen und Frauengruppen gewonnen hat, einer breiteren Öffentlichkeit zur Verfügung. Sie will Leserinnen und Leser motivieren, sich auf einen spannenden und lustvollen neuen Weg zu begeben: Jede Frau kann lernen, die Kraft ihrer klaren Absicht kennenzulernen und in den Freiraum einer bewussten Entscheidung einzutreten. Jedes Liebespaar kann die Abhängigkeit von schädlichen Verhütungsmitteln nach und nach loslassen, sich der Macht des eigenen Geistes zuwenden und eine Empfängnis sicher verhüten.

Kontakte:
Weitere Informationen zu Kursen, Ausbildungen, Einzelbegleitungen und Veröffentlichungen finden Sie unter:
www.sophia-institut.de